柯琴用经方

李成文 主编

化学工业出版社
·北京·

U0272680

内容简介

清代经方大家柯琴皓首穷经，心仲景之心，志仲景之志，提出阴阳总纲论，倡导六经为百病立法统治伤寒杂病，撰写了《伤寒来苏集》，深受后世青睐。本书采用重构类编方法，以方为纲，以应用、方论、鉴别、注意事项与禁忌为目，各以类从，原汁原味，方后附录所有经方原文，使柯氏应用经方心法更加系统明晰，便于学习和掌握。

本书适合中医从业人员、中医相关专业师生参考。

图书在版编目（CIP）数据

柯琴用经方/李成文主编. —北京：化学工业出版
社，2022.12
ISBN 978-7-122-42721-2

Ⅰ.①柯⋯　Ⅱ.①李⋯　Ⅲ.①经方-中国-清代
Ⅳ.①R289.352

中国国家版本馆CIP数据核字（2023）第002870号

责任编辑：彭爱铭　李少华　　　　　文字编辑：赵爱萍
责任校对：李　爽　　　　　　　　　装帧设计：张　辉

出版发行：化学工业出版社
　　　　　（北京市东城区青年湖南街13号　邮政编码100011）
印　　装：涿州市般润文化传播有限公司
710mm×1000mm　1/16　印张15¼　字数247千字
2023年5月北京第1版第1次印刷

购书咨询：010-64518888
售后服务：010-64518899
网　　址：http://www.cip.com.cn
凡购买本书，如有缺损质量问题，本社销售中心负责调换。

定　　价：79.00元　　　　　　　　　　版权所有　违者必究

编写人员名单

主　　编　李成文

副 主 编　申旭辉　代金珠

　　　　　　韩淑丽　高　磊

参编人员　栗连杰　陈　雨

　　　　　　王月清　陈子怡

编写说明

　　清代伤寒学家柯琴（1662～1735年），字韵伯，号似峰。浙江慈溪人（今浙江余姚丈亭人），后迁居江苏虞山（今江苏常熟市）。博学多闻，能诗善文，不涉仕途，矢志医学。读《黄帝内经》《伤寒杂病论》颇具心得。皓首穷经，心仲景之心，志仲景之志，倡导"仲景之六经为百病立法，不专为伤寒一科；伤寒、杂病，治无二理，咸归六经之节制，六经各有伤寒，非伤寒中独有六经也。"采用六经分篇，以证分类，以类分法，对伤寒及杂证，据六经加以分类注释，纂成《伤寒论注》《伤寒论翼》《伤寒附翼》，凡八卷，勒为《伤寒来苏集》一编，使辨证论治之法更切实用。

　　柯氏潜心研究《伤寒杂病论》，提出"阴阳总纲论""六经为百病立法""六经地面说""合病、并病思想"等，将仲景原文依据六经方证，重新加以编次，每经先以脉证为总纲，继立一主治方证，而后各以类从，归纳加减变化诸法，条理清晰，深受后世医家的推崇。其研究《伤寒杂病论》，着重阐发辨证论治规律，因而也成为后世伤寒学派中"辨证论治派"的代表医家。

　　今将柯氏《伤寒来苏集》以方为纲，以仲景原著中经方顺序为目，以类相从，重新分为六编，方便学习掌握柯氏研究应用经方精髓，指导临床。

凡 例

◆ 经方按宋本《伤寒论》顺序排序。

◆ 经方内容按组成、应用、鉴别、方论、注意事项与禁忌、《伤寒论》原书用量及条文分类，各以类从。

◆ 同类合并，按文义重新排序。

◆ 选录文献悉源《伤寒来苏集》，只对原文拆分归纳综合，并标明出处，不妄评其内容，使其能尽量反映柯琴的临证应用经方心得。

◆ 对于必须要说明的问题，采用加编者注的形式用括号标注。

◆ 经方后附仲景《伤寒杂病论》条文，便于对照。

目 录

第一章

第二章

第三章

第四章

第五章

第六章

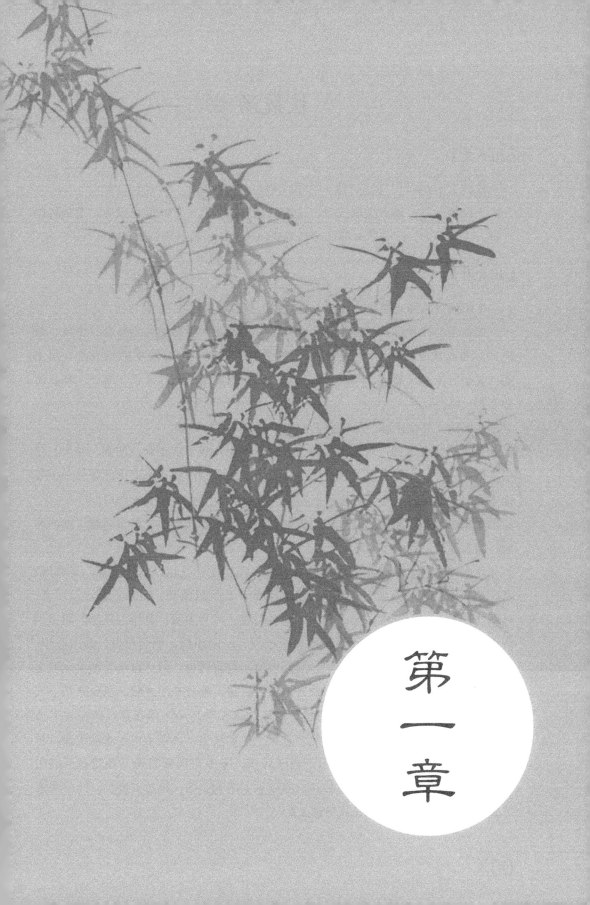

第一章

桂枝汤

【组·成】

桂枝二两去粗皮　芍药二两　甘草二两炙　生姜二两　大枣十二枚。

上以水七升，微火煮取三升，去滓，适寒温，服一升，服已须臾，啜热稀粥一升，以助药力。（《伤寒来苏集·伤寒论注·卷一·桂枝汤证上》）

【应·用】

太阳病，头痛，发热，汗出，恶风者，桂枝汤主之。

此条是桂枝本证，辨症为主，合此症即用此汤，不必问其为伤寒、中风、杂病也。今人凿分风寒，不知辨症，故仲景佳方置之疑窟。四症中头痛是太阳本症，头痛、发热、恶风，与麻黄症同。（《伤寒来苏集·伤寒论注·卷一·桂枝汤证上》）

太阳病，外证未解，脉浮弱者，当以汗解，宜桂枝汤。

此条是桂枝本脉，明脉为主。今人辨脉不明，故于症不合。伤寒、中风、杂病，皆有外证。太阳主表，表症咸统于太阳。然必脉浮弱者，可用此解外……要知本方只主外症之虚者。（《伤寒来苏集·伤寒论注·卷一·桂枝汤证上》）

太阳中风，阳浮而阴弱，阳浮者热自发，阴弱者汗自出，啬啬恶寒，淅淅恶风，翕翕发热，鼻鸣干呕者，桂枝汤主之。

此太阳中风之桂枝症，非谓凡中风者，便当主桂枝也。前条脉症，是概风、寒、杂病而言。此条加中风二字，其脉其症，悉呈风象矣。上条言脉浮而弱者，是弱从浮见。此阳浮者，浮而有力，此名阳也。风为阳邪，此浮为风脉，阳盛则阴中虚，沉按之而弱。阳浮者，因风中于卫，两阳相搏，故热自发，是卫强也；阴弱者，因风中于营，血脉不宁，故汗自出，是营弱也。两"自字"便见风邪之迅发。啬啬，欲闭之状；淅淅，欲开之状；翕翕，难开难闭之状。虽风寒热三气交呈于皮毛，而动象是中风所由然也。风之体在动，风之用在声，风自皮毛入肺，自肺出鼻，鼻息不和则鸣，此声之见于外者然也；风淫于内，木动土虚，胃气不和，故呕而无物，此声之出于内者然也。干呕是风侵胃府，鼻鸣是风袭阳明，而称太阳者，以头项强痛故耳。亦以见太阳为三阳，阳过其度矣。（《伤寒来苏集·伤寒论注·卷一·桂枝汤证上》）

前条（指本条，编者注）治中风之始。（《伤寒来苏集·伤寒论注·卷一·桂枝汤证上》）

太阳病，初服桂枝汤，反烦不解者，先刺风池、风府，却与桂枝汤则愈。

此条治中风之变。桂枝汤煮取三升，初服者，先服一升也；却与者，尽其二升也。热郁于心胸者，谓之烦；发于皮肉者，谓之热。（《伤寒来苏集·伤寒论注·卷一·桂枝汤证上》）

桂枝症发热汗出，便见内烦。服汤反烦而外热不解，非桂枝汤不当用也，以外感之风邪重，内之阳气亦重耳。风邪本自项入，必刺风池、风府，疏通来路，以出其邪，仍与桂枝汤，以和营卫。《内经》曰："表里刺之，服之饮汤。"

此法是矣。（《伤寒来苏集·伤寒论注·卷一·桂枝汤证上》）

太阳病发热汗出者，此为营弱卫强，故使汗出。欲救邪风者，宜桂枝汤主之。

此释中风汗出之义，见桂枝汤为调和营卫而设。营者，阴也，卫者，阳也。阴弱不能藏，阳强不能密，故汗出。（《伤寒来苏集·伤寒论注·卷一·桂枝汤证上》）

形作伤寒，其脉不弦紧而弱，弱者必渴。被火者，必谵语。弱者发热，脉浮解之，当汗出而愈。

形作伤寒，见恶寒、体痛、呕逆，脉当弦紧而反浮弱，其本虚可知，此东垣所云劳倦内伤症也。夫脉弱者，阴不足。阳气陷于阴分必渴，渴者液虚故也。若以恶寒而用火攻，津液亡必胃实而谵语。然脉虽弱而发热、身痛不休，宜消息和解其外，谅非麻黄所宜，必桂枝汤，啜热稀粥，汗出则愈矣。此为夹虚伤寒之症。

前条（指本条，编者注）解伤寒之初……前条因虚寒。（《伤寒来苏集·伤寒论注·卷一·桂枝汤证上》）

伤寒发汗，解半日许，复烦，脉浮数者，可更发汗，宜桂枝汤。

此条辑伤寒之后……此条因余热。卫解而营未解，故用桂枝更汗也。可知桂枝汤主风伤卫，治风而不治寒之谬矣。（《伤寒来苏集·伤寒论注·卷一·桂枝汤证上》）

见桂枝脉症，便用桂枝汤。（《伤寒来苏集·伤寒论注·卷一·桂枝汤证上》）

桂枝汤本治烦，服桂枝汤后外热不解，而内热更甚，故曰反烦……服桂枝不解，仍与桂枝；汗解后复烦，更用桂枝者，活法也。（《伤寒来苏集·伤寒论注·卷一·桂枝汤证上》）

里症既瘥，表症仍在，救表亦不容缓矣。身疼本麻黄症，而下利清谷，其腠理之疏可知，必桂枝汤和营卫，而痛自解。故不曰攻而仍曰救，救表仍合和中也。温中之后，仍可用桂枝汤，其神乎神矣。（《伤寒来苏集·伤寒论注·卷一·桂枝汤证上》）

吐利止而身痛不休者，当消息和解其外，宜桂枝汤小和之。

吐利是藏府不和，非桂枝汤所治；止后而身痛不休，是营卫不和，非麻黄汤所宜。和解其外，唯有桂枝一法；消息其宜，更有小与之法也。盖脉浮数，身疼痛，本麻黄之任，而在汗下后，则反属桂枝。是又桂枝之变脉、变症，而非复麻黄之本症、本脉矣。（《伤寒来苏集·伤寒论注·卷一·桂枝汤证上》）

太阳病，先发汗不解，而复下之，脉浮者不愈。浮为在外，当须解外则愈，宜桂枝汤。（《伤寒来苏集·伤寒论注·卷一·桂枝汤证上》）

太阳病，下之，其气上冲者，可与桂枝汤，用前法；若不上冲者，不得与之。

气上冲者，阳气有余也，故外虽不解，亦不内陷，仍与桂枝汤汗之，上冲者，因而外解矣。此条论下后未解症，互相发明更进桂枝之义。（《伤寒来苏集·伤寒论注·卷一·桂枝汤证上》）

其大便圊者，知不在里，仍在表也，当须发汗。若头痛者必衄，宜桂枝汤。

此辨太阳阳明之法也。太阳主表，头痛为主；阳明主里，不大便为主。然阳明亦有头痛者，浊气上冲也；太阳亦有不大便者，阳气太重也。六七日是解病之期，七日来仍不大便，病为在里，则头痛身热属阳明。外不解由于内不通也，下之里和而表自解矣。若大便自去，则头痛身热，病为在表仍是太阳，宜桂枝汗之。若汗后热退而头痛不除，阳邪盛于阳位也，阳络受伤，故知必衄，衄乃解矣。

本条当有汗出症，故合用桂枝、承气。"有热"，当作"身热"。大便圊，从宋本订正，恰合不大便句。见他本作"小便清者"，谬。宜桂枝句，直接发汗来，不是用桂枝止衄，亦非用在已衄后也。读者勿以词害义可耳。（《伤寒来苏集·伤寒论注·卷一·桂枝汤证上》）

【方·论】

此为仲景群方之冠，乃滋阴和阳、调和营卫、解肌发汗之总方也。桂枝赤色通心，温能扶阳散寒，甘能益气生血，辛能解散风邪，内辅君主，发心液而为汗。故麻、葛、青龙，凡发汗御寒咸赖之。唯桂枝汤不用麻黄，麻黄汤不可无桂枝也。本方皆辛甘发散，唯芍药之酸苦微寒，能益阴敛血，内和营气，故能发汗而止汗。先辈言无汗不得服桂枝汤，正以中有芍药能止汗也。芍药之功本在止烦，烦止汗亦止，故反烦、更烦与心悸而烦者咸赖之。若倍加芍药，即建中之剂，非发汗之剂矣。是方用桂枝发汗，即用芍药止汗。生姜之辛，佐桂以解肌；大枣之甘，助芍以和里，阴阳表里，并行而不悖，是刚柔相济，以为和也。甘草甘平，有安内攘外之能，用以调和气血者，即以调和表里，且以调和诸药矣。而精义又在啜热稀粥，盖谷气内充，则外邪不复入，余邪不复留。方之妙用又如此，故用之发汗，不至于亡阳；用之止汗，不至于贻患。今医凡遇发热，不论虚实，便禁谷食，是何知仲景之心法，而有七方之精义者哉！（《伤寒来苏集·伤寒论注·卷一·桂枝汤证上》）

桂枝汤内配芍药，奠安营气，正以治烦也。且此烦因汗后所致，若再用麻黄发汗，汗从何来？必用啜热粥法始得汗。（《伤寒来苏集·伤寒论注·卷一·桂枝汤证上》）

病人藏无他病，时发热，自汗出而不愈者，此卫气不和也。先其时发汗则愈，宜桂枝汤主之。

藏无他病，知病只在形躯。发热有时，则汗出亦有时，不若外感者，发热汗出不休也。《内经》曰："阴虚者，阳必凑之，故时热汗出耳。"未发热时，阳犹在卫，用桂枝汤啜稀热粥，先发其汗，使阴出之阳，谷气内充，而卫阳不复陷，是迎而夺之，令精胜而邪却也。（《伤寒来苏集·伤寒论注·卷一·桂枝汤证上》）

病尝自汗出者，此为营气和。营气和者外不谐，以卫气不共营气和谐故耳。营行脉中，卫行脉外，复发其汗，营卫和则愈，宜桂枝汤。

发热时汗便出者，其营气不足，因阳邪下陷，阴不胜阳，故汗自出也；此无热而常自汗者，其营气本足，因阳气不固，不能卫外，故汗自出。当乘其汗正出时，用桂枝汤啜稀热粥。是阳不足者，温之以气，食入于阴，气长于阳也。阳气普遍，便能卫外而为固，汗不复出矣。和者平也，谐者合也。不和见卫强，不谐见营弱，弱则不能合，强则不能密，皆令自汗，但以有热无热别之，以时出常出辨之，总以桂枝汤啜粥汗之。

上条发热汗出，便可用桂枝汤，见不必头痛、恶风俱备。（《伤寒来苏集·伤寒论注·卷一·桂枝汤证上》）

此只自汗一症，即不发热者亦用之，更见桂枝方于自汗为亲切耳。（《伤寒来苏集·伤寒论注·卷一·桂枝汤证上》）

凡脉浮弱、汗自出而表不解者，咸得而主之也。即阳明病脉迟汗出多者宜之，太阴病脉浮者亦宜之。则知诸经外症之虚者，咸得同太阳未解之治法，又可见桂枝汤不专为太阳用矣。（《伤寒来苏集·伤寒论注·卷一·桂枝汤证上》）

桂枝本为解肌，若其人脉浮紧，发热汗不出者，不可与也。当须识此，勿令误也。

解肌者，解肌肉之汗也，内肤之汗自出，故不用麻黄。若脉浮紧，是麻黄汤脉；汗不出，是麻黄汤症。桂枝汤无麻黄开腠理而泄皮肤，有芍药敛阴津而制辛热，恐邪气凝结，不能外解，势必内攻，为害滋大耳，故叮咛告诫如此。

桂枝之去其皮，去其粗皮也，正合解肌之义。昧者有去肌取骨之可笑。（《伤寒来苏集·伤寒论注·卷一·桂枝汤证上》）

凡服桂枝汤吐者，其后必吐脓血也。

桂枝汤不特酒客当禁，凡热淫于内者，用甘温辛热以助其阳，不能解肌，反能涌越，热势所过，致伤阳络，则吐脓血可必也。所谓"桂枝下咽，阳盛则毙"者以此。（《伤寒来苏集·伤寒论注·卷一·桂枝汤证上》）

上论桂枝汤十六条，凭脉辨症，详且悉矣。方后更制复方，大详服法，示人以当用；详药禁方，示人以不当用。仲景苦心如此，读者须知其因脉症而立方，不特为伤寒中风设，亦不拘于一经，故有桂枝症、柴胡症等语。（《伤寒来苏集·伤寒论注·卷一·桂枝汤证上》）

漏不止，与大汗出同，若无他变症，仍与桂枝汤；若形如疟，是玄府反闭，故加麻黄；此玄府不闭，故加附子。（《伤寒来苏集·伤寒论注·卷一·桂枝汤证下》）

此漏不止而小便难，四肢不利，是阳亡于外，急当扶阳。此发汗虽不言何物，其为麻黄汤可知。盖桂枝汤有芍药而无麻黄，故虽大汗出，而玄府能闭，但使阳陷于里，断不使阳亡于外也。

此与伤寒自汗出条颇同而义殊。（《伤寒来苏集·伤寒论注·卷一·桂枝汤证下》）

【鉴·别】

本方重在汗出，汗不出者，便非桂枝症。（《伤寒来苏集·伤寒论注·卷一·桂枝汤证上》）

麻黄症发热无汗，热全在表；桂枝症发热汗出，便见内烦。（《伤寒来苏集·伤寒论注·卷一·桂枝汤证上》）

浮弱是桂枝脉，浮数是麻黄脉。（《伤寒来苏集·伤寒论注·卷一·桂枝汤证上》）

太阳病，外症未解，不可下也，下之为逆。欲解外者，宜桂枝汤。（《伤寒来

苏集·伤寒论注·卷一·桂枝汤证上》)

外症初起,有麻黄、桂枝之分。如当解未解时,唯桂枝汤可用,故桂枝汤为伤寒、中风、杂病解外之总方。(《伤寒来苏集·伤寒论注·卷一·桂枝汤证上》)

太阳病,先发汗不解,而复下之,脉浮者不愈。浮为在外,当须解外则愈,宜桂枝汤。

误下后而脉仍浮,可知表症未解,阳邪未陷,只宜桂枝汤解外,勿以脉浮仍用麻黄汤也。下后仍可用桂枝汤,乃见桂枝方之力量矣。(《伤寒来苏集·伤寒论注·卷一·桂枝汤证上》)

上条论下后未解脉。(《伤寒来苏集·伤寒论注·卷一·桂枝汤证上》)

救里,宜四逆汤;救表,宜桂枝汤。(《伤寒来苏集·伤寒论注·卷一·桂枝汤证上》)

温里,宜四逆汤,攻表,宜桂枝汤。(《伤寒来苏集·伤寒论注·卷一·桂枝汤证上》)

解表宜桂枝汤,攻痞宜大黄黄连泻心汤。(《伤寒来苏集·伤寒论注·卷一·桂枝汤证上》)

伤寒,医下之,续得下利清谷不止,身疼痛者,急当救里;后清便自调,身体痛者,急当救表。(《伤寒来苏集·伤寒论注·卷一·桂枝汤证上》)

【注意事项与禁忌】

太阳病三日,已发汗,若吐、若下、若温针,仍不解者,此为坏病,桂枝不中与也。观其脉症,知犯何逆,随症治之。

《内经》曰:"未满三日者,可汗而已。"汗不解者,须当更汗。吐、下、温针之法,非太阳所宜,而三日中亦非吐下之时也。治之不当,故病仍不解。坏病者,即变症也。若误汗,则有遂漏不止,心下悸,脐下悸等症;妄吐,则有饥不能食,朝食暮吐,不欲近衣等症;妄下,则有结胸痞硬,协热下利,胀满清谷等症;火逆,则有发黄圊血,亡阳奔豚等症。是桂枝症已罢,故不可更行桂枝汤也。桂枝以五味成方,减一增一,便非桂枝汤。非谓桂枝竟不可用,下文皆随症治逆法。(《伤寒来苏集·伤寒论注·卷一·桂枝汤证下》)

此不更进麻黄而却与桂枝者,盖发汗而解,则麻黄症已罢。脉浮数者,因内烦而然,不得仍认麻黄汤脉矣。(《伤寒来苏集·伤寒论注·卷一·桂枝汤证上》)

麻黄汤纯阳之剂,不可以治烦。(《伤寒来苏集·伤寒论注·卷一·桂枝汤证上》)

服麻黄复烦者，可更用桂枝……且麻黄脉症，但可用桂枝更汗，不可先用桂枝发汗，此又活法中定法矣。（《伤寒来苏集·伤寒论注·卷一·桂枝汤证上》）

用桂枝复烦者，不得更用麻黄。（《伤寒来苏集·伤寒论注·卷一·桂枝汤证上》）

用前法是啜稀热粥法，与后文依前法、如前法同。若谓汤中加下药大谬。（《伤寒来苏集·伤寒论注·卷一·桂枝汤证上》）

温覆令一时许，遍身漐漐，微似有汗者益佳，不可令如水流漓，病必不除。若一服汗出，病瘥，停后服，不必尽剂。

汗已遍身，则邪从汗解。此汗生于谷，正所以调和营卫，濡腠理，充肌肉，泽皮毛者也。令如水流漓，使阴不藏精，精不胜则邪不却，故病不除。世医只知大发其汗，即芍药亦不敢用，汗后再汗，岂不误人！（《伤寒来苏集·伤寒论注·卷一·桂枝汤证上》）

若不汗，更服依前法。又不汗，后服小促其间。半日许，令三服尽。

前自汗，乃卫中邪汗。服汤后反无汗，是卫分之邪汗已尽，但谷气未充，精气未敷于营分耳。依前法便精胜而邪却，药势促则病除矣。（《伤寒来苏集·伤寒论注·卷一·桂枝汤证上》）

若痛重者，一日一夜服，周时观之，服一剂尽，病症犹在者，更作服。若汗不出，乃服至二三剂。言病重者，药必倍之。一日一夜，当作二服，病在即促后服，勿使间断，便服至三剂无妨。盖桂枝汤是调和营卫，与麻黄汤专于发表不同，故可重汤叠剂以汗之，不必虑其亡阳也，若施之他方则误矣。（《伤寒来苏集·伤寒论注·卷一·桂枝汤证上》）

禁生冷、黏滑、肉面、五辛、酒酪、臭恶等物。

凡服药便当禁此，因桂枝为首方，故录其后。每见病家禁其谷味，反与麦饮，岂非大悖。（《伤寒来苏集·伤寒论注·卷一·桂枝汤证上》）

酒客病，不可与桂枝汤。得汤则呕，以酒客不喜甘故也。

平素好酒，湿热在中，故得甘必呕，仲景用方慎重如此，言外当知有葛根连芩以解肌之法矣。（《伤寒来苏集·伤寒论注·卷一·桂枝汤证上》）

服桂枝汤，取微似有汗者佳，若大汗出，病必不除矣。然服桂枝后大汗，仍可用之更汗，非若麻黄之不可复用也。即大汗出后，脉洪大，大烦渴，是阳邪内陷，不是汗多亡阳。此大汗未止，内不烦渴，是病犹在表，桂枝症未罢，当仍与之，乘其势而更汗之，汗自漐漐，邪不留矣。是法也，可以发汗，汗生于谷也；即可以止汗，精胜而邪却也。若不用此法，使风寒乘汗客于玄府，必复恶寒发热如疟状。然疟发作有时，日不再发，此则风气留其处，故日再发耳。必倍加桂枝以解肌，少与麻黄以开表，所谓奇之不去则偶之也，此又服桂枝后少加麻黄之一法。(《伤寒来苏集·伤寒论注·卷一·桂枝汤证下》)

【仲景原文】

桂枝汤

桂枝三两去皮　芍药三两　甘草二两炙　生姜三两切　大枣十二枚擘。

上五味，哎咀三味，以水七升，微火煮取三升，去滓。适寒温，服一升。服已须臾，啜热稀粥一升余，以助药力，温覆令一时许。遍身絷絷，微似有汗者益佳。不可令如水流漓，病必不除。若一服汗出病瘥，停后服，不必尽剂；若不汗，更服，依前法；又不汗，后服小促其间，半日许，令三服尽。若病重者，一日一夜服，周时观之。服一剂尽，病证犹在者，更作服。若汗不出者，乃服至二三剂。禁生冷、黏滑、肉面、五辛、酒酪、臭恶等物。(《伤寒论·辨太阳病脉证并治上》)

○太阳中风，阳浮而阴弱，阳浮者，热自发；阴弱者，汗自出，啬啬恶寒，淅淅恶风，翕翕发热，鼻鸣干呕者，桂枝汤主之。(《伤寒论·辨太阳病脉证并治上》)

○太阳病，头痛发热，汗出恶风者，桂枝汤主之。(《伤寒论·辨太阳病脉证并治上》)

○太阳病，下之后，其气上冲者，可与桂枝汤，方用前法，若不上冲者，不得与之。

○若酒客病，不可与桂枝汤，得之则呕，以酒客不喜甘故也。(《伤寒论·辨太阳病脉证并治上》)

○喘家作桂枝汤，加厚朴、杏子佳。(《伤寒论·辨太阳病脉证并治上》)

○凡服桂枝汤吐者，其后必吐脓血也。(《伤寒论·辨太阳病脉证并治上》)

○太阳病，初服桂枝汤，反烦不解者，先刺风池、风府，却与桂枝汤则愈。(《伤寒论·辨太阳病脉证并治上》)

○服桂枝汤，大汗出、脉洪大者，与桂枝汤，如前法。若形似疟，一日再发者，汗出必解，宜桂枝二麻黄一汤。(《伤寒论·辨太阳病脉证并治上》)

○服桂枝汤，大汗出后，大烦渴不解，脉洪大者，白虎加人参汤主之。

○服桂枝汤，或下之，仍头项强痛，翕翕发热，无汗，心下满微痛，小便不利者，桂枝去桂加茯苓白术汤主之。（《伤寒论·辨太阳病脉证并治上》）

○太阳病，外证未解，脉浮弱者，当以汗解，宜桂枝汤。（《伤寒论·辨太阳病脉证并治中》）

○太阳病，外证未解，不可下也，下之为逆，欲解外者，宜桂枝汤。（《伤寒论·辨太阳病脉证并治中》）

○太阳病先发汗不解，而复下之，脉浮者不愈。浮为在外，而反下之，故令不愈。今脉浮，故在外，当须解外则愈，宜桂枝汤。（《伤寒论·辨太阳病脉证并治中》）

○脉浮者，病在表，可发汗，宜麻黄汤（一法用桂枝汤）。（《伤寒论·辨太阳病脉证并治中》）

○病常自汗出者，此为荣气和。荣气和者，外不谐，以卫气不共荣气谐和故尔。以荣行脉中，卫行脉外。复发其汗，荣卫和则愈，宜桂枝汤。（《伤寒论·辨太阳病脉证并治中》）

○病人脏无他病，时发热，自汗出而不愈者，此卫气不和也。先其时发汗则愈，宜桂枝汤。（《伤寒论·辨太阳病脉证并治中》）

○伤寒不大便六七日，头痛有热者，与承气汤；其小便清者（一云大便青），知不在里，仍在表也，当须发汗；若头痛者，必衄，宜桂枝汤。（《伤寒论·辨太阳病脉证并治中》）

○伤寒发汗已解，半日许复烦，脉浮数者，可更发汗，宜桂枝汤。（《伤寒论·辨太阳病脉证并治中》）

○发汗后，不可更行桂枝汤，汗出而喘，无大热者，可与麻黄杏仁甘草石膏汤。（《伤寒论·辨太阳病脉证并治中》）

○伤寒，医下之，续得下利，清谷不止，身疼痛者，急当救里，后身疼痛，清便自调者，急当救表，救里宜四逆汤。救表宜桂枝汤。（《伤寒论·辨太阳病脉证并治中》）

○太阳病，发热汗出者，此为荣弱卫强，故使汗出。欲救邪风者，宜桂枝汤。（《伤寒论·辨太阳病脉证并治中》）

○太阳病不解，热结膀胱，其人如狂，血自下，下者愈。其外不解者，

尚未可攻，当先解其外，外解已，但少腹急结者，乃可攻之，宜桃核承气汤。（《伤寒论·辨太阳病脉证并治中》）

〇下后，不可更行桂枝汤，若汗出而喘，无大热者，可与麻黄杏仁甘草石膏汤。

〇伤寒大下后，复发汗，心下痞，恶寒者，表未解也。不可攻痞，当先解表，表解乃可攻痞，解表宜桂枝汤，攻痞宜大黄黄连泻心汤。（《伤寒论·辨太阳病脉证并治下》）

〇阳明病，脉迟，汗出多，微恶寒者，表未解也，可发汗，宜桂枝汤。（《伤寒论·辨阳明病脉证并治》）

〇病人烦热，汗出则解，又如疟状，日晡所发热者，属阳明也。脉实者，宜下之。脉浮虚者，宜发汗。下之，与大承气汤。发汗，宜桂枝汤。（《伤寒论·辨阳明病脉证并治》）

〇太阴病，脉浮者，可发汗，宜桂枝汤。（《伤寒论·辨太阴病脉证并治》）

〇下利腹胀满，身体疼痛者，先温其里，乃攻其表；温里宜四逆汤，攻表宜桂枝汤。（《伤寒论·辨厥阴病脉证并治》）

〇吐利止而身痛不休者，当消息和解其外，宜桂枝汤，小和之。（《伤寒论·辨霍乱病脉证并治》）

〇太阳病，外证未解，脉浮弱者，当以汗解，宜桂枝汤。（《伤寒论·辨可发汗病脉证并治》）

〇脉浮而数者，可发汗，属桂枝汤证（一法用麻黄汤）。（《伤寒论·辨可发汗病脉证并治》）

〇阳明病，脉迟，汗出多，微恶寒者，表未解也，可发汗，属桂枝汤证。（《伤寒论·辨可发汗病脉证并治》）

〇病人烦热，汗出则解，又如疟状，日晡所发热者，属阳明也。脉浮虚者，当发汗，属桂枝汤证。（《伤寒论·辨可发汗病脉证并治》）

〇病常自汗出者，此为荣气和，荣气和者，外不谐，以卫气不共荣气谐和故尔，以荣行脉中，卫行脉外，复发其汗，荣卫和，则愈，属桂枝汤证。（《伤寒论·辨可发汗病脉证并治》）

〇病人脏无他病，时发热，自汗出而不愈者，此卫气不和也。先其时发汗

则愈，属桂枝汤证。(《伤寒论·辨可发汗病脉证并治》)

○太阳病不解，热结膀胱，其人如狂，血自下，下者愈。其外未解者，尚未可攻，当先解其外，属桂枝汤证。(《伤寒论·辨可发汗病脉证并治》)

○太阴病，脉浮者，可发汗，属桂枝汤证。(《伤寒论·辨可发汗病脉证并治》)

○脉浮者，病在表，可发汗，属麻黄汤证（一法用桂枝汤）。(《伤寒论·辨可发汗病脉证并治》)

○伤寒不大便六七日，头痛有热者，与承气汤，其小便清者（一云大便青），知不在里，续在表也，当须发汗。若头痛者，必衄，属桂枝汤证。(《伤寒论·辨可发汗病脉证并治》)

○下利腹胀满，身体疼痛者，先温其里，乃攻其表，温里宜四逆汤，攻表宜桂枝汤。(《伤寒论·辨可发汗病脉证并治》)

○下利后，身疼痛，清便自调者，急当救表，宜桂枝汤发汗。(《伤寒论·辨可发汗病脉证并治》)

○太阳病，头痛发热，汗出恶风寒者，属桂枝汤证。(《伤寒论·辨可发汗病脉证并治》)

○太阳中风，阳浮而阴弱，阳浮者，热自发，阴弱者，汗自出，啬啬恶寒，淅淅恶风，翕翕发热，鼻鸣干呕者，属桂枝汤证。(《伤寒论·辨可发汗病脉证并治》)

○太阳病，发热汗出者，此为荣弱卫强，故使汗出，欲救邪风，属桂枝汤证。(《伤寒论·辨可发汗病脉证并治》)

○太阳病下之后，其气上冲者，属桂枝汤。(《伤寒论·辨可发汗病脉证并治》)

○太阳病初服桂枝汤，反烦不解者，先刺风池、风府，却与桂枝汤则愈。(《伤寒论·辨可发汗病脉证并治》)

○太阳病，初服桂枝汤，反烦不解者，先刺风池、风府，却与桂枝汤，则愈。(《伤寒论·辨发汗后病脉证并治》)

○服桂枝汤，大汗出，脉洪大者，与桂枝汤，如前法。若形似疟，一日再发者，汗出必解，属桂枝二麻黄一汤。(《伤寒论·辨发汗后病脉证并治》)

○服桂枝汤，大汗出后，大烦渴不解，脉洪大者，属白虎加人参汤。

（《伤寒论·辨发汗后病脉证并治》）

○伤寒发汗已解，半日许复烦，脉浮数者，可更发汗，属桂枝汤。（《伤寒论·辨发汗后病脉证并治》）

○发汗后，不可更行桂枝汤，汗出而喘，无大热者，可与麻黄杏子甘草石膏汤。（《伤寒论·辨发汗后病脉证并治》）

○阳明病脉迟，虽汗出不恶寒者，其身必重，短气，腹满而喘，有潮热者，此外欲解，可攻里也。手足濈然汗出者，此大便已硬也，大承气汤主之；若汗出多，微发热恶寒者，外未解也，桂枝汤主之。其热不潮，未可与承气汤；若腹大满不通者，与小承气汤，微和胃气，勿令至大泄下。（《伤寒论·辨可下病脉证并治》）

○服桂枝汤，或下之，仍头项强痛，翕翕发热，无汗，心下满微痛，小便不利者，属桂枝去桂加茯苓白术汤。（《伤寒论·辨发汗吐下后病脉证并治》）

○太阳病，先发汗不解，而下之，脉浮者，不愈。浮为在外，而反下之，故令不愈。今脉浮故在外，当须解外则愈，宜桂枝汤。（《伤寒论·辨发汗吐下后病脉证并治》）

○伤寒大下之，复发汗，心下痞，恶寒者，表未解也，不可攻痞，当先解表，表解，乃攻痞。解表，宜桂枝汤，用前方；攻痞，宜大黄黄连泻心汤。（《伤寒论·辨发汗吐下后病脉证并治》）

○太阳病，下之后，其气上冲者，可与桂枝汤。若不上冲者，不得与之。（《伤寒论·辨发汗吐下后病脉证并治》）

○伤寒，不大便六七日，头痛有热者，与承气汤。其小便清者（一云大便青），知不在里，仍在表也，当须发汗。若头痛者，必衄，宜桂枝汤。（《伤寒论·辨发汗吐下后病脉证并治》）

○伤寒医下之，续得下利清谷不止，身疼痛者，急当救里；后身疼痛，清便自调者，急当救表，救里宜四逆汤，救表宜桂枝汤。（《伤寒论·辨发汗吐下后病脉证并治》）

○下后不可更行桂枝汤，汗出而喘，无大热者，属麻黄杏子甘草石膏汤。（《伤寒论·辨发汗吐下后病脉证并治》）

○下利，腹胀满，身体疼痛者，先温其里，乃攻其表。温里宜四逆汤，

攻表宜桂枝汤。(《金匮要略·呕吐哕下利》)

　　〇师曰：妇人得平脉，阴脉小弱，其人渴，不能食，无寒热，名妊娠，桂枝汤主之。于法六十日当有此证，设有医治逆者，却一月加吐下者，则绝之。(《金匮要略·妇人妊娠病》)

　　〇产后风，续之数十日不解，头微痛，恶寒，时时有热，心下闷，干呕汗出。虽久，阳旦证续在耳，可与阳旦汤。即桂枝汤方。(《金匮要略·妇人产后病》)

　　按：仲景论述桂枝汤条文一共有63条，其中《伤寒论》有60条，《金匮要略》有3条。

❀ 桂枝加葛根汤 ❀

【组·成】

葛根四两　麻黄三两去节　芍药二两　生姜三两切　甘草二两炙　大枣十二枚擘　桂枝二两去皮。

【应·用】

太阳病，项背强几几，而汗出恶风者，桂枝加葛根汤主之。

足太阳脉自络脑而还出下项，挟背脊。此从风池而入，不上干于脑，而下行于背，故头不痛而项背强也。几几，项背牵动之象，动中见有强意。凡风伤卫分，则皮毛闭，故无汗；风伤营分，则血动摇，故汗自出。不可以本症之无汗为伤寒，他条之自汗出为中风也。桂枝大青龙症，恶风兼恶寒者，是中冬月之阴风；此恶风不恶寒者，是感三时鼓动之阳风。风胜而无寒，故君葛根之甘凉，减桂枝之辛热，大变麻、桂二汤温散之法。

《内经》云："东风生于春，病在肝，俞在头项；中央为土，病在脾，俞在脊。"又"秋气者，病在肩背。"则知颈项强，不属冬月之寒风。《易》以"艮"为山，又以"艮"为背。山主静，人以背应之，故元首四肢俱主动，而背独主静。葛根禀气轻清，而赋体厚重。此不唯取其轻以去实，复取其重以镇动也。此

又培土宁风之法。(《伤寒来苏集·伤寒论注·卷二·葛根汤证》)

桂枝加葛根汤

葛根四两　麻黄三两去节　芍药二两　生姜三两切　甘草二两炙　大枣十二枚擘　桂枝二两去皮。

上七味，以水一斗，先煮麻黄、葛根，减二升，去上沫，内诸药，煮取三升，去滓，温服一升，覆取微似汗，不须啜粥，余如桂枝法，将息及禁忌。臣亿等谨按：仲景本论，太阳中风自汗用桂枝，伤寒无汗用麻黄，今证云汗出恶风而方中有麻黄，恐非本意也。第三卷有葛根汤证云，无汗恶风，正与此方同，是合用麻黄也，此云桂枝加葛根汤，恐是桂枝中但加葛根耳。

○太阳病，项背强几几，反汗出恶风者，桂枝加葛根汤主之。(《伤寒论·辨太阳病脉证并治上》)

❀ 桂枝加厚朴杏仁汤 ❀

【组·成】

桂枝三两去皮　甘草二两炙　生姜三两切　芍药三两　大枣十二枚擘　厚朴二两炙，去皮　杏仁五十枚去皮尖。

【应·用】

太阳病，下之，微喘者，表未解故也，桂枝加厚朴杏仁汤主之。喘家作桂枝汤，加厚朴、杏仁佳。

喘为麻黄症，治喘者功在杏仁。此妄下后，表虽不解，腠理已疏，故不宜麻黄而宜桂枝。桂枝汤中有芍药，若但加杏仁，喘虽微，恐不胜任，复加厚朴以佐之，喘随汗解矣。(《伤寒来苏集·伤寒论注·卷一·桂枝汤证下》)

【方·论】

治太阳下后微喘，而表未解者。夫喘为麻黄症，方中治喘者，功在杏仁。桂枝本不治喘，此因妄下后，表虽不解，腠理已疏，则不当用麻黄而宜桂枝矣。所以宜桂枝者，以其中有芍药也。既有芍药之敛，若但加杏仁，则喘虽微，恐不能胜任，必加厚朴之辛温，佐桂以解肌，佐杏仁以降气。故凡喘家不当用麻黄汤，而作桂枝汤者，加厚朴、杏仁为佳法矣。(《伤寒来苏集·伤寒附翼·卷上·太阳方总论》)

【仲景原文】

桂枝加厚朴杏子汤

桂枝三两去皮　甘草二两炙　生姜三两切　芍药三两　大枣十二枚擘　厚朴二两炙，去皮　杏仁五十枚去皮尖。

上七味，以水七升，微火煮取三升，去滓，温服一升，覆取微似汗。

○喘家作桂枝汤，加厚朴、杏子佳。(《伤寒论·辨太阳病脉证并治上》)

○太阳病下之微喘者，表未解故也，桂枝加厚朴杏子汤主之。(《伤寒论·辨太阳病脉证并治中》)

○太阳病，下之微喘者，表未解也，宜桂枝加厚朴杏子汤。(《伤寒论·辨可发汗病脉证并治》)

○太阳病，下之微喘者，表未解故也，属桂枝加厚朴杏子汤。(《伤寒论·辨发汗吐下后病脉证并治》)

❀ 桂枝加附子汤 ❀

【组·成】

桂枝二两去粗皮　芍药二两　甘草二两炙　生姜二两　大枣十二枚。

上以水七升，微火煮取三升，去滓，适寒温，服一升，服已须臾，啜热稀粥一升，以助药力。加附子一枚炮，去皮，破八片。

煎服，不须啜粥。(《伤寒来苏集·伤寒论注·卷一·桂枝汤证下》)

【应·用】

太阳病，发汗，遂漏不止，其人恶风，小便难，四肢微急，难以屈伸者，桂枝加附子汤主之。

太阳固当汗，若不取微似有汗而发之太过，阳气无所止息，而汗出不止矣。汗多亡阳，玄府不闭，风乘虚入，故复恶风。汗多于表，津弱于里，故小便难。四肢者，诸阳之末，阳气者，精则养神，柔则养筋，开阖不得，寒气从之，故筋急而屈伸不利也。此离中阳虚，不能摄水，当用桂枝以补心阳，阳密则漏汗自止矣。坎中阳虚，不能行水，必加附子以回肾阳，阳归则小便自利矣。内外调和，则恶风自罢，而手足便利矣。（《伤寒来苏集·伤寒论注·卷一·桂枝汤证下》）

【方·论】

太阳病发汗，遂漏不止，其人恶风，小便难，四肢微急，难以屈伸者，此发汗不如法也。病在太阳，固当发汗，然得微似有汗者佳。发汗太过，阳气无所止息，而汗出不止矣。汗多亡阳，玄府不蔽，风乘虚入，故复恶风；津液外泄，不能润下，故小便难；四肢者，诸阳之本，阳气者，柔则养筋，开阖不得，寒气从之，故筋急而屈伸不利。此离中阳虚，不能敛液，当用桂枝汤补心之阳，阳密则漏汗自止，恶风自罢矣。坎中阳虚，不能制水，必加附子以固肾之阳，阳回则小便自利，四肢自柔矣。漏不止与大汗出不同。服桂枝汤后，大汗出而大烦渴，是阳陷于里，急当滋阴，故用白虎加参以和之；用麻黄汤遂漏不止，是阳亡于外，急当扶阳，故用桂枝加附以固之。要知发汗之剂，用桂枝太过，则阳陷于里；用麻黄太过，则阳亡于外。因桂枝汤有芍药而无麻黄，故虽大汗出，而玄府仍能自闭，但能使阳盛，断不致亡阳。又与汗出不解者异。此发汗汗遂不止，是阳中之阳虚，不能摄汗，所以本证之恶风不除，而变症有四肢拘急之患，小便难之理，故仍用桂枝加附，以固太阳卫外之气也。彼发汗汗出不解，是阴中之阳虚，汗虽出而不彻，所以本证之发热不除，而变症见头眩身振之表，心下悸之里，故假真武汤以固坎中真阴之本也。与"伤寒，自汗"条似同而实异。彼脚挛急在未汗前，是阴虚。此四肢急在发汗后，是阳虚。自汗因心烦，其出微。遂漏因亡阳，故不止。小便数，尚不难。恶寒微，不若恶风之甚。脚挛急，尚轻于四肢不利也。彼用芍药甘草汤，此用桂枝加附子，其命剂悬殊矣。（《伤寒来苏集·伤寒附翼·卷上·太阳方总论》）

【仲景原文】

桂枝加附子汤

桂枝三两去皮　芍药三两　甘草三两炙　生姜三两切　大枣十二枚擘　附

子一枚炮，去皮，破八片。

上六味，以水七升，煮取三升，去滓，温服一升。【本云桂枝汤，今加附子，将息如前法。】

○太阳病，发汗，遂漏不止，其人恶风，小便难，四肢微急，难以屈伸者，桂枝加附子汤主之。（《伤寒论·辨太阳病脉证并治上》）

○太阳病，发汗，遂漏不止，其人恶风，小便难，四肢微急，难以屈伸者，属桂枝加附子汤。（《伤寒论·辨发汗吐下后病脉证并治》）

❀ 桂枝去芍药汤 ❀

【组·成】

桂枝三两去皮　甘草二两炙　生姜三两切　大枣十二枚擘。

【应·用】

太阳病，下之后，脉促、胸满者，桂枝去芍药汤主之。（《伤寒来苏集·伤寒论注·卷一·桂枝汤证下》）

【方·论】

桂枝汤阳中有阴，去芍药之酸寒，则阴气流行，而邪自不结，即扶阳之剂矣。（《伤寒来苏集·伤寒论注·卷一·桂枝汤证下》）

【仲景原文】

桂枝去芍药汤

桂枝三两去皮　甘草二两炙　生姜三两切　大枣十二枚擘。

上四味，以水七升，煮取三升，去滓，温服一升。【本云桂枝汤，今去芍药，将息如前法。】

○太阳病下之后，脉促胸满者，桂枝去芍药汤主之。（《伤寒论·辨太阳病脉证并治上》）

○太阳病，下之后，脉促，胸满者，属桂枝去芍药汤。（《伤寒论·辨发汗吐下后病脉证并治》）

❀ 桂枝去芍药加附子汤 ❀

【组·成】

桂枝四两　生姜三两　甘草二两炙　大枣十二枚　附子三枚。

水六升，煮二升，分温三服。（《伤寒来苏集·伤寒论注·卷一·桂枝汤证下》）

【仲景原文】

桂枝去芍药加附子汤

桂枝三两去皮　甘草二两炙　生姜三两切　大枣十二枚擘　附子一枚炮，去皮，破八片。

上五味，以水七升，煮取三升，去滓，温服一升。【本云桂枝汤，今去芍药，加附子，将息如前法。】

○若微恶寒者，桂枝去芍药加附子汤主之。（《伤寒论·辨太阳病脉证并治上》）

○若微寒者，属桂枝去芍药加附子汤。（《伤寒论·辨发汗吐下后病脉证并治》）

❀ 桂枝加芍药生姜新加人参汤 ❀

【组·成】

桂枝三两去粗皮　甘草二两炙　人参三两　大枣十二枚。

加人参三两。(《伤寒来苏集·伤寒论注·卷一·桂枝汤证下》)

【应·用】

发汗后，身疼痛，脉沉迟者，桂枝去芍药生姜新加人参汤主之。

【方·论】

发汗后身疼是表虚，不得更兼辛散，故去生姜；沉为在里，迟为在藏，自当远阴寒，故去芍药。当存甘温之品以和营，更兼人参以通血脉，里和而表自解矣。名曰新加者，见表未解无补中法，今因脉沉迟而始用之，与用四逆汤治身疼脉沉之法同义。彼在未汗前而脉反沉，是内外皆寒，故用干姜、生附大辛大热者，协甘草以逐里寒，而表寒自解；此在发汗后而脉沉迟，是内外皆虚，故用人参之补中益气，以率领桂枝、甘、枣而通血脉，则表里自和也。此又与人参桂枝汤不同，彼因妄下而胃中虚寒，故用姜、术，尚协表热，故倍桂、甘。此因发汗不如法，亡津液而经络空虚，故加人参。胃气未伤，不须白术。胃中不寒，故不用干姜。此温厚和平之剂。(《伤寒来苏集·伤寒论注·卷一·桂枝汤证下》)

发汗后，又见身疼痛，是表虚，不得更兼辛散，故去生姜；脉沉为在里，迟为藏寒，自当远斥阴寒，故去芍药。唯在甘草、大枣以佐桂枝，则桂枝当入心养血之任，不复为解肌发汗之品矣。然不得大补元气之味以固中，则中气不能遽复，故加人参以通血脉，则营气调和，而身痛自瘳。名曰新加者，见表未解者，前此无补中法，今因脉沉迟，故尔始加也。此与用四逆汤治身疼脉沉之法同。彼在未汗前而脉反沉，是内外皆寒，故用干姜、生附大辛大热者，协甘草以逐里寒，而表寒自解。此在发汗后而脉沉迟，是内外皆虚，故用人参之补中益气者，以助桂枝、甘草而通血脉，是调中以发表之义也。此与桂枝人参汤不同者，彼因妄下而胃中虚寒，故用姜、术；表尚协热，故倍桂、甘。此因发汗不如法，亡津液而经络空虚，故加人参；胃气未伤，不须白术；胃中不寒，故不用干姜耳。是敦厚和平之剂也。(《伤寒来苏集·伤寒附翼·卷上·太阳方总论》)

【仲景原文】

新加汤

桂枝三两去皮　芍药四两　甘草二两炙　人参三两　大枣十二枚擘　生姜四两切。

上六味，以水一斗二升，煮取三升，去滓，温服一升。【本云桂枝汤，今加芍药生姜人参。】

○发汗后，身疼痛，脉沉迟者，桂枝加芍药生姜各一两人参三两新加汤主之。（《伤寒论·辨太阳病脉证并治中》）

○发汗后，身疼痛，脉沉迟者，属桂枝加芍药生姜各一两人参三两新加汤。（《伤寒论·辨发汗后病脉证并治》）

✿ 桂枝附子汤 ✿

【组·成】

桂枝　附子　甘草　生姜　大枣。（《伤寒来苏集·伤寒附翼·卷上·太阳方总论》）

【方·论】

初服，其人身如痹，半日许，复服之，三服都尽，其人如冒状，勿怪。以术、附并走皮肉逐水气，未得除，故使然耳。法当加桂四两。此本一方二法：以大便硬，小便自利，去桂也；以大便不通，小便不利，当加桂。附子三枚恐多也，虚弱家及产妇宜减之。（《伤寒来苏集·伤寒论注·卷二·痉湿暑证》）

【仲景原文】

桂枝附子汤

桂枝四两去皮　附子三枚炮，去皮，破　生姜三两切　大枣十二枚擘　甘草二两炙。

上五味，以水六升，煮取二升，去滓，分温三服。

○伤寒八九日，风湿相搏，身体疼烦，不能自转侧，不呕、不渴、脉浮虚而涩者，桂枝附子汤主之。若其人大便硬（一云脐下心下硬），小便自利者（康平本做"不利"），去桂加白术汤主之。（《伤寒论·辨太阳病脉证并治下》）

○伤寒八九日，风湿相抟，身体疼烦，不能自转侧，不呕不渴，脉浮虚而涩者，桂枝附子汤主之；若大便坚，小便自利者，去桂加白术汤主之。（《金匮要略·痉湿暍》）

桂枝去芍药加龙骨牡蛎救逆汤

【组·成】

桂枝　蜀漆　生姜各三两　甘草二两　大枣十二枚　龙骨四两　牡蛎五两。

水一斗二升，煮蜀漆减二升，纳诸药，煮取三升，温服一升。（《伤寒来苏集·伤寒论注·卷一·桂枝汤证下》）

【应·用】

伤寒脉浮，医以火迫劫之，亡阳，必惊狂，起卧不安者，桂枝去芍药加蜀漆龙骨牡蛎救逆汤主之。

伤寒者，寒伤君主之阳也，以火迫劫汗，并亡离中之阴，此为火逆矣。妄汗亡阴，而曰亡阳者，心为阳中之太阳，故心之液，为阳之汗也。惊狂者，神明扰乱也。阴不藏精，惊发于内；阳不能固，狂发于外。起卧不安者，起则狂，卧则惊也。（《伤寒来苏集·伤寒论注·卷一·桂枝汤证下》）

伤寒脉浮，医以火迫劫之，亡阳，必惊狂，起卧不安者，桂枝去芍药加蜀漆龙骨牡蛎救逆汤主之。

上文皆阳盛之症，以中风为阳邪也；此后是阳虚之症，以伤寒为阴邪也。阳盛者，轻则发狂谵语，重则衄血圊血，此不戕自焚者也；阳虚者，神不守舍，起居如惊，其人如狂，是弃国而逃者也。（《伤寒来苏集·伤寒论注·卷二·火逆诸证》）

【方·论】

凡发热自汗者，是心液不收，桂枝方用芍药，是酸以收之也。此因迫汗，津液既亡，无液可敛，故去芍药。加龙骨者，取其咸以补心，重以镇怯，涩以固脱，故曰救逆也。且去芍药之酸，则肝家得辛甘之补；加牡蛎之咸，肾家有既济之力。此虚则补母之法，又五行承制之妙理也。蜀漆不见本草，未详何物，诸云常山苗则谬。（《伤寒来苏集·伤寒论注·卷一·桂枝汤证下》）

伤寒者，寒伤君主之阳也。以火迫劫汗，并亡君主之阴，此为火逆矣。盖太阳伤寒，以发汗为主。用麻黄发汗，是为扶阳。用火劫汗，犹挟天子以令诸侯，权不由主，此汗不由心也。故惊狂而起卧不安，犹芒刺在背之状矣。心为阳中之阳，太阳之汗，心之液也。凡发热自汗出者，是心液不收，桂枝方用芍药以收之。此因迫汗，津液既亡，无液可敛，故去芍药加龙骨、牡蛎者，是取其咸以补心，重以镇怯，涩以固脱，故曰救逆也。且去芍药之酸，则肝家得辛甘之补；加龙骨、牡蛎之咸，肾家既有既济之力。此虚则补母之法，又五行承制之理矣。（《伤寒来苏集·伤寒附翼·卷上·太阳方总论》）

【仲景原文】

桂枝去芍药加蜀漆牡蛎龙骨救逆汤

桂枝三两去皮　甘草二两炙　生姜三两切　大枣十二枚擘　牡蛎五两熬　蜀漆三两洗去腥　龙骨四两。

上七味，以水一斗二升，先煮蜀漆，减二升，内诸药，煮取三升，去滓，温服一升。【本云桂枝汤，今去芍药，加蜀漆牡蛎龙骨。】

〇伤寒脉浮，医者以火迫劫之，亡阳，必惊狂，卧起不安者，桂枝去芍药加蜀漆牡蛎龙骨救逆汤主之。（《伤寒论·辨太阳病脉证并治中》）

〇火邪者，桂枝去芍药加蜀漆牡蛎龙骨救逆汤主之。（《金匮要略·惊悸吐血下血胸满瘀血》）

🌸 麻黄汤 🌸

【组·成】

麻黄二两去节　桂枝二两　甘草一两炙　杏仁七十个去尖。

水九升，先煮麻黄减一升，去沫，纳诸药，煮二升半，温服八合，覆取微似汗。不须啜粥，余如桂枝法。（《伤寒来苏集·伤寒论注·卷二·麻黄汤证上》）

麻黄　桂枝　杏仁　甘草。(《伤寒来苏集·伤寒附翼·卷上·太阳方总论》)

【应·用】

太阳病，外证未解……如但浮不弱，或浮而紧者，便是麻黄症。(《伤寒来苏集·伤寒论注·卷一·桂枝汤证上》)

仲景见麻黄脉症，即用麻黄汤。(《伤寒来苏集·伤寒论注·卷一·桂枝汤证上》)

太阳病，头痛，发热，身疼，腰痛，骨节疼痛，恶风，无汗而喘者，麻黄汤主之。

太阳主一身之表，风寒外束，阳气不伸，故一身尽疼；太阳脉抵腰中，故腰痛；太阳主筋所生病，诸筋者，皆属于节，故骨节疼痛；从风寒得，故恶风；风寒客于人则皮毛闭，故无汗；太阳为诸阳主气，阳气郁于内，故喘。太阳为开，立麻黄汤以开之，诸症悉除矣。麻黄八症，头痛、发热、恶风，同桂枝症，无汗、身疼，同大青龙症，本症重在发热、身疼、无汗而喘。

本条不冠伤寒，又不言恶寒而言恶风。先辈言麻黄汤主治伤寒不治中风，似非确论。(《伤寒来苏集·伤寒论注·卷二·麻黄汤证上》)

脉浮者，病在表，可发汗，麻黄汤。脉浮而数者，可发汗，宜麻黄汤。

此条论脉。言浮而不言迟弱者，是浮而有力也。然必审其热在表，乃可用。若浮而大，有热属藏者，当攻之，不令发汗矣。若浮数而痛偏一处者，身虽疼，不可发汗。

数者，急也，即紧也。紧则为寒，指受寒而言；数则为热，指发热而言。辞虽异而意则同。故脉浮紧者，即是麻黄汤症。(《伤寒来苏集·伤寒论注·卷二·麻黄汤证上》)

则脉但浮者，正为风脉，宜麻黄汤，是麻黄汤固主中风脉症矣。麻黄汤症，发热、骨节疼，便是骨肉烦疼，即是风寒两伤，营卫俱病。(《伤寒来苏集·伤寒论注·卷二·麻黄汤证上》)

太阳病，脉浮紧，无汗，发热，身疼痛，八九日不解，表症仍在，此当发其汗，麻黄汤主之。服药已微除，其人发烦目瞑，剧者必衄，衄乃解。所以然者，阳气重故也。

脉症同大青龙，而异者外不恶寒，内不烦躁耳。发于阳者七日愈，八九日不解，其人阳气重可知。然脉紧、无汗、发热、身疼，是麻黄症未罢。仍与麻黄，只微除在表之风寒，而不解内扰之阳气。其人发烦、目瞑，见不堪之状，可知阳

柯琴用经方

络受伤，必逼血上行而衄矣。血之与汗，异名同类，不得汗，必得血，不从汗解而从衄解。此与热结膀胱血自下者，同一局也。太阳脉，从自目内眦络阳明脉于鼻。鼻者，阳也；目者，阴也。血虽阴类，从阳气而升，则从阳窍而出，故阳盛则衄。阳盛则阴虚，阴虚则目瞑也。

解后复烦，烦见于内，此余邪未尽，故用桂枝更汗。微除发烦，是烦于外见，此大邪已解，故不可更汗。仲景每有倒句法，前辈随文衍义，谓当再用麻黄以散余邪，不知得衄乃解句，何处着落。（《伤寒来苏集·伤寒论注·卷二·麻黄汤证上》）

伤寒，脉浮紧者，麻黄汤主之。不发汗，因致衄。

脉紧无汗者，当用麻黄汤发汗，则阳气得泄，阴血不伤，所谓夺汗者无血也。不发汗，阳气内扰，阳络伤则衄血，是夺血者无汗也。若用麻黄汤再汗，液脱则毙矣。言不发汗因致衄，岂有因致衄更发汗之理乎？观少阴病无汗而强发之，则血从口鼻而出，或从目出，能不惧哉。愚故亟为校正，恐误人者多耳。（《伤寒来苏集·伤寒论注·卷二·麻黄汤证上》）

阳明病，脉浮，无汗而喘者，发汗则愈，宜麻黄汤。

太阳有麻黄症，阳明亦有麻黄症，则麻黄汤不独为太阳设也。见麻黄症即用麻黄汤，是仲景大法。

上论麻黄汤脉症。（《伤寒来苏集·伤寒论注·卷二·麻黄汤证上》）

脉但浮者，与麻黄汤。

若脉浮而不细，是浮而有力也。无胸胁痛，则不属少阳；但浮而不大，则不涉阳明，是仍在太阳也。太阳为开，开病反阖，故嗜卧，与麻黄汤以开之，使卫气行阳，太阳仍得主外而喜寤矣。与太阳初病用以发汗不同，当小其制而少与之。

上论麻黄汤、柴胡汤相关脉症。（《伤寒来苏集·伤寒论注·卷二·麻黄汤证上》）

阳明病，脉浮，无汗而喘者，发汗则愈，宜麻黄汤。

此阳明之表证，表脉也。二证全同太阳，而属之阳明者，不头项强痛故也。要知二方专为表邪而设，不为太阳而设。见麻黄证，即用麻黄汤，见桂枝证，即用桂枝汤，不必问其为太阳阳明也。若恶寒一罢，则二方所必禁矣。（《伤寒来苏集·伤寒论注·卷三·阳明脉证上》）

脉但浮，无余证者，与麻黄汤。若不尿，腹满加哕者，不治。（《伤寒来苏集·伤寒论注·卷三·阳明脉证下》）

【鉴•别】

本方重在汗出，汗不出者，便非桂枝症。(《伤寒来苏集·伤寒论注·卷一·桂枝汤证上》)

麻黄症发热无汗，热全在表；桂枝症发热汗出，便见内烦。(《伤寒来苏集·伤寒论注·卷一·桂枝汤证上》)

浮弱是桂枝脉，浮数是麻黄脉。(《伤寒来苏集·伤寒论注·卷一·桂枝汤证上》)

阳脉微而汗出少者，为自和也；汗出多者，为太过。阳脉实，因发其汗，出多者亦为太过。太过为阳实于里，亡津液，大便因硬也。

阳明主津液所生病者也，因妄汗而伤津液，致胃家实耳。桂枝证本自汗，自汗多则亡津；麻黄证本无汗，发汗多亦亡津。此虽指太阳转属，然阳明表证亦有之。(《伤寒来苏集·伤寒论注·卷三·阳明脉证上》)

脉但浮，无余证者，与麻黄汤。若不尿，腹满加哕者，不治。(《伤寒来苏集·伤寒论注·卷三·阳明脉证下》)

【方•论】

麻黄症本不烦，服汤汗出，外热初解，而内热又发，故曰复烦。(《伤寒来苏集·伤寒论注·卷一·桂枝汤证上》)

盖麻黄汤、大青龙汤治中风之重剂。(《伤寒来苏集·伤寒论注·卷二·麻黄汤证上》)

脉浮而数，浮为风，数为虚。风为热，虚为寒，风虚相搏，则洒淅恶寒也。

脉浮为在表者何？以表有风邪故也。邪之所凑，其气必虚。数本为热，而从浮见，则数为虚矣。风为阳邪，阳浮则热自发；数为阳虚，阳虚则畏寒。凡中风寒，必发热恶寒者，风虚相搏而然也。(《伤寒来苏集·伤寒论注·卷二·麻黄汤证上》)

诸脉浮数，当发热而洒淅恶寒，若有痛处，饮食如常者，蓄积有脓也。

浮数之脉，而见发热恶寒之症，不独风寒相同，而痈疡亦有然者。此浮为表而非风，数为实热而非虚矣。发热为阳浮，而恶寒非阳虚矣。若欲知其不是风寒，当以内外症辨之。外感则头项痛、身痛、骨节痛、腰脊痛，非痛偏一处也。外感则呕逆，或干呕，不得饮食如常。如此审之，有蓄积而成痈脓者，庶不致误作风寒治，则举疮家一症例之，治伤寒者，见脉症之相同，皆当留意也。(《伤寒

来苏集·伤寒论注·卷二·麻黄汤证上》)

脉浮数者，法当汗出而愈。若身重心悸者，不可发汗，当自汗出乃解。所以然者，尺中脉微，此里虚，须表里实，津液自和，便汗出愈。

脉浮数者，于法当汗，而尺中微，则不敢轻汗，以麻黄为重剂故也。此表指身，里指心，有指营卫而反遗心悸者，非也。身重是表热，心悸是里虚。然悸有因心下水气者，亦当发汗。故必审其尺脉，尺中脉微为里虚。里虚者，必须实里。欲津液和，须用生津液。若坐而待之，则表邪愈盛，心液愈虚，焉能自汗？此表是带言，只重在里。至于自汗出，则里实而表和矣。(《伤寒来苏集·伤寒论注·卷二·麻黄汤证上》)

寸口脉浮而紧，浮则为风，紧则为寒。风则伤卫，寒则伤营，营卫俱病，骨肉烦疼，当发其汗也。

风寒本自相因，必风先开腠理，寒得入于经络。营卫俱伤，则一身内外之阳不得越，故骨肉烦疼，脉亦应其象而变见于寸口也。紧为阴寒，而从浮见，阴盛阳虚，汗之则愈矣。

紧者，急也，即数也。紧以形象言，数以至数言。紧则为寒，指伤寒也；数则为热，指发热也。辞异而义则同。故脉浮数浮紧者，皆是麻黄症。

脉法以浮为风，紧为寒，故提纲以脉阴阳俱紧者名伤寒。(《伤寒来苏集·伤寒论注·卷二·麻黄汤证上》)

先辈何故以大青龙治营卫两伤？麻黄汤治寒伤营而不伤卫？桂枝汤治风伤卫而不伤营？曷不以桂枝症之恶寒，麻黄症之恶风，一反勘耶？要之冬月风寒，本同一体，故中风伤寒，皆恶风恶寒，营病卫必病。中风之重者，便是伤寒；伤寒之浅者，便是中风。不必在风寒上细分，须当在有汗无汗上着眼耳。(《伤寒来苏集·伤寒论注·卷二·麻黄汤证上》)

未持脉时，病人叉手自冒心，师因教试令咳而不咳者，此必两耳聋无闻也。所以然者，以重发汗，虚，故如此。

汗出多则心液虚，故叉手外卫，此望而知之；心寄窍于耳，心虚故耳聋，此问而知之。

上条因发汗而心血虚。

病人脉数，数为热，当消谷引食，而反吐者，此以发汗，令阳气微，隔气虚，脉乃数也。数为客热，不能消谷，以胃中虚冷，故吐也。

此因发汗而胃气虚也。

与服桂枝汤而吐者不同。此因症论脉，不是拘脉谈症。未汗浮数，是卫气实；汗后浮数，是胃气虚。故切居四诊之末，当因症而消息其虚实也。

病人有寒，复发汗，胃中冷，必吐蛔。

有寒是未病时原有寒也。内寒则不能化物，饮食停滞而成蛔。以内寒之人，复感外邪，当温中以逐寒。若复发其汗，汗生于谷，谷气外散，胃脘阳虚，无谷气以养其蛔，故蛔动而上从口出也。蛔多不止者死，吐蛔不能食者亦死。（《伤寒来苏集·伤寒论注·卷二·麻黄汤证下》）

上条汗后见不足症。

治风寒在表，头痛项强，发热身痛，腰痛，骨节烦疼，恶风恶寒，无汗，胸满而喘，其脉浮紧、浮数者。此为开表逐邪发汗之峻剂也。古人用药用法象之义。麻黄中空外直，宛如毛窍骨节，故能去骨节之风寒，从毛窍而出，为卫分发散风寒之品。桂枝之条纵横，宛如经脉系络，能入心化液，通经络而出汗，为营分散解风寒之品。杏仁为心果，温能助心散寒，苦能清肺下气，为上焦逐邪定喘之品。甘草甘平，外拒风寒，内和气血，为中宫安内攘外之品。此汤入胃行气于玄府，输精于皮毛。斯毛脉合精而漐漐汗出，在表之邪，其尽去而不留，痛止喘平，寒热顿解，不烦啜粥而藉汗于谷也。其不用姜、枣者，以生姜之性，横散解肌，碍麻黄之上升。大枣之性，滞泥于膈，碍杏仁之速降。此欲急于直达，稍缓则不迅，横散则不峻矣。若脉浮弱汗自出者，或尺脉微迟者，是桂枝所主，非此方所宜。盖此乃纯阳之剂，过于发散，如单刀直入之将，投之恰当，一战成功，不当则不戢而招祸。故用之发表，可一而不可再，如汗后不解，便当以桂枝汤代之。若汗出不透，邪气留连于皮毛骨肉之间，又有麻桂合半与桂枝二麻黄一之妙用。若阳盛于内而无汗者，又有麻黄杏仁石膏连翘赤小豆等剂。此皆仲景心法也。予治冷风哮与风寒湿三气成痹等证，用此辄效，非伤寒一证可拘也。按：麻、桂二方，治伤寒中风者，遇当用而不敢用。注疏伤寒家于不当用者，妄言其当用。如太阳衄血证，宜桂枝汤句，语意在当须发汗下。麻黄主之句，在当发其汗下。二句皆于结句补出，是倒序法也。仲景于论证时，细明其所以然，未及于方故耳。夫桂枝乃行血之品，仲景用桂枝发汗，不是用桂枝止衄，是用在未衄时，非用在已衄后。且夺血者无汗，此理甚明。麻黄乃上升之品，夫既云衄乃解，又云自衄者愈，若复用升提之药，衄流不止可必矣。且衄家不可发汗，此禁甚明矣。又如小青龙主之句，语意在服汤以上，岂有寒去欲解，反用燥热之剂，重亡津液，令渴不解乎？且云服药已，服药已者，是何药何汤耶？观仲景于所服药不合法者，必明斥之。如所云"服泻心汤，复以他药下之，利不止。"又云"知医以他药下之，非其治也。"粗工不知倒序等法，又溺于风寒二字，而曰

柯琴用经方

是虽热甚，邪由在经，以麻黄治衄，是发散经中邪气耳。请问邪气寒乎？热乎？若寒邪则血凝不流，焉得有衄？若热邪则清降不遗，而敢升发耶？且云点滴不成流者，必用服药。若成流不止，将何法以善其后乎？此误天下苍生之最盛者，余因表而出之。（《伤寒来苏集·伤寒附翼·卷上·太阳方总论》）

【注意事项与禁忌】

此不更进麻黄而却与桂枝者，盖发汗而解，则麻黄症已罢。脉浮数者，因内烦而然，不得仍认麻黄汤脉矣。（《伤寒来苏集·伤寒论注·卷一·桂枝汤证上》）

麻黄汤纯阳之剂，不可以治烦。（《伤寒来苏集·伤寒论注·卷一·桂枝汤证上》）

服麻黄复烦者，可更用桂枝……且麻黄脉症，但可用桂枝更汗，不可先用桂枝发汗，此又活法中定法矣。（《伤寒来苏集·伤寒论注·卷一·桂枝汤证上》）

疮家身虽疼，不可发汗，汗出则痉。

疮家病与外感不同，故治法与风寒亦异。若以风寒之法治之，其变亦不可不知也。疮虽痛偏一处，而血气壅遏，亦有遍身疼者。然与风寒有别，汗之则津液越出，筋脉血虚，挛急而为痉矣。诸脉症之当审，正此故耳。（《伤寒来苏集·伤寒论注·卷二·麻黄汤证上》）

衄家不可发汗，汗出必额上陷，脉紧急，目直视，不能眴，不得眠。

太阳之脉，起自目内眦，上额。已脱血而复汗之，津液枯竭，故脉紧急，而目直视也，亦心肾俱绝矣。目不转，故不能眴；目不合故不得眠。（《伤寒来苏集·伤寒论注·卷二·麻黄汤证上》）

脉浮紧者，法当身疼痛，宜以汗解之。假令尺中迟者，不可发汗。以营气不足，血少故也。

脉浮紧者，以脉法论，当身疼痛，宜发其汗。然寸脉虽浮紧，而尺中迟，则不得据此法矣。尺主血，血少则营气不足，虽发汗决不能作汗，正气反虚，不特身疼不除，而亡血、亡津液之变起矣。"假令"是设辞，是深一层看法，此与脉浮数而尺中微者同义。阳盛者不妨发汗，变症唯衄，衄乃解矣。阴虚者不可发汗，亡阳之变，恐难为力。（《伤寒来苏集·伤寒论注·卷二·麻黄汤证上》）

太阳与阳明合病，喘而胸满者，不可下，麻黄汤主之。

三阳俱受气于胸中，而部位则属阳明。若喘属太阳，呕属少阳，故胸满而喘者，尚未离乎太阳，虽有阳明可下之症，而不可下。如呕多，虽有阳明可攻之症，而不可攻，亦以未离乎少阳也。（《伤寒来苏集·伤寒论注·卷二·麻黄汤

证上》)

一服汗者，停后服。汗多亡阳遂虚，恶风，烦躁不得眠也。汗多者，温粉扑之。

此麻黄汤禁也。麻黄汤为发汗重剂，故慎重如此。其用桂枝汤，若不汗更服，若病重更作服，若不出汗，可服至二三剂。又刺后可复汗，汗后可复汗，下后可复汗。此麻黄汤但云温服八合，不言再服，则一服汗者，停后服；汗出多者，温粉扑之，自当列此后。大青龙烦躁在未汗先，是为阳盛；此烦躁在发汗后，是为阴虚。阴虚则阳无所附，宜白虎加人参汤。若用桂、附以回阳，其不杀人者鲜矣。（《伤寒来苏集·伤寒论注·卷二·麻黄汤证上》)

【预·后】

脉但浮，无余证者，与麻黄汤。若不尿，腹满加哕者，不治。（《伤寒来苏集·伤寒论注·卷三·阳明脉证下》)

【仲景原文】

麻黄汤

麻黄三两去节　桂枝二两去皮　甘草一两炙　杏仁七十个去皮尖。

上四味，以水九升，先煮麻黄，减二升，去上沫，内诸药，煮取二升半，去滓，温服八合，覆取微似汗，不须啜粥，余如桂枝法将息。

○太阳病，头痛发热，身疼腰痛，骨节疼痛，恶风无汗而喘者，麻黄汤主之。（《伤寒论·辨太阳病脉证并治中》)

○太阳与阳明合病，喘而胸满者，不可下，宜麻黄汤。（《伤寒论·辨太阳病脉证并治中》)

○太阳病，十日以去，脉浮细而嗜卧者，外已解也。设胸满胁痛者，与小柴胡汤，脉但浮者，与麻黄汤。（《伤寒论·辨太阳病脉证并治中》)

○太阳病，脉浮紧，无汗，发热，身疼痛，八九日不解，表证仍在，此当发其汗。服药已微除，其人发烦目瞑，剧者必衄，衄乃解。所以然者，阳气重故也，麻黄汤主之。（《伤寒论·辨太阳病脉证并治中》)

○脉浮者，病在表，可发汗，宜麻黄汤（一法用桂枝汤）。（《伤寒论·辨太阳病脉证并治中》)

○脉浮而数者，可发汗，宜麻黄汤。（《伤寒论·辨太阳病脉证并治中》)

○伤寒脉浮紧，不发汗，因致衄者，麻黄汤主之。(《伤寒论·辨太阳病脉证并治中》)

○脉但浮，无余证者，与麻黄汤；若不尿，腹满加哕者，不治。(《伤寒论·辨阳明病脉证并治》)

○阳明病，脉浮，无汗而喘者，发汗则愈，宜麻黄汤。(《伤寒论·辨阳明病脉证并治》)

○脉浮而数者，可发汗，属桂枝汤证(一法用麻黄汤)。(《伤寒论·辨可发汗病脉证并治》)

○脉浮而紧，浮则为风，紧则为寒，风则伤卫，寒则伤荣，荣卫俱病，骨节烦疼，可发其汗，宜麻黄汤。(《伤寒论·辨可发汗病脉证并治》)

○伤寒脉浮紧，不发汗，因致衄者，属麻黄汤证。(《伤寒论·辨可发汗病脉证并治》)

○阳明病，脉浮无汗而喘者，发汗则愈，属麻黄汤证。(《伤寒论·辨可发汗病脉证并治》)

○太阳病，脉浮紧，无汗发热，身疼痛，八九日不解，表证仍在，当复发汗，服汤已。微除。其人发烦目瞑，剧者必衄，衄乃解，所以然者，阳气重故也，属麻黄汤。(《伤寒论·辨可发汗病脉证并治》)

○脉浮者，病在表，可发汗，属麻黄汤证(一法用桂枝汤)。(《伤寒论·辨可发汗病脉证并治》)

○太阳病，头痛发热，身疼腰痛，骨节疼痛，恶风无汗而喘者，属麻黄汤证。(《伤寒论·辨可发汗病脉证并治》)

○太阳与阳明合病，喘而胸满者，不可下，属麻黄汤证。(《伤寒论·辨可发汗病脉证并治》)

○阳明中风，脉弦浮大而短气，腹都满，胁下及心痛，久按之，气不通，鼻干不得汗，嗜卧，一身及目悉黄，小便难，有潮热，时时哕，耳前后肿，刺之小差，外不解，过十日，脉续浮者，与小柴胡汤。脉但浮，无余证者，与麻黄汤。不溺腹满，加哕者不治。(《伤寒论·辨可发汗病脉证并治》)

○太阳病，十日以去，脉浮而细，嗜卧者，外已解也。设胸满胁痛者，与小柴胡汤。脉但浮者，与麻黄汤。(《伤寒论·辨可发汗病脉证并治》)

○太阳病，脉浮紧，无汗，发热，身疼痛，八九日不解，表证仍在，此当复发汗。服汤已，微除，其人发烦目瞑，剧者必衄，衄乃解。所以然者，阳气重故也，宜麻黄汤。(《伤寒论·辨发汗后病脉证并治》)

按：仲景论述麻黄汤条文一共有20条，其中《伤寒论》有20条，《金匮要略》有0条。

❀ 葛根汤 ❀

【组·成】

葛根四两　麻黄二两　生姜三两　桂枝二两　芍药二两　甘草一两　大枣十枚。

水一斗，先煮麻黄、葛根，减二升，去沫，纳诸药，煮取三升，温服一升，覆取微似汗。不须啜粥，余如桂枝法。(《伤寒来苏集·伤寒论注·卷二·葛根汤证》)

葛根　麻黄　桂枝　白芍　甘草　姜　枣。(《伤寒来苏集·伤寒附翼·卷上·太阳方总论》)

【应·用】

太阳病，二三日，不得卧，但欲起，心下必结，脉微弱者，此本有寒分也。反下之，若利止，必作结胸；未止者，四日复下之，此作协热利也。

不得卧，但欲起，在二三日，似乎与阳明并病，必心下有结，故作此状。然结而不硬，脉微弱而不浮大，此其人素有久寒宿饮结于心下，非亡津液而胃家实也。与小青龙以逐水气，而反下之，表实里虚，当利不止。若利自止者，是太阳之热入与心下之水气交持不散，必作结胸矣。若利未止者，里既已虚，表尚未解，宜葛根汤、五苓散辈。医以心下结为病不尽，而复下之，表热里寒不解，此协热利所由来也。

上条(指本条，编者注)论协热之因。(《伤寒来苏集·伤寒论注·卷一·桂枝汤证下》)

太阳病，项背强几几，无汗恶风者，葛根汤主之。(《伤寒来苏集·伤寒论注·卷二·葛根汤证》)

太阳病，项背强几几，而汗出恶风者，桂枝加葛根汤主之。

足太阳脉自络脑而还出下项，挟背脊。此从风池而入，不上干于脑，而下行于背，故头不痛而项背强也。几几，项背牵动之象，动中见有强意。凡风伤卫分，则皮毛闭，故无汗；风伤营分，则血动摇，故汗自出。不可以本症之无汗为伤寒，他条之自汗出为中风也。桂枝大青龙症，恶风兼恶寒者，是中冬月之阴风；此恶风不恶寒者，是感三时鼓动之阳风。风胜而无寒，故君葛根之甘凉，减桂枝之辛热，大变麻、桂二汤温散之法。

《内经》云："东风生于春，病在肝，俞在头项；中央为土，病在脾，俞在脊。"又"秋气者，病在肩背。"则知颈项强，不属冬月之寒风。《易》以"艮"为山，又以"艮"为背。山主静，人以背应之，故元首四肢俱主动，而背独主静。葛根禀气轻清，而赋体厚重。此不唯取其轻以去实，复取其重以镇动也。此又培土宁风之法。（《伤寒来苏集·伤寒论注·卷二·葛根汤证》）

太阳与阳明合病，必自下利，葛根汤主之。

不言两经相合何等病，但举下利而言，是病偏于阳明矣。太阳主表，则不合下利，下利而曰必，必阳并于表，表实而里虚耳。葛根为阳明经药，唯表实里虚者宜之，而胃家实非所宜也，故仲景于阳明经中反不用葛根。若谓其能亡津液而不用，则与本草生津之义背矣。若谓其能大开肌肉，何反加于汗出恶风之合病乎？有汗无汗，下利不下利，俱得以葛根主之，是葛根与桂枝同为解肌和中之剂，与麻黄之专于发表不同。（《伤寒来苏集·伤寒论注·卷二·葛根汤证》）

【方·论】

桂枝汤、葛根汤治中风之轻剂，伤寒可通用之，非主治伤寒之剂也。（《伤寒来苏集·伤寒论注·卷二·麻黄汤证上》）

轻可以去实，麻黄、葛根是也。去沫者，止取其清阳腠理之义也。葛根能佐麻黄而发表，佐桂枝以解肌。不须啜粥者，开其腠理而汗自出，凉其肌肉而汗自止，是凉散以驱风，不必温中以逐邪矣。（《伤寒来苏集·伤寒论注·卷二·葛根汤证》）

治头项强痛，背亦强，牵引几几然，脉浮无汗恶寒，兼治风寒在表而自利者。此开表逐邪之轻剂也。其证身不疼，腰不痛，骨节不痛，是骨不受寒矣。头项强痛，下连于背，牵引不宁，是筋伤于风矣。不喘不烦躁，不干呕，是无内症；无汗而恶风，病只在表；若表病而兼下利，是表实里虚矣。比麻黄、青龙之剂较轻，然几几更甚于项强，而无汗不失为表实，脉浮不紧数，是中于鼓动之阳风，故以桂枝汤为主，而加麻、葛以攻其表实也。葛根味甘气凉，能起阴气而生津液，滋筋脉而舒其牵引，故以为君。麻黄、生姜，能开玄府腠理之闭塞，祛风而出汗，故以为臣。寒热俱轻，故少佐桂、芍，同甘、枣以和里。此于麻、桂二方之间，衡其轻重，而为调和表里之剂也。故用之以治表实，而外邪自解；不必治里虚，而下利自瘳。与大青龙治表里俱实者异矣。要知葛根秉性轻清，赋体厚重，轻可去实，重可镇动，厚可固里，一物而三美备。然唯表实里虚者宜之，胃家实者，非所宜也，故仲景于阳明经中不用葛根。东垣用药分经，不列于太阳，而列于阳明。易老云："未入阳明者不可服。"皆未知此义。喻氏谓"仲景不用于阳明，恐亡津液。"与本草生津之说左。又谓"能开肌肉"，又与仲景治汗出恶风桂枝汤中加葛根者左矣。盖桂枝、葛根俱是解肌和里之剂，故有汗无汗，下利不下利，皆可用，与麻黄专于治表者不同。麻黄、葛根俱有沫，沫者，浊气也，故仲景皆以水煮去其沫，而后入诸药，此取其清扬发腠理之义。桂枝汤啜稀粥者，因无麻黄之开，而有芍药之敛，恐邪有不尽，故假谷气以逐之，此汗生于谷也。

（《伤寒来苏集·伤寒附翼·卷上·太阳方总论》）

【仲景原文】

葛根汤

葛根四两　麻黄三两去节　桂枝二两去皮　生姜三两切　甘草二两炙　芍药二两　大枣十二枚擘。

上七味，以水一斗，先煮麻黄、葛根，减二升，去白沫，内诸药，煮取三升，去滓，温服一升，覆取微似汗，余如桂枝法将息及禁忌。诸汤皆仿此。

○太阳病，项背强几几、无汗、恶风，葛根汤主之。（《伤寒论·辨太阳病脉证并治中》）

○太阳与阳明合病者，必自下利，葛根汤主之。（《伤寒论·辨太阳病脉证并治中》）

○太阳病，项背强几几，无汗恶风者，属葛根汤证。（《伤寒论·辨可发汗病脉证并治》）

○太阳与阳明合病，必自下利，不呕者，属葛根汤。（《伤寒论·辨可发汗病脉证并治》）

○太阳病，无汗而小便反少，气上冲胸，口噤不得语，欲作刚痉，葛根汤主之。（《金匮要略·痉湿暍》）

葛根加半夏汤

【应·用】

太阳与阳明合病，不下利，但呕者，葛根加半夏汤主之。

太阳阳明合病，太阳少阳合病，阳明少阳合病，必自下利，则下利似乎合病当然之症。今不下利而呕，又似乎与少阳合病矣。于葛根汤加半夏，兼解少阳半里之邪，便不得为三阳合病。（《伤寒来苏集·伤寒论注·卷二·葛根汤证》）

【仲景原文】

葛根加半夏汤

葛根四两　麻黄三两去节　甘草二两炙　芍药二两　桂枝二两去皮　生姜二两切　半夏半升洗　大枣十二枚擘。

上八味，以水一斗，先煮葛根、麻黄，减二升，去白沫，内诸药，煮取三升，去滓，温服一升，覆取微似汗。

○太阳与阳明合病，不下利，但呕者，葛根加半夏汤主之。（《伤寒论·辨太阳病脉证并治中》）

○太阳与阳明合病，不下利，但呕者，宜葛根加半夏汤。（《伤寒论·辨可发汗病脉证并治》）

大青龙汤

【组·成】

麻黄六两　桂枝二两　甘草二两　杏仁四十枚　生姜三两　大枣十枚　石膏打碎。

以水九升，先煮麻黄，减二升，去上沫，纳诸药，煮取三升，温服一升，取微似有汗。（《伤寒来苏集·伤寒论注·卷二·大青龙汤证》）

麻黄　桂枝　石膏　杏仁　甘草　姜　枣。（《伤寒来苏集·伤寒附翼·卷

上·太阳方总论》)

【应·用】

太阳中风，脉浮紧、发热恶寒、身疼痛、不汗出而烦躁者，大青龙汤主之。（《伤寒来苏集·伤寒论注·卷二·大青龙汤证》）

风有阴阳，太阳中风，汗出脉缓者，是中于鼓动之阳风；此汗不出而脉紧者，中于凛冽之阴风矣。风令脉浮，浮紧而沉不紧，与伤寒阴阳俱紧之脉有别也。发热恶寒，与桂枝症同。身疼痛不汗出，与麻黄症同。唯烦躁是本症所独，故制此方以治风热相搏耳。热淫于内，则心神烦扰。风淫末疾，故手足躁乱，此即如狂之状也。风盛于表，非发汗不解。阳郁于内，非大寒不除。此本麻黄症之剧者，故于麻黄汤倍麻黄以发汗。加石膏以除烦。凡云太阳，便具恶寒头痛。若见重者，条中必更提之。凡称中风，则必恶风。桂枝症复提恶风者，见恶寒不甚。此恶寒甚，故不见其更恶风也。（《伤寒来苏集·伤寒论注·卷二·大青龙汤证》）

伤寒脉浮缓，发热恶寒，无汗烦躁，身不疼，但重，乍有轻时，无少阴症者，大青龙汤发之。

寒有重轻，伤之重者，脉阴阳俱紧而身疼；伤之轻者，脉浮缓而身重。亦有初时脉紧渐缓，初时身疼，继而不疼者，诊者勿执一以拘也。本论云："伤寒三日，阳明脉大，少阳脉小。"脉弦细者属少阳，脉浮缓者系太阴，可以见伤寒无定脉也。然脉浮紧者，必身疼；脉浮缓者，身不疼，中风伤寒皆然，又可谓之定脉定症矣。脉浮缓下，当有发热、恶寒、无汗、烦躁等证。盖脉浮缓身不疼，见表症亦轻；但身重乍有轻时，见表症将罢；以无汗烦躁，故合用大青龙。无少阴症，仲景正为不汗出而烦躁之症。因少阴亦有发热、恶寒、无汗、烦躁之症，与大青龙同，法当温补。若反与麻黄之散，石膏之寒，真阳立亡矣。必细审其所不用，然后不失其所当用也。

前条是中风之重症，此条是伤寒之轻症。仲景只为补无少阴句，与上文烦躁互相发明，意不重在伤寒。盖烦躁是阳邪，伤寒之轻者有之，重者必呕逆矣。（《伤寒来苏集·伤寒论注·卷二·大青龙汤证》）

【方·论】

盖麻黄汤、大青龙汤治中风之重剂。（《伤寒来苏集·伤寒论注·卷二·麻黄汤证上》）

大青龙脉亦以浮中见紧，故名中风。（《伤寒来苏集·伤寒论注·卷二·麻黄

汤证上》)

大青龙症之不明于世者，许叔微始作之俑也。其言曰："桂枝治中风，麻黄治伤寒，大青龙治中风见寒脉，伤寒见风脉，三者如鼎立。"此三大纲所由来乎？愚谓先以脉论，夫中风脉浮紧，伤寒脉浮缓，是仲景互文见意处。言中风脉多缓，然亦有脉紧者；伤寒脉紧，然亦有脉缓者。盖中风伤寒，各有浅深，或因人之强弱而异，或因地之高下、时之乘和而殊。症固不可拘，脉亦不可执。如阳明中风而脉浮紧，太阴伤寒而脉浮缓，不可谓脉紧必伤寒，脉缓必中风也。按《内经》脉滑曰风，则风脉原无定象；又盛而紧曰胀，则紧脉不专属伤寒；又缓而滑曰热中，则缓脉又不专指中风矣。且阳明中风，有脉浮紧者，又有脉浮大者。必欲以脉浮缓为中风，则二条将属何症耶？今人但以太阳之脉缓自汗，脉紧无汗，以分风寒，列营卫。并不知他经皆有中风，即阳明之中风，无人谈及矣。请以太阳言之，太阳篇言中风之脉证有二：一曰太阳中风，阳浮而阴弱，阳浮者热自发，阴弱者汗自出，啬啬恶寒、淅淅恶风、翕翕发热、鼻鸣干呕者，桂枝汤主之。一曰太阳中风脉浮紧，发热恶寒、身疼痛、不汗出而烦躁者，大青龙汤主之。以二症相较；阳浮见寒之轻，浮紧见寒之重；汗出见寒之轻，不汗出见寒之重；啬啬、淅淅见风寒之轻，翕翕见发热之轻；发热恶寒，觉寒热之俱重；鼻鸣见风之轻，身疼见风之重；自汗干呕，见烦之轻；不汗烦躁，见烦之重也。言伤寒脉症者二：一曰太阳病，或未发热，或已发热，必恶寒、体痛、呕逆、脉阴阳俱紧者，名曰伤寒。一曰伤寒脉浮，自汗出、小便数、心烦、微恶寒、脚挛急。以二症相较：微恶寒见必恶寒之重，体痛觉挛急之轻；自汗出、小便数、心烦，见伤寒之轻，或未发热，见发热之轻；必先呕逆，见伤寒之重；脉浮见寒之轻，阴阳俱紧见寒之重。中风伤寒，各有轻重如此。今人必以伤寒为重，中风为轻，但知分风寒之中、伤，而不辨风寒之轻、重，于是有伤寒见风、中风见寒之遁辞矣。合观之，则不得以脉缓自汗为中风定局，更不得以脉紧无汗为伤寒而非中风矣。由是推之，太阳中风，以火发汗者，无汗可知，其脉紧亦可知。太阳中风，下利呕逆，其人漐漐汗出，其脉缓亦可知也。要知仲景凭脉辨症，只审虚实。不论中风伤寒，脉之紧缓，但于指下有力者为实，脉弱无力者为虚；不汗出而烦躁者为实，汗出多而烦躁者为虚；症在太阳而烦躁者为实，症在少阴而烦躁者为虚。实者可服大青龙，虚者便不可服，此最易晓也。要知仲景立方，因症而设，不专因脉而设，大青龙汤为风寒在表而兼热中者设，不专为无汗而设。故中风有烦躁者可用，伤寒而烦躁者亦可用。盖风寒本是一气，故汤剂可以互投。论中有中风伤寒互称者，如青龙是也；中风伤寒并提者，如小柴胡是也。仲景细审脉症而施治，何尝拘拘于中风伤寒之名是别乎？若仲景既拘拘于中风伤寒之别，即不得更有中风见寒、伤寒见风之浑矣。

夫风为阳邪，寒为阴邪，虽皆因于时气之寒，而各不失其阴阳之性。故伤寒轻者全似中风，独脚挛急不是，盖腰以上为阳，而风伤于上也。故中风重者全似伤寒，而烦躁不是，盖寒邪呕而不烦，逆而不躁也。然阴阳互根，烦为阳邪，烦极致躁；躁为阴邪，躁极致烦。故中风轻者烦轻，重者烦躁；伤寒重者烦躁，轻者微烦。微烦则恶寒亦微，阳足以胜微寒，故脉浮不紧。

盖仲景制大青龙，全为太阳烦躁而设。又恐人误用青龙，不特为脉弱汗出者禁，而在少阴尤宜禁之。盖少阴亦有发热、恶寒、身疼、无汗而烦躁之症，此阴极似阳，寒极反见热化也。误用之、则厥逆筋惕肉瞤所必致矣。故必审其症之非少阴，则为太阳烦躁无疑。太阳烦躁为阳盛也，非大青龙不解，故不特脉浮紧之中风可用；即浮缓而不微弱之伤寒亦可用也。不但身疼重者可用；即不身疼与身重而乍有轻时者，亦可用也。盖胃脘之阳，内郁于胸中而烦，外扰于四肢而躁，若但用麻黄发汗于外，而不加石膏泄热于内，至热并阳明而斑黄狂乱，是乃不用大青龙之故耳。（《伤寒来苏集·伤寒论注·卷二·大青龙汤证》）

此即加味麻黄汤也。诸症全是麻黄，而有喘与烦躁之不同。喘者是寒郁其气，升降不得自如，故多杏仁之苦以降气；烦躁是热伤其气，无津不能作汗，故特加石膏之甘以生津。然其质沉，其性寒，恐其内热顿除，而外之表邪不解，变为寒中而协热下利，是引贼破家矣。故必倍麻黄以发汗，又倍甘草以和中，更用姜、枣以调营卫，一汗而表里双解，风热两除。此大青龙清内攘外之功，所以佐麻、桂二方之不及也。（《伤寒来苏集·伤寒论注·卷二·大青龙汤证》）

麻黄汤症，热全在表。桂枝症之自汗，大青龙之烦躁，皆兼里热，仲景于表剂中便用寒药以清里。盖风为阳邪，唯烦是中风面目。自汗乃烦之兆，躁乃烦之征。汗出则烦得泄，故不躁，宜微酸微寒之味以和之；汗不出，则烦不得泄，故躁，必甘寒大寒之品以清之。夫芍药、石膏，俱是里药，今人见仲景入表剂中，疑而畏之，故不敢用。当用不用，以至阳明实热斑黄狂乱也。夫青龙以发汗名，其方分大小，在麻黄之多寡，而不在石膏，观小青龙之不用可知。石膏不能驱在表之风寒，独清中宫之燔灼，观白虎汤之多用可知。世不审石膏为治烦，竟以发汗用。十剂云："轻可去实。"岂以至坚至重之质而能发散哉？汗多亡阳者，过在麻黄耳。用石膏以清胃火，是仲景于太阳经中，预保阳明之先着，加姜、枣以培中气，又虑夫转属太阴也。（《伤寒来苏集·伤寒论注·卷二·大青龙汤证》）

太阳中风，脉浮紧，头痛发热，恶寒、身疼，不汗出而烦躁，此麻黄证之剧者，故加味以治之也。诸证全是麻黄，有喘与烦躁之别。喘者是寒郁其气，升降不得自如，故多用杏仁之苦以降气；烦躁是热伤其气，无津不能作汗，故特加石膏之甘以生津。然其性沉而大寒，恐内热顿除而表寒不解，变为寒中而挟热下利，是引贼破家矣。故必倍麻黄以发表，又倍甘草以和中，更用姜、枣以调营卫。一汗而表里双解，风热两除。此大青龙清内攘外之功，所以佐麻、桂二方之不及也。夫青龙以发汗命名，其方分大小，在麻黄之多少，而不关石膏，观小青龙之不用可知。石膏不能驱在表之风寒，但能清中宫之燔灼，观白虎之多用可知。世不知石膏为烦躁用，妄为发汗用，十剂之轻可去实，岂至坚至重之质而能发汗哉？汗多亡阳者，过在麻黄耳。少阴亦有发热恶寒烦躁之症，与大青龙同，但脉不浮、头不痛为异。若脉浮弱、汗自出者，是桂枝证。二证妄与石膏，则胃气不至于四肢而手足厥冷；妄用麻黄，则卫阳不周于身而筋惕肉瞤，此仲景所深戒也。要知少阴见阳证而用麻黄，必固以附子。太、少异位，阴阳殊途，故寒温有别。桂枝证之烦，因于木旺，故用微苦微寒之剂以升降之；大青龙之兼躁，因于风动，故用至阴至重之品以镇坠之。有汗无汗，虚实不同，轻重有差也。必细审其所不用，然后不失其所当用耳。

按：许叔微云："桂枝治中风，麻黄治伤寒，大青龙治中风见寒脉、伤寒见风脉，三者如鼎立。"此方氏三大纲所由来。而大青龙之证治，自此不明于世矣。不知仲景治表，只在麻、桂二法。麻黄治表实，桂枝治表虚，方治在虚实上分，不在风寒上分也。盖风寒二证，俱有虚实，俱有浅深，俱有营卫。大法又在虚实上分浅深，并不在风寒上分营卫也。夫有汗为表虚，立桂枝汤治有汗之风寒，而更有加桂、去桂，加芍、去芍，及加附子、人参、厚朴、杏仁、茯苓、白术、大黄、龙骨、牡蛎等剂，皆是桂枝汤之变局。因表虚中更有内虚内实浅深之不同，故加减法亦种种不一耳。以无汗为表实，而立麻黄汤治无汗之风寒。然表实中亦有夹寒、夹暑、内寒、内热之不同，故以麻黄为主而加减者，若葛根汤、大小青龙、麻黄附子细辛甘草、麻黄杏仁甘草石膏、麻黄连翘赤豆等剂，皆麻黄汤之变局，因表实中亦各有内外寒热浅深之殊也。葛根汤因肌肉津液不足，而加芍药、葛根。大青龙因内热烦躁而加石膏。小青龙以干呕而咳，而加半夏、细辛、干姜。麻黄附子细辛、甘草二方，以脉沉而加附子。若连翘赤豆梓皮，湿热发黄而加。诸剂皆因表实，从麻黄汤加减，何得独推大青龙为鼎立耶？何但知有风寒，而不知有风热，但知有中风见寒、伤寒见风之症，而不知小青龙之治风寒、大青龙之治风热、麻杏甘膏之治温热、麻翘豆汤之治湿热，表实中更有如是之别耶？且前辈之凿分风寒者，拘于脉耳。不知仲景之论脉甚活而不拘，如大青龙之条，有中风而脉浮紧、伤寒而脉浮缓，是互文见意处。言中风脉缓，然亦有脉浮紧者；伤寒脉紧，然亦有脉浮缓者。盖中风伤寒，各有浅深，或因人之强弱而异，地之高下而异，时之乖和而异。证既不可拘，脉即不可执。如阳明中风而脉浮紧，太阴伤寒而脉浮缓，不可谓脉紧必伤寒，脉缓必中风矣。按《内经》脉滑曰风，则风脉原无定象；又盛而紧曰胀，则紧脉不专属伤寒；又缓而滑为热中，则缓脉亦不专指中风矣。且阳明中风，有脉浮而紧者，又有脉弦浮大者。必欲以太阳之脉缓自汗、脉紧无汗，定分风寒，割裂营卫，他经皆有中风，皆不言及何耶？要知脉紧固为有力，脉浮缓亦不是浮弱，即《内经》缓而滑为热中之脉也。盖仲景凭脉辨证，只审虚实。故不论中风伤寒脉之缓紧，但于指下有力者为实，脉弱无力者为虚；不汗出而烦躁者为实，汗出多而烦躁者为虚，证在太阳而烦躁者为实，证在少阴而烦躁者为虚。实者可服大青龙，虚者便不可服，此最易知也。凡先烦不躁而脉浮者，必有汗而自解；烦躁而脉浮紧者，必无汗而不解。大青龙汤为风寒在表而兼热中者设，不是为有表无里而设。故中风无汗烦躁者可用，伤寒而无汗烦躁者亦可用。盖风寒本是一气，故汤剂可以互投。论中有中风伤寒互称者，如大青龙是也；有中风伤寒兼提者，如小柴胡是也。仲景但细辨脉症而施治，何尝拘拘于中风伤寒之别其名乎？如既立麻黄汤治寒，桂枝汤治风，而中风见寒、伤寒见风者，曷不用桂枝麻黄合半汤，而更用大青龙为主治耶？且既有中风恶风不恶寒，伤寒恶寒不恶风之说，曷不用大青龙之恶寒主伤寒，麻黄证之恶风主中风，桂枝证之恶风复恶寒，主中风见寒、伤寒见风耶？方氏因三纲之分。而有风寒多少之陋见。喻氏又因大青龙之名，而为龙背、龙腹、龙尾之奇说。又谓纵横者，龙之所以飞期门及大青龙之位。青龙之说愈工，而青龙之法愈湮，此所谓好龙而不识真龙者也。大青龙之点睛，在无汗烦躁、无少阴证二句。合观之，知本方本为太阳烦躁而设。仲景恐人误用青龙，不特为脉弱汗出者禁，而吃紧尤在少阴。盖少阴亦有发热、恶寒、身疼、无汗而烦躁之症，此阴极似阳，寒极反见热化也。误用则厥逆筋惕肉瞤所必至，全在此处着眼。故必审其非少阴证，而为太阳烦躁无疑。太阳烦躁为阳盛，非大青龙不解，故不特脉浮紧之中风可用，即浮缓而不微弱之伤寒，亦可用也。不特身疼身重者可用，即身不疼与身重而乍有轻时者，亦可用也。盖胃脘之阳，内郁胸中而烦，外扰四肢而躁，第用麻黄发汗于外，不加石膏泄热于内，烦躁不解，阳盛而死矣。诸家不审烦躁之理，以致少阴句无所着落，妄谓大青龙为风寒两伤营卫而设，不知其为两解表里而设。请问石膏之设，为治风欤？治寒欤？营分药欤？卫分药欤？只为热伤中气，用之治内热耳。（《伤寒来苏集·伤寒附翼·卷上·太阳方总论》）

柯琴用经方

【注意事项与禁忌】

若脉微弱、汗出恶风者，不可服，服之则厥逆、筋惕肉瞤，此为逆也。

大青龙名重剂，不特少阴伤寒不可用，即太阳中风亦不可轻用也。此条与桂枝方禁对照：脉浮紧，汗不出，是麻黄症，不可与桂枝汤，以中有芍药能止汗也；脉微弱，自汗出，是桂枝症，不可与大青龙，以中有麻黄、石膏故也。夫脉微而恶风寒者，此阴阳俱虚，不可用麻黄发汗；脉微弱而自汗出，是无阳也，不可用石膏清里。盖石膏泻胃脘之阳，服之则胃气不至于四肢，必手足厥逆；麻黄散卫外之阳，服之则血气不周于身，必筋惕肉瞤。此仲景所深戒也。且脉紧身疼宜以汗解者，只尺中迟，即不可发汗，况微弱乎。（《伤寒来苏集·伤寒论注·卷二·大青龙汤证》）

【仲景原文】

大青龙汤

麻黄六两去节　桂枝二两去皮　甘草二两炙　杏仁四十枚去皮尖　生姜三两切大枣十枚擘　石膏如鸡子大碎。

上七味，以水九升，先煮麻黄，减二升，去上沫，内诸药，煮取三升，去滓，温服一升，取微似汗。汗出多者，温粉扑之，一服汗者，停后服；若复服，汗多亡阳。遂（一作逆）虚，恶风、烦躁、不得眠也。

○太阳中风，脉浮紧，发热恶寒，身疼痛，不汗出而烦躁者，大青龙汤主之；若脉微弱，汗出恶风者，不可服之，服之则厥逆，筋惕肉瞤，此为逆也。（《伤寒论·辨太阳病脉证并治中》）

○伤寒，脉浮缓，身不疼，但重，乍有轻时，无少阴证者，大青龙汤发之。（《伤寒论·辨太阳病脉证并治中》）

○太阳中风，脉浮紧，发热恶寒，身疼痛，不汗出而烦躁者，大青龙汤主之。若脉微弱，汗出恶风者，不可服之，服之则厥逆，筋惕肉瞤，此为逆也。（《伤寒论·辨可发汗病脉证并治》）

○伤寒脉浮缓，身不疼，但重，乍有轻时，无少阴证者，可与大青龙汤发之。（《伤寒论·辨可发汗病脉证并治》）

○病溢饮者，当发其汗，大青龙汤主之，小青龙汤亦主之。（《金匮要略·痰饮咳嗽》）

❀ 小青龙汤 ❀

【组·成】

桂枝 芍药 甘草 麻黄 细辛 干姜各三两 半夏 五味子各半斤。

以水一斗，先煮麻黄，减二升，去上沫，纳诸药，煮取三升，温服一升。若渴，去半夏，加栝蒌根三两。若微利，去麻黄，加芫花，如鸡子大，熬令赤色。若噎者，去麻黄，加附子一枚，炮。若小便不利，少腹满者，去麻黄，加茯苓四两。若喘者，去麻黄，加杏仁半升，去皮尖。(《伤寒来苏集·伤寒论注·卷二·大青龙汤证》)

麻黄 桂枝 白芍 甘草 干姜 细辛 半夏 五味。(《伤寒来苏集·伤寒附翼·卷上·太阳方总论》)

【应·用】

伤寒表不解，心下有水气，干呕发热而咳、或渴、或利、或噎、或小便不利少腹满、或喘者，小青龙汤主之。

发热，是表未解；干呕而咳，是水气为患。水气者，太阳寒水之气也。太阳之化，在天为寒，在地为水。其伤人也，浅者皮肉筋骨，重者害及五藏。心下有水气，是伤藏也。水气未入于胃，故干呕。咳者，水气射肺也，皮毛者，肺之合，表寒不解，寒水已留其合矣。心下之水气，又上至于肺则肺寒，内外合邪，故咳也。水性动，其变多。水气下而不上，则或渴或利；上而不下，则或噎或喘；留而不行，则小便不利，而小腹因满。制小青龙以两解表里之邪，复立加减法，以治或然之症，此为太阳枢机之剂。水气蓄于心下，尚未固结，故有或然之症。若误下，则硬满而成结胸矣。(《伤寒来苏集·伤寒论注·卷二·大青龙汤证》)

伤寒，心下有水气，咳而微喘，发热不渴，小青龙汤主之。服汤已渴者，此寒去欲解也。

水气在心下，则咳为必然之症，喘为或然之症。亦如柴胡汤症，但见一症即是，不必悉具。咳与喘，皆水气射肺所致。水气上升，是以不渴，服汤已而反渴，水气内散，寒邪亦外散也。此条正欲明服汤后渴者是解候。恐人服止渴药，反滋水气，故先提不渴二字作眼，后提出渴者以明之。服汤即小青龙汤。若寒既欲解，而更服之，不唯不能止渴，且重亡津液，转属阳明而成胃实矣。能化胸中之热气而为汗，故名大青龙；能化心下之水气而为汗，故名小青龙。盖大青龙表症多，只烦躁是里症；小青龙里症多，只发热是表症，故有大小发汗之殊耳。发汗、利水，是治太阳两大法门。发汗分形层之次第，利水定三焦之浅深。故发汗有五法：麻黄汤汗在皮肤，乃外感之寒气；桂枝汤汗在经络，乃血脉之精气；葛根汤汗在肌肤，乃津液之清气；大青龙汗在胸中，乃内扰之阳气；小青龙汗在心下，乃内蓄之水气。其治水有三法：干呕而咳，是水在上焦，在上者发之，小青龙是也；心下痞满，是水在中焦，中满者泻之，十枣汤是也；小便不利，是水在下焦，在下者引而竭之，五苓散是也。其他坏症变症虽多，而大法不外是矣。（《伤寒来苏集·伤寒论注·卷二·大青龙汤证》）

【鉴·别】

小青龙设或然五症，加减法内即备五方。（《伤寒来苏集·伤寒论注·卷二·大青龙汤证》）

【方·论】

表虽未解，寒水之气已去营卫，故于桂枝汤去姜、枣，加细辛、干姜、半夏、五味。辛以散水气而除呕，酸以收逆气而止咳，治里之剂多于发热表焉。小青龙与小柴胡，俱为枢机之剂，故皆设或然症，因各立加减法。盖表症既去其半，则病机偏于向里，故二方之症多属里。仲景多用里药，少用表药，未离于表，故为解表之小方。然小青龙主太阳之半表里，尚用麻黄、桂枝，还重视其表；小柴胡主少阳之半表里，只用柴胡、生姜，但微解其表而已。此缘太少之阳气不同，故用表药之轻重亦异。（《伤寒来苏集·伤寒论注·卷二·大青龙汤证》）

伤寒表不解，心下有水气，干呕发热而渴，或利、或噎、或小便不利少腹满、或喘者，用此发汗利水。夫阳之汗，以天地之雨名之。水气入心则为汗，一汗而外邪顿解矣。此因心气不足，汗出不彻，故寒热不解而心下有水气。其咳是水气射肺之征，干呕知水气未入于胃也。心下乃胞络相火所居之地，水火相射，其病不可拟摹。如水气下而不上，则或渴或利；上而不下，则或噎、或喘；留于肠胃，则小便不利而少腹满耳。唯发热干呕而渴，是本方之当证。此于桂枝汤去大枣之泥，加麻黄以开玄府，细辛逐水气，半夏除呕，五味、干姜以除咳也。以干姜易生姜者，生姜之味气不如干姜之猛烈，其大温足以逐心下之水，苦辛可以解五味之酸，且发表既有麻黄、细辛之直锐，更不藉生姜之横散矣。若渴者，是心液不足，故去半夏之燥热，加栝蒌根之生津。若微利与噎，小便不利与喘者，病机偏于向里，故去麻黄之发表，加附子以除噎，芫花、茯苓以利水，杏仁以定喘耳。两青龙俱两解表里法，大青龙治里热，小青龙治里寒，故发表之药同，而治里之药殊也。此与五苓，同为治表不解而心下有水气。在五苓治水蓄而不行，故大利其水而微发其汗，是为水郁折之也。本方治水之动而不居，故备举辛温以散水，并用酸苦以安肺，培其化源也。兼治肤胀最捷。葛根与大、小青龙皆合麻、桂二方加减。葛根减麻黄、杏仁者，以不喘故。加葛根者，和太阳之津，升阳明之液也。大青龙减桂枝、芍药者，以汗不出故。加石膏者，烦躁故也。若小青龙减麻黄之杏仁，桂枝之生姜、大枣，既加细辛、干姜、半夏、五味，而又立加减法。神而明之，不可胜用矣。此方又主水寒在胃，久咳肺虚。（《伤寒来苏集·伤寒附翼·卷上·太阳方总论》）

【仲景原文】

小青龙汤

麻黄去节　芍药　细辛　干姜　甘草炙　桂枝各三两去皮　五味子半升　半夏半升洗。

上八味，以水一斗，先煮麻黄，减二升，去上沫，内诸药。煮取三升，去滓，温服一升。若渴，去半夏，加栝蒌根三两；若微利，去麻黄，加芫花，如一鸡子，熬令赤色；若噎者，去麻黄，加附子一枚，炮；若小便不利，少腹满者，去麻黄，加茯苓四两；若喘，去麻黄，加杏仁半升，去皮尖。【且芫花不治利，麻黄主喘，今此语反之，疑非仲景意。臣亿等谨按小青龙汤，大要治水，又按本草芫花下十二水，若水去，利则止也，又按千金，形肿者应内麻黄，乃内杏仁者，以麻黄发其阳故也，以此证之，岂非仲景意也。】

○伤寒表不解，心下有水气，干呕发热而咳，或渴或利，或噎，或小便不利，少腹满，或喘者，小青龙汤主之。（《伤寒论·辨太阳病脉证并治中》）

○伤寒，心下有水气，咳而微喘，发热不渴。服汤已，渴者，此寒去欲解也，小青龙汤主之。（《伤寒论·辨太阳病脉证并治中》）

○伤寒表不解，心下有水气，干呕，发热而咳，或渴，或利，或噎，或小便不利，少腹满，或喘者，宜小青龙汤。（《伤寒论·辨可发汗病脉证

并治》)

○伤寒心下有水气，咳而微喘，发热不渴。服汤已，渴者，此寒去欲解也，属小青龙汤证。(《伤寒论·辨可发汗病脉证并治》)

○肺痈胸满胀，一身面目浮肿，鼻塞清涕出，不闻香臭酸辛，咳逆上气，喘鸣迫塞，葶苈大枣泻肺汤主之。(方见上，三日一剂，可至三四剂，此先服小青龙汤一剂乃进。小青龙汤方见咳嗽门中。)(《金匮要略·肺痿肺痈咳嗽上气》)

○病溢饮者，当发其汗，大青龙汤主之，小青龙汤亦主之。(《金匮要略·痰饮咳嗽》)

○咳逆倚息不得卧，小青龙汤主之。(《金匮要略·痰饮咳嗽》)

○妇人吐涎沫，医反下之，心下即痞。当先治其吐涎沫，小青龙汤主之；涎沫止，乃治痞，泻心汤主之。(《金匮要略·妇人杂病》)

麻黄杏仁甘草石膏汤

【组·成】

麻黄四两　杏仁五十粒　甘草二两炙　石膏半斤。

水七升，先煮麻黄减二升，去上沫，纳诸药，煮取二升，温服一升。(《伤寒来苏集·伤寒论注·卷二·麻黄汤证下》)

【方·论】

此温病发汗逐邪之主剂也。凡冬不藏精之人，热邪内伏于藏府，至春风解冻，伏邪自内而出，法当乘其势而汗之，势随汗散矣。然发汗之剂，多用桂枝。此虽头项强痛，反不恶寒而渴，是有热而无寒。桂枝下咽，阳盛则毙，故于麻黄汤去桂枝之辛热，易石膏之甘寒，以解表里俱热之症。岐伯所云"未满三日可汗而已"者，此法是也。此病得于寒时而发于风令，故又名风温。其脉阴阳俱浮，其症自汗身重。盖阳浮则强于卫外而闭气，故身重，当用麻黄开表以逐邪；阴浮不能藏精而汗出，当用石膏镇阴而清火；表里俱热，则中气不运，升降不得自如，故多眠息鼾，语言难出，当用杏仁、甘草以调气。此方备升降轻重之性，足以当之。若攻下火熏等法，此粗工促病之术也。凡风寒在表，头痛、发热、恶寒、无汗者，必用麻黄发汗。汗后复烦，更用桂枝发汗。若温病发汗已而身灼热，是内热猖獗，虽汗出而喘，不可更用桂枝汤。盖温暑之邪，当与汗俱出，而勿得止其汗。即灼然之大热，仍当用此方开表以清里，降火而平喘。盖治内蕴之火邪，与外感之余热不同法也。若被下而小便不利，直视失溲者，真阴虚极而不治。若汗出而喘，是热势仍从外越。虽未下前之大热，因下而稍轻，仍当凉散。亦不得仿风寒未解之例，下后气上冲者，更行桂枝汤也。是方也，温病初起可用，以解表而清里。汗后可复用，下后可复用，与风寒不解而用桂枝汤同法。仲景因治风寒汗下不解之证，必须桂枝，故特出此凉解之义，以比类桂枝加厚朴、杏仁汤证，正与风寒温病分泾渭处。合观温病提纲，而大旨显然矣。此大青龙之变局，白虎汤之先着也。石青为清火重剂，青龙、白虎皆赖以建功，然用之谨甚。故青龙以恶寒脉紧，兼用姜、桂以扶卫外之阳；白虎以汗后烦渴，兼用参、米以保胃脘之阳也。此但热无寒，佐姜、桂则脉流薄疾，斑黄狂乱作矣；此但热不虚，加参、米则食入于阴，气长于阳，谵语腹胀矣。凡外感之汗下后，汗出而喘为实，重在存阴者，不必虑其亡阳也。然此为解表之剂，若无喘、鼾、语言难出等证，则又白虎汤之证治矣。此方治温病表里之实，白虎加参、米治温病表里之虚，相须相济者也。若葛根黄连黄芩汤，则治利而不治喘，要知温病下后，无利不止证。葛根、黄连之燥，非治温药。且麻黄专于外达，与葛根之和中发表不同；石膏甘润，与黄连之苦燥悬殊。同是凉解表里，同是汗出而喘，而用药有毫厘千里之辨矣。（《伤寒来苏集·伤寒附翼·卷上·太阳方总论》）

【仲景原文】

麻黄杏仁甘草石膏汤

麻黄四两去节　杏仁五十个去皮尖　甘草二两炙　石膏半斤碎，绵裹。

上四味，以水七升，煮麻黄，减二升，去上沫，内诸药，煮取二升，去滓，温服一升。【本云黄耳杯。】

○发汗后，不可更行桂枝汤，汗出而喘，无大热者，可与麻黄杏仁甘草石膏汤。（《伤寒论·辨太阳病脉证并治中》）

○下后，不可更行桂枝汤，若汗出而喘，无大热者，可与麻黄杏仁甘草石膏汤。（《伤寒论·辨太阳病脉证并治下》）

○发汗后不可更行桂枝汤，汗出而喘，无大热者，可与麻黄杏子甘草石膏汤。(《伤寒论·辨发汗后病脉证并治》)

○下后不可更行桂枝汤，汗出而喘，无大热者，属麻黄杏子甘草石膏汤。(《伤寒论·辨发汗吐下后病脉证并治》)

❀ 麻黄连翘赤小豆汤 ❀

【组·成】

麻黄　连翘　甘草　生姜各二两　赤小豆一升　生梓白皮一斤　杏仁四十粒　大枣十二枚。

以潦水一升，先煮麻黄，再沸，去上沫，纳诸药，煮取三升，分温三服，半日服尽。(《伤寒来苏集·伤寒论注·卷二·麻黄汤证下》)

麻黄　连翘　赤小豆　梓白皮　杏仁　甘草　生姜　大枣。(《伤寒来苏集·伤寒附翼·卷上·太阳方总论》)

【应·用】

伤寒瘀热在里，身必发黄，麻黄连翘赤小豆汤主之。

热反入里，不得外越，谓之瘀热。非发汗以逐其邪，湿气不散。然仍用麻黄、桂枝，是抱薪救火矣。于麻黄汤去桂枝之辛甘，加连翘、梓皮之苦寒，以解表清火而利水，一剂而三善备，且以见太阳发热之治，与阳明迥别也。(《伤寒来苏集·伤寒论注·卷二·麻黄汤证下》)

【方·论】

此汤以赤小豆、梓白皮为君，而反冠以麻黄者，以兹汤为麻黄汤之变剂也。瘀热在中，则心肺受邪，营卫不利。小豆赤色，心家之谷，入血分而通经络，致津液而利膀胱；梓皮色白，专走肺经，入气分而理皮肤，清胸中而散瘀热，故以为君；更佐连翘、杏仁、大枣之苦甘，泻心火而和营；麻黄、生姜、甘草之辛甘，泻肺火而调卫；潦水味薄，能降火而除湿，故以为使。半日服尽者，急方通剂，不可缓也。此发汗利水，又与五苓双解法径庭矣。

上论麻黄汤变症。（《伤寒来苏集·伤寒论注·卷二·麻黄汤证下》）

治太阳伤寒妄下热入，但头汗出，小便不利，身体发黄。此以赤小豆、梓皮为君，而冠以麻黄者，见此为麻黄汤之坏症，此汤为麻黄汤之变剂也。伤寒不用麻黄发汗，而反下之，热不得越，因瘀于里，热邪上炎，故头有汗；无汗之处，湿热熏蒸，身必发黄，水气上溢皮肤，故小便不利。此心肺为瘀热所伤，营卫不和故耳。夫皮肤之湿热不散，仍当发汗，而在里之瘀热不清，非桂枝所宜。必择味之酸苦，气之寒凉，而能调和营卫者，以凉中发表，此方所由制也。小豆赤色，心家谷也，酸以收心气，甘以泻心火，专走血分，通经络，行津液，而利膀胱。梓白皮色白，肺家药也，寒能清肺热，苦以泻肺气，专走气分，清皮肤，理胸中，而散烦热，故以为君。佐连翘、杏仁以泻心，麻黄、生姜以开表，甘草、大枣以和胃。潦水味薄，流而不止，故能降火而除湿，取而煮之。半日服尽者，急方通剂，不必缓也。夫麻黄一方，与桂枝合半，则小发汗；加石膏、姜、枣，即于发表中清火而除烦躁；去桂枝之辛热，加石膏之辛寒，则于发表中清火而定喘；君以文蛤，即于发表中祛内外之湿热；加连翘等之苦寒，即于发表中清火而治黄。仲景于太阳中随证加减，曲尽麻黄之长技，不拘于冬月之严寒而用矣。若加附子、细辛之大辛热，加附子、甘草之辛甘，亦因少阴表里之微甚，并非为严寒之时拘也。（《伤寒来苏集·伤寒附翼·卷上·太阳方总论》）

【仲景原文】

麻黄连轺赤小豆汤

麻黄二两去节　连轺二两　杏仁四十个去皮尖　赤小豆一升　大枣十二枚擘　生梓白皮一升切　生姜二两切　甘草二两炙。

上八味，以潦水一斗，先煮麻黄，再沸，去上沫，内诸药，煮取三升，分温三服。半日服尽。

○伤寒瘀热在里，身必黄，麻黄连轺赤小豆汤主之。（《伤寒论·辨阳明病脉证并治》）

❀ 麻黄附子汤 ❀

【组·成】

麻黄三两　甘草二两　附子一枚炮。

【应·用】

少阴病，始得之，无汗恶寒，反发热，脉沉者，麻黄附子细辛汤主之。

太阳主表，病发于阳，故当发热；少阴主里，病发于阴，只当内热。今始得寒邪，即便发热，似乎太阳，而属之少阴者何？《内经》曰："逆冬气则少阴不藏，肾气独沉。"故反热而脉则沉也。肾为坎象，二阴不藏，则一阳无蔽，阴邪始得而内侵，孤阳因得以外散耳。病在表脉浮者，可发汗可知；病在表脉沉者，亦不可不汗矣。然沉为在里，而反发其汗，津液越出，亡阳则阴独矣。故用麻黄开腠理，细辛散浮热，而无附子固元阳，则热去寒起，亡可立待也。其人不知养藏之道，逆冬气而伤肾，故有此证。能不扰乎阳，无泄皮肤，去寒就温，讵有此患哉？本条当有无汗恶寒证。（《伤寒来苏集·伤寒论注·卷四·麻黄附子汤证》）

坎阳有余，能出形躯之表而发热，麻黄附子汤是矣。坎阳不虚，尚能发热于躯内之上焦，如口燥、舌干、咽痛、心烦、胸满、心痛等证是矣。坎阳不足，不能发热于腰以上之阳，仅发热于腰以下之阴，如小便不利、下利便脓血者是矣。此为伏阳屈伏之火，与升阳之火不同。

少阴病，便脓血者，可刺。

便脓血，亦是热入血室所致，刺期门以泻之。病在少阴而刺厥阴，实则泻其子也。（《伤寒来苏集·伤寒论注·卷四·桃花汤证》）

【仲景原文】

麻黄附子汤

麻黄三两　甘草二两　附子一枚炮。

上三味，以水七升，先煮麻黄，去上沫，内诸药，煮取二升半，温服八分，日三服。

○水之为病，其脉沉小，属少阴；浮者为风；无水，虚胀者，为气。水，发其汗即已。脉沉者，宜麻黄附子汤；浮者，宜杏子汤。(《金匮要略·水气病》)

❀ 文蛤汤 ❀

【组·成】

文蛤　麻黄　石膏　杏仁　甘草　姜　枣。(《伤寒来苏集·伤寒附翼·卷上·太阳方总论》)

【方·论】

病发于阳，应以汗解。庸工用水攻之法，热被水劫而不得散，外则肉上粟起，因湿气凝结于玄府也；内则烦热，意欲饮水，是阳邪内郁也；当渴而反不渴者，皮毛之水气入肺也。夫皮肉之水气，非五苓散之可任，而小青龙之温散，又非内烦者之所宜，故制文蛤汤。文蛤生于海中而不畏水，其能制水可知。咸能补心，寒能胜热，其壳能利皮肤之水，其肉能止胸中之烦，故以为君。然阳为阴郁，非汗不解，而湿在皮肤，又不当动其经络，热淫于内，亦不可发以大温，故于麻黄汤去桂枝而加石膏、姜、枣，此亦大青龙之变局也。其不瘥者，更与五苓散以除未尽之邪。若汗出已而腹中痛者，更与芍药汤以和肝脾之气。按：本论以文蛤一味为散，以沸汤和方寸匕，服满五合。此等轻剂，恐难散湿热之重邪。《金匮要略》云："渴欲饮水不止者，文蛤汤主之"，审症用方，则此汤而彼散，故移彼方而补入于此。(《伤寒来苏集·伤寒附翼·卷上·太阳方总论》)

【仲景原文】

○吐后，渴欲得水而贪饮者，文蛤汤主之，兼主微风，脉紧，头痛。(《金匮要略·呕吐哕下利》)

柯琴用经方

桂枝麻黄各半汤

【组•成】

桂枝一两十六铢去皮　芍药　生姜切　甘草炙　麻黄各一两去节　大枣四枚擘
杏仁二十四枚汤浸去皮尖及两仁者。

【应•用】

太阳病，得之八九日，如疟状，发热恶寒，热多寒少，其人不呕，圊便欲自可，一日二三度发。脉微缓者，为欲愈也；脉微而恶寒者，此阴阳俱虚，不可更发汗、更吐、更下也；面色反有热色者，未欲解也，以其不得小汗出，身必痒，宜桂枝麻黄各半汤。

八九日是当解未解之时。寒热如疟，是虚实互发之症。太阳以阳为主，热多寒少，是主胜客负，有将解之兆矣。若其人不呕，是胃无邪；圊便是胃不实；脉微缓，是有胃气，应不转属阳明。一日二三度发，是邪无可容之地，正胜邪却，可弗药也。若其人热虽多而脉甚微，无和缓之意，是阴弱而发热；寒虽少而恶之更甚，是阳虚而恶寒。阴阳俱虚，当调其阴阳，勿妄治，以虚其虚也。若其人热多寒少，而面色缘缘正赤者，是阳气怫郁在表不得越，当汗不汗，其身必痒。八九日来，正气已虚，表邪未解，不可发汗，又不可不汗，故立此法。

诸本俱是各半，今依宋本。(《伤寒来苏集·伤寒论注·卷一·桂枝汤证上》)

太阳病，得之八九日，如疟状，发热恶寒，热多寒少，其人不呕，圊便欲自可，一日二三度发。脉微缓者，为欲愈也；脉微而恶寒者，此阴阳俱虚，不可更发汗、更吐、更下也；面色反有热色者，未欲解也，以其不得小汗出，身必痒，宜桂枝麻黄各半汤。

太阳病七日以上自愈者，以行其经尽故也。七八日不解。恶寒发热如疟，是将转系少阳矣。太阳以阳为主，热多寒少，是主胜而客负，此为将解之症。若其人不呕，是胃无寒邪；圊便是胃无热邪；脉微缓是脉有胃气；一日二三度发，是邪无可容之地，斯正胜而邪却，可勿药也。若其人热多寒少，脉甚微而无和缓之意，是弱多胃少曰脾病，此至阴虚矣。但恶寒而不恶热，是二阳虚矣。阴阳俱虚，当调其阴阳，阴阳和而病自愈，不可更用汗、吐、下法也。若其人热多寒少，而面色缘缘正赤者，是阳气怫郁在表而不得越，当汗不汗，其身必痒，汗出不彻，未欲解也。可小发汗，故将桂枝麻黄汤各取三分之一，合为半服而与之。所以然者，以八九日来，正气已虚，邪犹未解，不可更汗，又不可不汗，故立此和解法耳。旧本俱作各半，今从宋本校正。(《伤寒来苏集·伤寒论注·卷二·麻黄汤证下》)

【仲景原文】

桂枝麻黄各半汤

桂枝一两十六铢去皮　芍药　生姜切　甘草炙　麻黄各一两去节　大枣四枚擘　杏仁二十四枚汤浸，去皮尖及两仁者。

上七味，以水五升，先煮麻黄一二沸，去上沫，内诸药，煮取一升八合，去滓，温服六合。【本云桂枝汤三合，麻黄汤三合，并为六合，顿服，将息如上法。】臣亿等谨按：桂枝汤方，桂枝、芍药、生姜各三两，甘草二两，大枣十二枚。麻黄汤方，麻黄三两，桂枝二两，甘草一两，杏仁七十个。今以算法约之，二汤各取三分之一，即得桂枝一两十六铢，芍药、生姜、甘草各一两，大枣四枚，杏仁二十三个，零三分枚之一，收之得二十四个，合方。详此方乃三分之一，非各半也，宜云合半汤。

〇太阳病，得之八九日，如疟状，发热恶寒，热多寒少，其人不呕，清便欲自可，一日二三度发。脉微缓者，为欲愈也，脉微而恶寒者，此阴阳俱虚，不可更发汗、更下、更吐也，面色反有热色者，未欲解也，以其不能得小汗出，身必痒，宜桂枝麻黄各半汤。(《伤寒论·辨太阳病脉证并治上》)

〇太阳病，得之八九日，如疟状，发热恶寒，热多寒少，其人不呕，清便欲自可，一日二三度发。脉微缓者，为欲愈也；脉微而恶寒者，此阴阳俱虚，不可更发汗，更下更吐也；面色反有热色者，未欲解也，以其不能得小汗出，身必痒，属桂枝麻黄各半汤。(《伤寒论·辨发汗吐下后病脉证并治》)

❀ 桂枝二麻黄一汤 ❀

【组·成】

本桂枝汤二分　麻黄汤一分。

合为二升，分再服。后人合一方，失仲景异道同归之活法。(《伤寒来苏集·伤寒论注·卷一·桂枝汤证下》)

桂枝汤二分　麻黄汤一分。(《伤寒来苏集·伤寒附翼·卷上·太阳方总论》)

【应·用】

服桂枝汤，大汗出，脉洪大者，与桂枝汤，如前法。若形如疟，日再发者，汗出必解，宜桂枝二麻黄一汤。(《伤寒来苏集·伤寒论注·卷一·桂枝汤证下》)

【方·论】

服桂枝汤后，而恶寒发热如疟者，是本当用麻黄发汗，而用桂枝则汗出不彻故也。凡太阳发汗太过，则转属阳明，不及则转属少阳。此虽寒热往来，而头项强痛未罢，是太阳之表尚在，故仍在太阳。夫疟因暑邪久留，而内着于募原，故发作有时，日不再作。此因风邪泊于营卫，动静无常，故一日再发，或三度发耳邪。邪气稽留于皮毛肌肉之间，固非桂枝汤之可解，已经汗过，又不宜麻黄汤之峻攻。故取桂枝汤三分之二，麻黄汤三分之一，合而服之，再解其肌，微开其表，审发汗于不发之中，此又用桂枝后更用麻黄法也。后人合为一方者，是大背仲景比较二方之轻重，偶中出奇之妙理矣。(《伤寒来苏集·伤寒附翼·卷上·太阳方总论》)

【仲景原文】

桂枝二麻黄一汤

桂枝一两十七铢去皮　芍药一两六铢　麻黄十六铢去节　生姜一两六铢切　杏仁十六个去皮尖　甘草一两二铢炙　大枣五枚擘。

上七味，以水五升，先煮麻黄一二沸，去上沫，内诸药，煮取二升，去滓，温服一升，日再服。【本云：桂枝汤二分，麻黄汤一分，合为二升，分再服，今合为一方，将息如前法。】臣亿等谨按：桂枝汤方，桂枝、芍药、生姜各三两，甘草二两，大枣十二枚。麻黄汤方，麻黄三两，桂枝二两，甘草一两，杏仁七十个。今以算法约之，桂枝汤取十二分之五，即得桂枝、芍药、生姜各一两六铢，甘草二十铢，大枣五枚。麻黄汤取九分之二，即得麻黄十六铢，桂枝十铢三分铢之二，收之得十一铢，甘草五铢三分铢之一，收之得六铢，杏仁十五个九分枚之四，收之得十六个。二汤所取相合，即共得桂枝一两十七铢，麻黄十六铢，生姜、芍药各一两六铢，甘草一两二铢，大枣五枚，杏仁十六个，合方。

〇服桂枝汤，大汗出，脉洪大者，与桂枝汤，如前法，若形似疟，一日再发者，汗出必解，宜桂枝二麻黄一汤。（《伤寒论·辨太阳病脉证并治上》）

〇服桂枝汤，大汗出，脉洪大者，与桂枝汤如前法。若形似疟，一日再发者，汗出必解，属桂枝二麻黄一汤。（《伤寒论·辨发汗后病脉证并治》）

❀ 桂枝二越婢一汤 ❀

【应·用】

太阳病，发热恶寒，热多寒少，脉微弱者，此无阳也，不可发汗。宜桂枝二越婢一汤。

本论无越婢症，亦无越婢方，不知何所取义，窃谓其二字必误也。

此热多是指发热，不是内热。无阳是阳已虚而阴不虚。不烦不躁，何得妄用石膏？观麻黄桂枝合半、桂枝二麻黄一二方，皆当汗之症，此言不可发汗，何得妄用麻黄？凡读古人书，须传信阙疑，不可文饰，况为性命所关者乎？且此等脉症最多。无阳不可发汗，便是仲景法旨。柴胡桂枝汤，乃是仲景佳方。若不头项强痛，并不须合桂枝矣。读书无目，至于病人无命，愚故表而出之。（《伤寒来苏集·伤寒论注·卷一·桂枝汤证上》）

太阳病，发热恶寒，热多寒少，脉微弱者，此无阳也，不可发汗，宜桂枝二越婢一汤。

此条与上条中节同义。（《伤寒来苏集·伤寒论注·卷二·麻黄汤证下》）

本论无越婢症，亦无越婢汤方。《金匮要略》有越婢汤方，世本取合者即是也。仲景言不可发汗，则不用麻黄可知；言无阳，则不用石膏可知。若非方有不同，必抄录者误耳。宁缺其方，勿留之以滋惑也。

上论麻黄桂枝合半汤脉症。（《伤寒来苏集·伤寒论注·卷二·麻黄汤证下》）

桂枝二越婢一汤

桂枝去皮　芍药　麻黄　甘草各十八铢炙　大枣四枚擘　生姜一两二铢切

石膏二十四铢碎，绵裹。

上七味，以水五升，煮麻黄一二沸，去上沫，内诸药，煮取二升，去滓，温服一升。【本云：当裁为越婢汤、桂枝汤合之，饮一升；今合为一方，桂枝汤二分，越婢汤一分。】臣亿等谨按：桂枝汤方，桂枝、芍药、生姜各三两，甘草二两，大枣十二枚。越婢汤方，麻黄二两，生姜三两，甘草二两，石膏半斤，大枣十五枚。今以算法约之，桂枝汤取四分之一，即得桂枝、芍药、生姜各十八铢，甘草十二铢，大枣三枚。越婢汤取八分之一，即得麻黄十八铢，生姜九铢，甘草六铢，石膏二十四铢，大枣一枚八分之七，弃之。二汤所取相合，即共得桂枝、芍药、甘草、麻黄各十八铢，生姜一两三铢，石膏二十四铢，大枣四枚，合方。旧云，桂枝三，今取四分之一，即当云桂枝二也。越婢汤方，见仲景杂方中，《外台秘要》一云起脾汤。

○太阳病，发热恶寒，热多寒少，脉微弱者，此无阳也。不可发汗，宜桂枝二越婢一汤。（《伤寒论·辨太阳病脉证并治上》）

🌸 五苓散 🌸

【组·成】

猪苓去皮　白术　茯苓各十八株　泽泻一两六钱　桂枝半两。

上五味，捣为末，以白饮和服方寸匕。（《伤寒来苏集·伤寒论注·卷二·五苓散证》）

泽泻　白术　茯苓　猪苓　桂枝。（《伤寒来苏集·伤寒附翼·卷上·太阳方总论》）

【应·用】

太阳病，二三日，不得卧，但欲起，心下必结，脉微弱者，此本有寒分也。

反下之，若利止，必作结胸；未止者，四日复下之，此作协热利也。

不得卧，但欲起，在二三日，似乎与阳明并病，必心下有结，故作此状。然结而不硬，脉微弱而不浮大，此其人素有久寒宿饮结于心下，非亡津液而胃家实也。与小青龙以逐水气，而反下之，表实里虚，当利不止。若利自止者，是太阳之热入与心下之水气交持不散，必作结胸矣。若利未止者，里既已虚，表尚未解，宜葛根汤、五苓散辈。医以心下结为病不尽，而复下之，表热里寒不解，此协热利所由来也。

上条（指本条，编者注）论协热之因。（《伤寒来苏集·伤寒论注·卷一·桂枝汤证下》）

中风，发热六七日，不解而烦，有表里症，渴欲饮水，水入则吐者，名曰水逆，五苓散主之。多服暖水，汗出愈。

表热不解，内复烦渴者，因于发汗过多。反不受水者，是其人心下有水气。因离中之真水不足，则膻中之火用不宣。邪水凝结于内，水饮拒绝于外，既不能外输于玄府，又不能上输于口舌，亦不能下输于膀胱，此水逆所由名也。势必藉四苓辈味之淡者，以渗泄其水。然水气或降，而烦渴未必除，表热未必散。故必藉桂枝之辛温，入心而化液；更仗暖水之多服，推陈而致新。斯水精四布而烦渴解，输精皮毛而汗自出，一汗而表里顿除，又大变乎麻黄、桂枝、葛根、青龙等法也。暖水可多服，则逆者是冷水。热淫于内故不受寒，反与桂枝、暖水，是热因用法。五苓因水气不舒而设，是小发汗，不是生津液；是逐水气，不是利水道。（《伤寒来苏集·伤寒论注·卷二·五苓散证》）

发汗已，脉浮数，烦渴者，五苓散主之。

此条有表里之脉，互相发明五苓双解之义。虽经发汗而表未尽除，水气内结，故用五苓。若无表症，当用白虎加人参汤矣。伤寒发汗解，复烦而脉浮数者，热在表未传里也，故用桂枝。此更加渴，则热已在里，而表邪未罢，故用五苓。脉浮而数者，可发汗。病在表之表，宜麻黄汤；病在表之里，宜桂枝汤；病在里之表，宜五苓散；若病里之里，当用猪苓汤但利其水，不可用五苓散兼发其汗矣。要知五苓是太阳半表半里之剂，归重又在半表。（《伤寒来苏集·伤寒论注·卷二·五苓散证》）

太阳病，发汗后，大汗出，胃中干，烦躁不得眠，欲得饮水者，少少与饮之，令胃气和则愈。若脉浮小便不利微热消渴者，五苓散主之。

妄发其汗，津液大泄，故胃中干；汗为心液，汗多则离中水亏，无以济火，故烦；肾中水衰，不能制火，故躁；精气不能游溢以上输于脾，脾不能为胃行其津液，胃不和，故不得眠；内水不足，须外水以相济，故欲饮水。此便是转属阳明症。水能制火而润土，水土合和，则胃家不实，故病愈。但勿令恣饮，使水气为患而致悸喘等症也。所以然者，其人内热尚少，饮不能多，勿多与耳。如饮水数升而不解者，又当与人参白虎汤矣。若发汗后，脉仍浮，而微热犹在，表未尽除也。虽不烦而渴特甚，饮多即消。小便反不利，水气未散也。伤寒者，伤于冬时寒水之气。太阳卫外之阳微，不足以御邪，故寒水得以内侵，所以心下有水气。胸中之阳又不足以散水气，故烦渴而小便不利耳。小便由于气化，肺气不化，金不生水，不能下输膀胱，心气不化，离中水虚，不能下交于坎，必上焦得通，津液得下。桂枝色赤入丙，四苓色白归辛，丙辛合为水运，用之为散，散于胸中。必先上焦如雾，然后下焦如渎，何有烦渴癃闭之患哉？要知五苓，重在脉浮微热，不重在小便不利。(《伤寒来苏集·伤寒论注·卷二·五苓散证》)

前条在大汗后。(《伤寒来苏集·伤寒论注·卷二·五苓散证》)

太阳病，其人发热汗出，不恶寒而渴者，此转属阳明也。渴欲饮水者，少少与之，但以法救之，宜五苓散。

此与前上半条同义。

此在未汗前，即是太阳温病。要知太阳温病，即是阳明来路，其径最捷，不若伤寒中风，止从亡津液而后转属也。饮水是治温大法，庶不犯汗、吐、下、温之误。夫五苓散又是治饮多之法。夫曰转属，是他经庚及。其人平日未必胃实，故预立此法，以防胃家虚耳。仲景治太阳不特先为胃家惜津液，而且为胃家虑及痼瘕谷瘅等症矣。全条见阳明篇，此节文以备五苓症。(《伤寒来苏集·伤寒论注·卷二·五苓散证》)

此汗后津液不足，饮水多而喘者，是五苓症。以水灌之亦喘者，形寒饮冷，皆能伤肺，气迫上行，是以喘也。汉时治病，有火攻水攻之法，故仲景言及之。(《伤寒来苏集·伤寒论注·卷二·五苓散证》)

伤寒，汗出而心下悸，渴者，五苓散主之。(《伤寒来苏集·伤寒论注·卷二·五苓散证》)

与泻心汤，而痞不除，必心下有水气故耳。其症必兼燥烦而小便不利，用五苓散入心而逐水气，则痞自除矣。

大下之后，复发汗，小便不利者，亡津液故也。勿治之，得小便利，必自愈。

凡病，若发汗、若吐、若下、若亡血、亡津液，阴阳自和者，必自愈。(《伤寒来苏集·伤寒论注·卷二·五苓散证》)

前条用五苓者，以心下有水气，是逐水非利小便也。若心下无水气，则发汗后津液既亡，小便不利者，亦将何所利乎？勿治之，是禁其勿得利小便，非待其自愈之谓也。然以亡津液之人，勿生其津液，焉得小便利？欲小便利，治在益其津液也。其人亡血亡津液，阴阳安能自和？欲其阴阳自和，必先调其阴阳之所自。阴自亡血，阳自亡津，益血生津，阴阳自和矣。要知不益津液，小便必不得利；不益血生津，阴阳必不自和。凡看仲景书，当于无方处索方，不治处求治，才知仲景无死方，仲景无死法。（《伤寒来苏集·伤寒论注·卷二·五苓散证》）

伤寒，厥而心下悸者，宜先治水，当用茯苓甘草汤却治其厥。不尔，水渍入胃，必作利也。（《伤寒来苏集·伤寒论注·卷二·五苓散证》）

太阳病，寸缓，关浮，尺弱，其人发热汗出，复恶寒，不呕，但心下痞者，此以医下之也。如不下者，病人不恶寒而渴者，此转属阳明也。小便数者，大便必硬，不大便十日无所苦也。渴欲饮水者，少少与之，但以法救之，宜五苓散。

此病机在渴，以桂枝脉证而兼渴，其人津液素亏可知。小便数则非消渴矣。以此知大便虽鞕，是津液不足，不是胃家有余，即十日不便而无痞满硬痛之苦，不得为承气证。饮水利水，是胃家实而脉弱之正治也。不用猪苓汤用五苓散者，以表热未除故耳。此为太阳阳明之并病。余义见五苓证中。（《伤寒来苏集·伤寒论注·卷三·阳明脉证上》）

【鉴·别】

痞不解，其人渴而口燥烦，小便不利者，五苓散主之。（《伤寒来苏集·伤寒论注·卷二·五苓散证》）

【方·论】

发汗后，饮水多者必喘，以水灌之亦喘。（《伤寒来苏集·伤寒论注·卷二·五苓散证》）

太阳病，饮水多，小便利者，必心下悸；小便少者，必苦里急也。（《伤寒来苏集·伤寒论注·卷二·五苓散证》）

此望问法。《内经》所云："一者因得之"，审其上下得一之情者是也。见其饮水，即问其小便。小便利则水结上焦，不能如雾，故心下悸可必；小便少则水蓄下焦，不能如渎，故里急可必。火用不宣，致水停心下而悸；水用不宣，致水结膀胱而里急也。

上条言症而不及治。（《伤寒来苏集·伤寒论注·卷二·五苓散证》）

汗出下当有心下悸三字，看后条可知。不然汗出而渴，是白虎汤症；汗后不渴而无他症，是病已瘥，可勿药矣。二方皆因心下有水气而设。渴者是津液已亡，故少用桂枝，多服暖水，微发其汗；不渴者津液未亡，故仍用桂枝加减，更发其汗。

此条言方而症不详，当互文以会意也。

猪苓色黑入肾，泽泻味咸入肾，具水之体；茯苓味甘入脾，色白入肺，清水之源；桂枝色赤入心，通经发汗，为水之用。合而为散，散于胸中则水精四布，上滋心肺，外溢皮毛，通调水道，一汗而解矣。本方治汗后表里俱热、燥渴、烦躁、不眠等症，全同白虎。所异者，在表热未解，及水逆与饮水多之变症耳。若谓此方是利水而设，不识仲景之旨矣。若谓用此以生津液，则非渗泄之味所长也。（《伤寒来苏集·伤寒论注·卷二·五苓散证》）

阳明病，不能食，攻其热必哕。所以然者，胃中虚冷故也。以其人本虚，故攻其热必哕。

初受病便不能食，知其人本来胃虚，与中有燥屎而反不能食者有别也。哕为胃病，病深者其声哕矣。

若胃中虚冷不能食者，饮水则哕。

要知阳明病不能食者，虽身热恶热，而不可攻其热。不能食，便是胃中虚冷，用寒以彻表热，便是攻，非指用承气也。伤寒治阳明之法利在攻，仲景治阳明之心全在未可攻，故谆谆以胃家虚实相告耳。

阳明病，脉迟，腹满，食难用饱，饱则微烦，头眩，必小便难，此欲作谷疸。虽下之，腹满如故，所以然者，脉迟故也。

阳明脉浮而弦大，为中风；若脉迟，为中寒，为无阳矣。食难用饱，因于腹满，腹满因于小便难，烦眩又因于食饱耳。食入于胃，浊气归心，故烦；阳虚不能化液，则清中清者不上升，故食谷则头眩；浊中清者不下输，故腹满而小便难；胃脘之阳，不达于寸口，故脉迟也。《金匮》曰："谷气不消，胃中苦满，浊气下流，小便不通，身体尽黄，名曰谷疸。"当用五苓散调胃利水，而反用茵陈汤下之，腹满不减，而除中发哕所由来矣。所以然者，盖迟为在藏，脾家实则腐秽自去。食难用饱者，脾不磨也。下之则脾家愈虚，不化不出，故腹满如故。（《伤寒来苏集·伤寒论注·卷三·阳明脉证下》）

太阳本病脉浮，发汗表证虽解，而膀胱之热邪犹存，用之利水止渴，下取上效之法。桂性热，少加为引导。五苓能通调水道，培助土气，其中有桂枝以宣通卫阳。停水散，表里和，则火热自化，而津液得全，烦渴不治而治矣。

五苓散

猪苓十八铢去皮　泽泻一两六铢　白术十八铢　茯苓十八铢　桂枝半两去皮。

上五味，捣为散，以白饮和服方寸匕，日三服。多饮暖水，汗出愈，如法将息。

○太阳病，发汗后，大汗出，胃中干，烦躁不得眠，欲得饮水者，少少与饮之，令胃气和则愈，若脉浮，小便不利，微热消渴者，五苓散主之。（《伤寒论·辨太阳病脉证并治中》）

○发汗已，脉浮数、烦渴者，五苓散主之。（《伤寒论·辨太阳病脉证并治中》）

○伤寒，汗出而渴者，五苓散主之；不渴者，茯苓甘草汤主之。（《伤寒论·辨太阳病脉证并治中》）

○中风，发热六七日不解而烦，有表里证，渴欲饮水，水入则吐者，名曰水逆，五苓散主之。（《伤寒论·辨太阳病脉证并治中》）

○病在阳，应以汗解之；反以冷水潠之。若灌之，其热被劫不得去，弥更益烦，肉上粟起，意欲饮水，反不渴者，服文蛤散；若不瘥者，与五苓散；寒实结胸，无热证者，与三物小陷胸汤，白散亦可服。（《伤寒论·辨太阳病脉证并治下》）

○本以下之，故心下痞，与泻心汤，痞不解。其人渴而口燥烦，小便不利者，五苓散主之。（《伤寒论·辨太阳病脉证并治下》）

○太阳病，（寸）缓（关）浮（尺）弱，其人发热汗出，复恶寒，不呕，但心下痞者，此以医下之也，如其不下者，病人不恶寒而渴，渴者，此转属阳明也，小便数者，大便必硬，不更衣十日，无所苦也。渴欲饮水，少少与之，但以法救之。渴者，宜五苓散。（《伤寒论·辨阳明病脉证并治》）

○霍乱，头痛发热，身疼痛，热多欲饮水者，五苓散主之；寒多不用水者，理中丸主之。（《伤寒论·辨霍乱病脉证并治》）

○太阳病，发汗后大汗出，胃中干，烦躁不得眠，欲得饮水者，少少与饮之，令胃气和则愈。若脉浮，小便不利，微热消渴者，属五苓散。（《伤寒论·辨发汗后病脉证并治》）

○发汗已，脉浮数，烦渴者，属五苓散证。(《伤寒论·辨发汗后病脉证并治》)

○伤寒汗出而渴者，宜五苓散；不渴者，属茯苓甘草汤。(《伤寒论·辨发汗后病脉证并治》)

○本以下之，故心下痞，与泻心汤。痞不解，其人渴而口燥烦，小便不利者，属五苓散（一方云：忍之一日乃愈）。(《伤寒论·辨发汗吐下后病脉证并治》)

○假令瘦人脐下有悸，吐涎沫而癫眩，此水也，五苓散主之。(《金匮要略·痰饮咳嗽》)

○脉浮，小便不利，微热消渴者，宜利小便、发汗，五苓散主之。(《金匮要略·消渴小便不利淋病》)

○渴欲饮水，水入则吐者，名曰水逆，五苓散主之。(《金匮要略·消渴小便不利淋病》)

按：仲景论述五苓散条文一共有15条，其中《伤寒论》有12条，《金匮要略》有3条。

茯苓甘草汤

【组·成】

茯苓　桂枝各一两　甘草一两炙　生姜三两。

上四味，以水四升，煮取二升，去滓，分温三服。(《伤寒来苏集·伤寒论注·卷二·五苓散证》)

桂枝　生姜　茯苓　甘草。(《伤寒来苏集·伤寒附翼·卷下·厥阴方总论》)

【应·用】

不渴者，茯苓甘草汤主之。(《伤寒来苏集·伤寒论注·卷二·五苓散证》)

【方·论】

此方从桂枝加减。水停而悸，故去大枣；不烦而厥，故去芍药；水宜渗泄，故加茯苓；既云治水，仍任姜、桂以发汗。不用猪、泽以利小便者，防水渍入胃故耳。与五苓治烦渴者不同法。（《伤寒来苏集·伤寒论注·卷二·五苓散证》）

【仲景原文】

茯苓甘草汤

茯苓二两　桂枝二两去皮　甘草一两炙　生姜三两切。

上四味，以水四升，煮取二升，去滓，分温三服。

○伤寒，汗出而渴者，五苓散主之；不渴者，茯苓甘草汤主之。（《伤寒论·辨太阳病脉证并治中》）

○伤寒厥而心下悸，宜先治水，当服茯苓甘草汤，却治其厥，不尔，水渍入胃，必作利也。（《伤寒论·辨厥阴病脉证并治》）

○伤寒汗出而渴者，宜五苓散；不渴者，属茯苓甘草汤。（《伤寒论·辨发汗后病脉证并治》）

❀ 茯苓桂枝白术甘草汤 ❀

【组·成】

茯苓四两　桂枝三两　白术　甘草炙各二两。

水六升，煮三升，分温三服。（《伤寒来苏集·伤寒论注·卷一·桂枝汤证下》）

【应·用】

伤寒若吐若下后，心下逆满，气上冲胸，起则头眩，脉沉紧，发汗则动经，身为振振摇者，茯苓桂枝白术甘草汤主之。

伤寒初起，正宜发表，吐下非法也。然吐下后不转属太阴，而心下逆满，气上冲胸，阳气内扰也；起则头眩，表阳虚也。若脉浮者，可与桂枝汤，如前法。今脉沉紧，是为在里，反发汗以攻表，经络更虚，故一身振摇也。夫诸紧为寒，而指下须当深辨。浮沉俱紧者，伤寒初起之本脉也；浮紧而沉不紧者，中风脉也；若下后结胸热实而脉沉紧，便不得谓之里寒，此吐下后而气上冲者，更非里寒之脉矣。盖紧者，弦之别名。弦如弓弦，言紧之体；紧如转索，谓弦之用，故弦紧二字可以并称，亦可互见。浮而紧者名弦，是风邪外伤。此沉紧之弦，是木邪内发。观厥阴为病气上撞心，正可为此症发明也。吐下后胃中空虚，木邪为患，故君茯苓以清胸中之肺气，而治节出；用桂枝散心下之逆满，而君主安；白术培既伤之胃土，而元气复；佐甘草以调和气血，而营卫以行，头自不眩，身自不摇矣。若遇粗工，鲜不认为真武病。（《伤寒来苏集·伤寒论注·卷一·桂枝汤证下》）

【方·论】

治伤寒吐下后，心下逆满，气上冲胸，起则头眩，脉沉紧，复发汗而动经，身为振摇者。此太阳转属厥阴之症也。吐下后，既无下利胃实症，是不转属太阴阳明，心下又不痞硬而逆满，是病已过太阳矣。此非寒邪自外而内结，乃肝邪自下而上达，其气上冲心可知也。下实而上虚，故起则头眩。脉因吐下而沉，是沉为在里矣。复发汗以攻其表，经络空虚，故一身振摇也。夫诸紧为寒，则指下须当深辨。浮沉俱紧者，伤寒初起之脉也；浮紧而沉不紧者，中风脉也。若下后结胸热实而脉沉紧，便不得谓之里寒，此吐下后热气上冲，更非里寒之脉矣。紧者弦之转旋。浮而紧者名弦，是风邪外伤；此沉而紧之弦，是木邪内发。凡厥阴为病，气上冲心。此因吐下后胃中空虚，木邪因而为患，是太阳之转属，而非厥阴之自病也。君以茯苓，以清胸中之肺气，则治节出而逆气自降；用桂枝以补心血，则营气复而经络自和；白术培既伤之元气，而胃气可复；甘草调和气血，而营卫以和，则头自不眩而身不振摇矣。若粗工遇之，鲜不认为真武症。（《伤寒来苏集·伤寒附翼·卷上·太阳方总论》）

发汗后，心下悸欲得按者，心气虚而不自安，故用桂枝甘草汤以补心。若脐下悸欲作奔豚者，是肾水乘心而上克，故制此方以泻肾。豚为水蓄，奔则昂首疾驰，酷肖水势上攻之象，此症因以为名。脐下悸时，水气尚在下焦，欲作奔豚之兆而未发也，当先其时而急治之。君茯苓之淡渗，以伐肾邪；佐桂枝之甘温，以保心气；甘草、大枣培土以制水。亢则害者，承乃制矣。澜水状似奔豚，而性则柔弱，故又名劳水，用以先煮茯苓，水郁折之之法。继以诸甘药投之，是制以所畏，令一唯下趋耳。（《伤寒来苏集·伤寒附翼·卷上·太阳方总论》）

茯苓桂枝白术甘草汤

茯苓四两　桂枝三两去皮　甘草二两炙　白术二两。

上四味，以水六升，煮取三升，去滓，分温三服。

〇伤寒，若吐、若下后，心下逆满、气上冲胸，起则头眩，脉沉紧，发汗则动经，身为振振摇者，茯苓桂枝白术甘草汤主之。(《伤寒论·辨太阳病脉证并治中》)

〇心下有痰饮，胸胁支满，目眩，苓桂术甘汤主之。(《金匮要略·痰饮咳嗽病脉证并治》)

〇夫短气有微饮，当从小便去之，苓桂术甘汤主之。(方见上。)肾气丸亦主之。(方见妇人杂病中。)(《金匮要略·痰饮咳嗽病脉证并治》)

茯苓桂枝甘草大枣汤

【组·成】

茯苓半斤　桂枝四两去皮　甘草二两　大枣十二枚。

以甘澜水一斗，先煮茯苓减二升，纳诸药，煮三升，温服一升，日三服。(《伤寒来苏集·伤寒论注·卷一·桂枝汤证下》)

用以先煮茯苓，取其下伐肾邪，一唯趋下也。本方取味皆下，以畏其泛耳。(《伤寒来苏集·伤寒论注·卷一·桂枝汤证下》)

【应·用】

发汗后，其人脐下悸，欲作奔豚，茯苓桂枝甘草大枣汤主之。

心下悸欲按者，心气虚；脐下悸者，肾水乘火而上克。豚为水蓄，奔则昂首疾驰，酷肖水势上干之象。然水势尚在下焦，欲作奔豚，尚未发也，当先其时而治之。(《伤寒来苏集·伤寒论注·卷一·桂枝汤证下》)

【方·论】

茯苓以伐肾邪，桂枝以保心气，甘草、大枣培土以制水。甘澜水状似奔豚，

柯琴用经方

而性则柔弱，故名劳水。(《伤寒来苏集·伤寒论注·卷一·桂枝汤证下》)

【仲景原文】

茯苓桂枝甘草大枣汤

茯苓半斤　桂枝四两去皮　甘草二两炙　大枣十五枚擘。

上四味，以甘澜水一斗，先煮茯苓，减二升，内诸药，煮取三升，去滓，温服一升，日三服。

作甘澜水法：取水二斗，置大盆内，以勺扬之，水上有珠子五六千颗相逐，取用之。

○发汗后，其人脐下悸者，欲作奔豚，茯苓桂枝甘草大枣汤主之。(《伤寒论·辨太阳病脉证并治中》)

○发汗后，其人脐下悸者，欲作奔豚，属茯苓桂枝甘草大枣汤。(《伤寒论·辨发汗后病脉证并治》)

○发汗后，脐下悸者，欲作奔豚，茯苓桂枝甘草大枣汤主之。(《金匮要略·奔豚气病》)

第一章

❀ 瓜蒂散 ❀

【组·成】

瓜蒂一分熬黄　赤小豆一分香豉热汤合之。

【应·用】

病如桂枝证，头不痛，项不强，寸脉微浮，胸中痞硬，气上冲咽喉，不得息者，此为胸有寒也。当吐之，宜瓜蒂散。

病如桂枝，是见发热、汗出、恶风、鼻鸣、干呕等证。头不痛，项不强，则非太阳中风。未经汗下而胸中痞硬，其气上冲，便非桂枝证矣。病机在胸中痞硬，便当究痞硬之病，因思胸中痞硬之治法矣。胸中者，阳明之表也。邪中于面，则入阳明；中于膺，亦入阳明。则鼻鸣、发热、汗出、恶风者，是邪中于面，在表之表也；胸中痞硬，气上冲不得息者，邪中膺，在里之表也。寒邪结而不散，胃阳抑而不升，故成此痞象耳。胃者，土也，土生万物。不吐者死，必用酸苦涌泄之味，因而越之，胃阳得升，胸寒自散，里之表和，表之表亦解矣。此瓜蒂散为阳明之表剂。(《伤寒来苏集·伤寒论注·卷三·瓜蒂散证》)

病人手足厥冷，脉乍紧者，邪结在胸中；心下满而烦，饥不能食者，病在胸中。当吐之，宜瓜蒂散。

手足为诸阳之本，厥冷则胃阳不达于四肢。紧则为寒，乍紧者，不厥时不紧，言紧与厥相应也。此寒结胸中之脉证。心下者，胃口也。满者胃气逆，烦者胃火盛。火能消物，故饥；寒结胸中，故不能食。此阴并于上，阳并于下，故寒伤形，热伤气也。非汗下温补之法所能治，必瓜蒂散吐之，此塞因通用法，又寒因寒用法。

上条是阳明中风脉证，此条是阳明伤寒脉证。上条是阳明小结胸，此条是阳明大结胸。太阳结胸因热入，硬满而痛为有形，故制大陷胸下之。阳明结胸因寒塞，硬满不痛为无形，故制瓜蒂散吐之。(《伤寒来苏集·伤寒论注·卷三·瓜蒂散证》)

【仲景原文】

瓜蒂散

瓜蒂一分熬黄　赤小豆一分香豉热汤合之。

上二味，各别捣筛，为散已，合治之。取一钱匕，以香豉一合，用热汤七合煮作稀糜，去滓，取汁和散。温顿服之。不吐者，少少加，得快吐乃止，诸亡血虚家，不可与瓜蒂散。

○病如桂枝证，头不痛，项不强，寸脉微浮，胸中痞硬，气上冲喉咽不得息者，此为胸有寒也，当吐之，宜瓜蒂散。(《伤寒论·辨太阳病脉证并治下》)

○病患手足厥冷，脉乍紧者，邪结在胸中，心下满而烦，饥不能食者，病在胸中，当须吐之，宜瓜蒂散。(《伤寒论·辨厥阴病脉证并治》)

○宿食在上脘，当吐之，宜瓜蒂散。(《金匮要略·腹满寒疝宿食》)

柯琴用经方

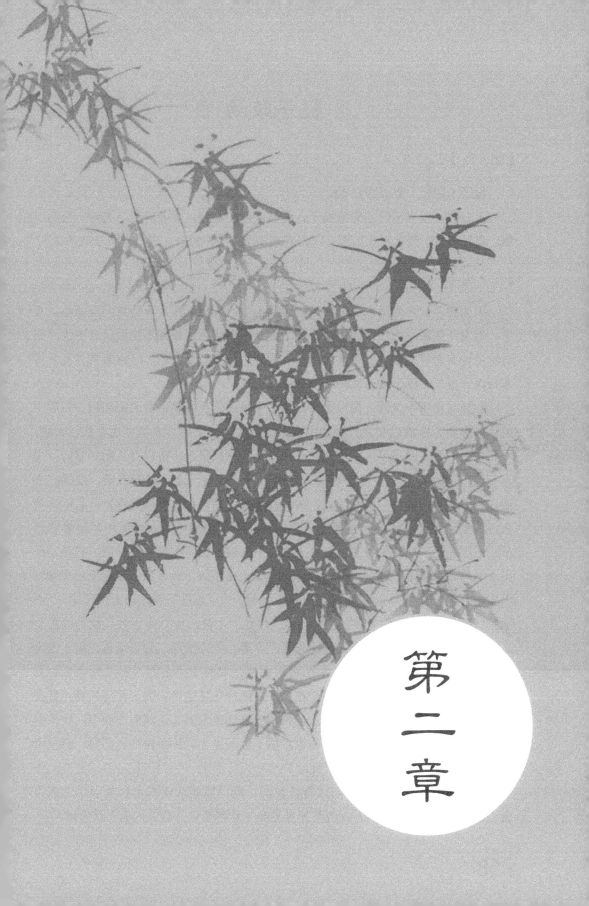

第二章

栀子豉汤

【组·成】

栀子十四枚　香豉四合绵裹。

上二味，以水四升，先煮栀子，得二升半，纳豉，煮取升半，去滓，分为二服，温进一服，得吐，止后服。（《伤寒来苏集·伤寒论注·卷三·栀子豉汤证》）

【应·用】

阳明病，脉浮而紧，咽燥口苦，腹满而喘，发热汗出，不恶寒，反恶热，身重。若发汗则躁，心愦愦而谵语；若加烧针，心怵惕，烦躁不得眠；若下之，则胃中空虚，客气动膈，心中懊侬，舌上苔者，栀子豉汤主之。（《伤寒来苏集·伤寒论注·卷三·栀子豉汤证》）

脉证与阳明中风同。彼以恶寒，故名中风；此反恶热，故名阳明病。阳明主肌肉，热甚无津液以和之，则肉不和，故身重，此阳明半表里证也。邪已入腹，不在营卫之间，脉虽浮，不可为在表而发汗；脉虽紧，不可以身重而加温针；胃家初实，尚未燥硬，不可以喘满恶热而攻下。若妄汗之，则肾液虚，故躁；心液亡，故昏昧而愦愦；胃无津液，故大便燥硬而谵语也。若谬加温针，是以火济火，故心恐惧而怵惕；土水皆因火侮，故烦躁而不得眠也。阳明中风，病在气分，不可妄下。此既见胃实之证，下之亦不为过。但胃中以下而空虚，喘满、汗出、恶热、身重等证或罢，而邪之客上焦者，必不因下除，故动于膈而心中懊侬不安也。病在阳明，以妄汗为重，妄下为轻。"舌上苔"句，顶上四段来，"不恶""反恶"，皆由心主，愦愦"怵惕""懊侬"之象，皆心病所致，故当以舌验之。舌为心之外候，心热之微甚，与苔之厚薄，色之浅深，为可征也。栀子豉汤主之，是总结上四段症。要知本汤是胃家初受双解表里之方，不只为误下后立法。盖阳明初病，不全在表，不全在里，诸证皆在里之半表间，汗下温针，皆在所禁，将何以治之？唯有吐之一法，为阳明表邪之出路耳。然病在胸中，宜瓜蒂散。此已在腹中，则瓜蒂散不中与也，栀子豉汤主之，外而自汗、恶热、身重可除，内而喘满、咽干、口苦自解矣。

阳明之有栀豉汤，犹太阳之有桂枝汤，既可以驱邪，亦可以救误，上焦得通，津液得下，胃气因和耳。（《伤寒来苏集·伤寒论注·卷三·栀子豉汤证》）

发汗，若下之，而发烦热，胸中窒者，栀子豉汤主之。

窒者，痞塞之谓。烦为虚烦，则热亦虚热，窒亦虚窒矣。此热伤君主，心气不足而然。栀豉治之，是"益心之阳，寒亦通行"之谓软？误下后，痞不在心下而在胸中，故仍用栀豉，与太阳下后外不解者仍用桂枝同法。盖病不变，则方不可易耳。（《伤寒来苏集·伤寒论注·卷三·栀子豉汤证》）

下后更烦，按之心下濡者，为虚烦也，宜栀子豉汤。

更烦，是既解而复烦也。心下软，对胸中窒而言，与心下反硬者悬殊矣。要知阳明虚烦，对胃家实热而言，是空虚之虚，不是虚弱之虚。（《伤寒来苏集·伤寒论注·卷三·栀子豉汤证》）

阳明病，下之，其外有热，手足温，不结胸，心中懊侬，饥不能食，但头汗出者，栀子豉汤主之。

外有热，是身热未除。手足温，尚未濈然汗出，此犹未下前证，见不当早下也。不结胸，是心下无水气，知是阳明之燥化。心中懊侬，是上焦之热不除；饥不能食，是邪热不杀谷；但头汗出而不发黄者，心火上炎而皮肤无水气也。此指下后变证。夫病属阳明，本有可下之理。然外证未除，下之太早，胃虽不伤，而上焦火郁不达，仍与栀子豉汤吐之，心清而内外自和矣。（《伤寒来苏集·伤寒论注·卷三·栀子豉汤证》）

伤寒五六日，大下后，身热不去，心中结痛者，未欲解也，栀子豉汤主之。

病发于阳而反下之，外热未除，心中结痛，虽轻于结胸，而甚于懊侬矣。结胸是水结胸胁，用陷胸汤，水郁则折之也。此乃热结心中，用栀豉汤，火郁则发之也。（《伤寒来苏集·伤寒论注·卷三·栀子豉汤证》）

【方·论】

此阳明半表半里涌泄之剂也。少阳之半表是寒，半里是热。而阳明之热，自内达外，有热无寒。其外证身热汗出，不恶寒反恶热，身重，或目疼鼻干不得卧。其内证咽燥口苦，舌苔烦躁，渴欲饮水，心中懊侬，腹满而喘。此热半在表半在里也。脉虽浮紧，不得为太阳病，非汗剂所宜；又病在胸腹而未入胃府，则不当下。法当涌吐以发散其邪。栀子苦能泄热，寒能胜热，其形象心，又赤色通心，故除心烦愦愦、懊侬、结痛等症。豆形像肾，制而为豉，轻浮上行，能使心腹之邪上出于口，一吐而心腹得舒，表里之烦热悉除矣。所以然者，二阳之病发心脾，以上诸证，是心脾热，而不是胃家热，即本论所云"有热属藏者，攻之，不令发汗"之谓也。若夫热伤气者，少气加甘草以益气；虚热相搏者多呕，加生

姜以散邪。栀豉汤以栀配豉，瓜蒂散以赤豆配豉，皆心肾交合之义。(《伤寒来苏集·伤寒论注·卷三·栀子豉汤证》)

虚烦是阳明之坏病，便从栀子汤随证治之，犹太阳坏病，多用桂枝汤加减也。以吐易温针，以"懊侬"概"愦愦""怵惕"，可互文见意。栀豉汤本为治烦躁设，又可以治虚烦，以此知阳明之虚与太阳之虚不同，阳明之烦与太阳之烦有别矣。首句虽兼汗吐下，而大意单指下后言，以阳明病多误在早下故也。"反覆颠倒"四字，切肖不得眠之状，为虚烦二字传神。此火性摇动，心无依着故也。心居胃上，即阳明之表，凡心病皆阳明表邪，故制栀豉汤因而越之。盖太阳之表，当汗而不当吐；阳明之表，当吐而不当汗；太阳之里，当利小便而不当下；阳明之里，当下而不当利小便。今人但知汗为解表，不知吐亦为解表，故于仲景大法中，但知汗下而遗其吐法耳。若少气若呕，又从虚烦中分出。烦必伤气，加甘草以益气。虚热相搏，必欲呕，加生姜以散邪。(《伤寒来苏集·伤寒论注·卷三·栀子豉汤证》)

【仲景原文】

栀子豉汤

栀子十四个擘　香豉四合绵裹。

上二味，以水四升，先煮栀子，得二升半，内豉，煮取一升半，去滓，分为二服，温进一服，得吐者止后服。

○发汗后，水药不得入口，为逆。若更发汗，必吐下不止。发汗吐下后，虚烦不得眠；若剧者，必反复颠倒，心中懊侬，栀子豉汤主之；若少气者，栀子甘草豉汤主之；若呕者，栀子生姜豉汤主之。(《伤寒论·辨太阳病脉证并治中》)

○发汗，若下之，而烦热，胸中窒者，栀子豉汤主之。(《伤寒论·辨太阳病脉证并治中》)

○伤寒五六日，大下之后，身热不去，心中结痛者，未欲解也，栀子豉汤主之。(《伤寒论·辨太阳病脉证并治中》)

○阳明病，脉浮而紧，咽燥口苦，腹满而喘，发热汗出，不恶寒，反恶热，身重，若发汗则躁，心愦愦，反谵语，若加温针，必怵惕，烦躁不得眠；若下之，则胃中空虚，客气动膈，心中懊侬，舌上胎者，栀子豉汤主之。(《伤寒论·辨阳明病脉证并治》)

○阳明病下之，其外有热，手足温，不结胸（康平本做"小结胸"），心中懊恼，饥不能食，但头汗出者，栀子豉汤主之。（《伤寒论·辨阳明病脉证并治》）

○下利后，更烦，按之心下濡者，为虚烦也，宜栀子豉汤。（《伤寒论·辨厥阴病脉证并治》）

○发汗吐下后，虚烦不得眠，若剧者，必反复颠倒，心中懊恼，属栀子豉汤。若少气者，栀子甘草豉汤；若呕者，栀子生姜豉汤。（《伤寒论·辨发汗吐下后病脉证并治》）

○发汗若下之，而烦热胸中窒者，属栀子豉汤。（《伤寒论·辨发汗吐下后病脉证并治》）

○阳明病，脉浮而紧，咽燥口苦，腹满而喘，发热汗出，不恶寒，反恶热，身重。若发汗则躁，心愦愦而反谵语；若加温针，必怵惕烦躁不得眠；若下之，则胃中空虚，客气动膈，心中懊恼，舌上胎者，属栀子豉汤证。（《伤寒论·辨发汗吐下后病脉证并治》）

○伤寒五六日，大下之后，身热不去，心中结痛者，未欲解也，属栀子豉汤。（《伤寒论·辨发汗吐下后病脉证并治》）

○阳明病，下之，其外有热，手足温，不结胸，心中懊恼，饥不能食，但头汗出者，属栀子豉汤。（《伤寒论·辨发汗吐下后病脉证并治》）

○下利后更烦，按之心下濡者，为虚烦也，栀子豉汤主之。（《金匮要略·呕吐哕下利》）

按：仲景论述五苓散条文一共有12条，其中《伤寒论》有11条，《金匮要略》有1条。

栀子甘草豉汤

【组·成】

栀子十四个擘　甘草二两炙　香豉四合绵裹。

上三味，以水四升，先煮栀子、甘草，取二升半，内豉，煮取一升半，去滓，分二服，温进一服，得吐者，止后服。

【鉴·别】

若少气者，栀子甘草豉汤主之。（《伤寒来苏集·伤寒论注·卷三·栀子豉汤证》）

栀子甘草豉汤

栀子十四个擘　甘草二两炙　香豉四合绵裹。

上三味，以水四升，先煮栀子、甘草，取二升半，内豉，煮取一升半，去滓，分二服，温进一服，得吐者，止后服。

○发汗后，水药不得入口，为逆。若更发汗，必吐下不止。发汗、吐下后，虚烦不得眠；若剧者，必反复颠倒，心中懊憹，栀子豉汤主之；若少气者，栀子甘草豉汤主之；若呕者，栀子生姜豉汤主之。（《伤寒论·辨太阳病脉证并治中》）

○发汗吐下后，虚烦不得眠，若剧者，必反复颠倒，心中懊憹，属栀子豉汤。若少气者，栀子甘草豉汤；若呕者，栀子生姜豉汤。（《伤寒论·辨发汗吐下后病脉证并治》）

❀ 栀子生姜豉汤 ❀

【组·成】

栀子十四个擘　生姜五两　香豉四合绵裹。

上三味，以水四升，先煮栀子、生姜，取二升半，内豉，煮取一升半，去滓，分二服，温进一服，得吐者止后服。

【鉴·别】

若呕者，栀子生姜豉汤主之。（《伤寒来苏集·伤寒论注·卷三·栀子豉汤证》）

【仲景原文】

栀子生姜豉汤

栀子十四个擘　生姜五两　香豉四合绵裹。

上三味，以水四升，先煮栀子、生姜，取二升半，内豉，煮取一升半，去滓，分二服。温进一服，得吐者止后服。

○发汗后，水药不得入口，为逆。若更发汗，必吐下不止。发汗、吐下后，虚烦不得眠；若剧者，必反复颠倒，心中懊侬，栀子豉汤主之；若少气者，栀子甘草豉汤主之；若呕者，栀子生姜豉汤主之。(《伤寒论·辨太阳病脉证并治中》)

○发汗吐下后，虚烦不得眠，若剧者，必反复颠倒，心中懊侬，属栀子豉汤。若少气者，栀子甘草豉汤；若呕者，栀子生姜豉汤。(《伤寒论·辨发汗吐下后病脉证并治》)

❀ 栀子厚朴汤 ❀

【组·成】

栀子十四枚　厚朴四两　枳实。

余同前法。(《伤寒来苏集·伤寒论注·卷三·栀子豉汤证》)

栀子　厚朴　枳实。(《伤寒来苏集·伤寒附翼·卷下·阳明方总论》)

【应·用】

伤寒下后，心烦腹满，起卧不安者，栀子厚朴汤主之。

心烦则难卧，腹满则难起。起卧不安，是心移热于胃，与反覆颠倒之虚烦不同。栀子以治烦，枳、朴以泄满，此两解心腹之妙剂也。热已入胃则不当吐，便未燥硬则不可下，此为小承气之先着。(《伤寒来苏集·伤寒论注·卷三·栀子豉汤证》)

【鉴·别】

若微满，犹是栀子厚朴汤证。(《伤寒来苏集·伤寒论注·卷三·承气汤证》)

【方·论】

夫栀子之性，能屈曲下行，不是上涌之剂。唯豉之腐气，上熏心肺，能令人吐耳。观瓜蒂散必用豉汁和剂服，是吐在豉而不在栀也。此栀子干姜汤去豉用姜，是取其横散；栀子厚朴汤以枳、朴易豉，是取其下泄，皆不欲上越之义。旧本两方后概云"得吐，止后服"，岂不谬哉？观栀子柏皮汤与茵陈汤中俱有栀子，俱不言吐。又病人旧微溏者不可与，则栀子之性自明。（《伤寒来苏集·伤寒论注·卷三·栀子豉汤证》）

【仲景原文】

栀子厚朴汤

栀子十四个擘　厚朴四两炙，去皮　枳实四枚水浸，炙令黄。

上三味，以水三升半，煮取一升半，去滓，分二服。温进一服，得吐者止后服。

○伤寒下后，心烦腹满，卧起不安者，栀子厚朴汤主之。（《伤寒论·辨太阳病脉证并治中》）

○伤寒下后，心烦腹满，卧起不安者，属栀子厚朴汤。（《伤寒论·辨发汗吐下后病脉证并治》）

❀ 栀子干姜汤 ❀

【组·成】

栀子十四枚　干姜二两。

上二味，以水三升，煮取一升半，去滓，分二服，温进一服。

【应·用】

伤寒，医以丸药大下之，身热不去，微烦者，栀子干姜汤主之。（《伤寒来苏集·伤寒论注·卷三·栀子豉汤证》）

攻里不远寒，用丸药大下之，寒气留中可知。心微烦而不懊憹，则非吐剂所宜也。用栀子以解烦，倍干姜以逐内寒而散表热。寒因热用，热因寒用，二味成

方，而三法备矣。(《伤寒来苏集·伤寒论注·卷三·栀子豉汤证》)

【仲景原文】

栀子干姜汤

栀子十四个擘　干姜二两。

上二味，以水三升半，煮取一升半，去滓，分二服，温进一服。得吐者，止后服。

○伤寒，医以丸药大下之，身热不去；微烦者，栀子干姜汤主之。(《伤寒论·辨太阳病脉证并治中》)

○伤寒，医以丸药大下之，身热不去，微烦者，属栀子干姜汤。(《伤寒论·辨发汗吐下后病脉证并治》)

🌑 大黄黄连泻心汤 🌑

【组·成】

大黄二两　黄连一两。

上二味，以麻沸汤一升渍之，须臾，绞去滓，分温再服。(《伤寒来苏集·伤寒论注·卷二·泻心汤证》)

【应·用】

心下痞，按之濡，大便硬而不恶寒反恶热，其脉关上浮者，大黄黄连泻心汤主之。(《伤寒来苏集·伤寒论注·卷二·泻心汤证》)

【鉴·别】

解表宜桂枝汤，攻痞宜大黄黄连泻心汤。(《伤寒来苏集·伤寒论注·卷一·桂枝汤证上》)

【方·论】

濡当作硬。"按之濡"下，当有"大便硬而不恶寒反恶热"句，故立此汤。

观泻心汤治痞，是攻补兼施，寒热并驰之剂。此则尽去温补，独任苦寒下泄之品，且用麻沸汤渍绞浓汁而生用之，利于急下如此，而不言及热结当攻诸症，谬矣。夫按之濡为气痞，是无形也，则不当下。且结胸症，其脉浮大者，不可下。则心下痞而关上浮者，反可下乎？小结胸按之痛者，尚不用大黄，何此比陷胸汤更峻？是必有当急下之症，比结胸更甚者，故制此峻攻之剂也。学者用古方治今病，如据此条脉症而用此方，下咽即死耳。勿以断简残文尊为圣经，而曲护其说，以遗祸后人也。（《伤寒来苏集·伤寒论注·卷二·泻心汤证》）

【仲景原文】

大黄黄连泻心汤

大黄二两　黄连一两麻过滤绞之。

上二味，以麻沸汤二升渍之，须臾绞去滓，分温再服。

○心下痞，按之濡，其脉关上浮者，大黄黄连泻心汤主之。（《伤寒论·辨太阳病脉证并治下》）

○伤寒大下后复发汗，心下痞，恶寒者，表未解也。不可攻痞，当先解表，表解乃可攻痞，解表宜桂枝汤，攻痞宜大黄黄连泻心汤。（《伤寒论·辨太阳病脉证并治下》）

❀ 附子泻心汤 ❀

【组·成】

大黄二两　黄连　黄芩各一两　附子一枚别煮取汁。

上三味，以麻沸汤二升渍之，须臾，绞去滓，纳附子汁，分温再服。（《伤寒来苏集·伤寒论注·卷二·泻心汤证》）

附子　大黄　黄连　黄芩。（《伤寒来苏集·伤寒附翼·卷上·太阳方总论》）

【应•用】

　　心下痞，大便硬，心烦不得眠，而复恶寒汗出者，附子泻心汤主之。（《伤寒来苏集•伤寒论注•卷二•泻心汤证》）

【方•论】

　　"心下痞"下，当有"大便硬，心烦不得眠"句，故用此汤。夫心下痞而恶寒者，表未解也，当先解表，宜桂枝加附子，而反用大黄，谬矣。既加附子，复用芩、连，抑又何也？若汗出是胃实，则不当用附子；若汗出为亡阳，又乌可用芩、连乎？许学士云："但师仲景意，不取仲景方。"盖谓此耳。（《伤寒来苏集•伤寒论注•卷二•泻心汤证》）

【仲景原文】

附子泻心汤

　　大黄二两　黄连一两　黄芩一两　附子一枚炮，去皮，破，别煮取汁。

　　上四味，切三味，以麻沸汤二升渍之，须臾绞去滓，内附子汁，分温再服。

　　○心下痞，而复恶寒、汗出者，附子泻心汤主之。（《伤寒论•辨太阳病脉证并治下》）

❀ 白虎汤 ❀

【组•成】

　　石膏一斤碎绵裹　知母六两　甘草二两　粳米六合。

　　水一斗，煮米熟汤成，温服一升，日三服。（《伤寒来苏集•伤寒论注•卷三•白虎汤证》）

【应•用】

　　三阳合病，腹满，身重，难以转侧，口不仁而面垢，遗尿。发汗则谵语，下之则额上汗出，手足冷。若自汗出者，白虎汤主之。

此本阳明病，而略兼太、少也。胃气不通，故腹满；阳明主肉，无气以动，故身重；难以转侧者，少阳行身之侧也；口者，胃之门户，胃气病，则津液不能上行，故不仁；阳明病则颜黑，少阳病则面微有尘，阳气不荣于面，故垢；膀胱不约为遗溺，遗尿者，太阳本病也。虽三阳合病，而阳明证多。则当独取阳明矣。无表证则不宜汗，胃未实则不当下。此阳明半表里证也，里热而非里实，故当用白虎，而不当用承气。若妄汗则津竭而谵语；误下则亡阳而额汗出手足厥也。此自汗出，为内热甚者言耳，接遗尿句来。若自汗而无大烦大渴证，无洪大浮滑脉，当从虚治，不得妄用白虎。若额上汗出手足冷者，见烦渴、谵语等证与洪滑之脉，亦可用白虎汤。

上条言病状及治方。（《伤寒来苏集·伤寒论注·卷三·白虎汤证》）

三阳合病，脉浮大在关上，但欲睡眠，合目则汗。

此条详病脉、探病情、究病机，必两条合参，而合病之大要始得。脉大为阳，关上阳所治也，是为重阳矣。但欲睡眠，是阳入于阴矣。合目则卫气行阴，而兼汗出，热淫于内矣。与上文自汗同，与少阴脉微细而但欲寐不同。（《伤寒来苏集·伤寒论注·卷三·白虎汤证》）

伤寒，脉浮滑，此表有热，里有邪，白虎汤主之。

此条论脉而不及证，因有白虎汤证，而推及其脉也，勿只据脉而不审其证。脉浮而滑为阳，阳主热。《内经》云："脉缓而滑曰热中。"是浮为在表，滑为在里。旧本作"里有寒者"误。此虽表里并言，而重在里热。所谓结热在里，表里似热者也。（《伤寒来苏集·伤寒论注·卷三·白虎汤证》）

伤寒脉滑而厥者，里有热也，白虎汤主之。

脉微而厥为寒厥，脉滑而厥为热厥。阳极似阴之证，全凭脉以辨之。然必烦渴引饮，能食而大便难，乃为里有热也。（《伤寒来苏集·伤寒论注·卷三·白虎汤证》）

伤寒脉滑而厥者，里有热也，白虎汤主之。

上条明热厥之理，此条明热厥之脉，并热厥之方。脉弱以滑，是有胃气。缓而滑，名热中，与寒厥之脉微欲绝者，大相径庭矣。当知有口燥舌干之证，口伤烂赤者照应焉。

伤寒病，厥五日，热亦五日，设六日当复厥；不厥者自愈。厥终不过五日，故知自愈。

阴盛格阳，故先厥；阴极阳生，故后热。热与厥相应，是谓阴阳和平，故愈。厥终即不厥也。不过五日，即六日不复厥之谓。愈指热言。（《伤寒来苏集·伤寒论注·卷四·热厥利证》）

伤寒热少厥微，指头寒，默默不欲饮食，烦躁，数日小便利，色白者，此热除也，欲得食，其病为愈。若厥而呕，胸胁逆满者，其后必便血。

身无大热，手足不冷，但指头寒，此热微厥亦微也。凡能食不呕，是三阴不受邪。若其人不呕，但默默不欲饮食，此内寒亦微。烦躁是内热反盛。数日来，小便之难者已利，色赤者仍白，是阴阳自和，热除可知。不欲食者，今欲得食，不厥可知矣。若其人外虽热少厥微，而呕不能食，内寒稍深矣；胸胁逆满，内热亦深矣。热深厥深，不早治之，致热伤阴络，其后必便血也。此少阳半表半里症；微者小柴胡和之；深者大柴胡下之。

伤寒发热四日，厥反三日，复热四日，厥少热多，其病当愈。四日至七日，热不除者，其后必便脓血。

伤寒以阳为主：热多当愈，热不除为太过，热深厥微，必伤阴络。医者当于阳盛时预滋其阴，以善其后也。四日至七日，自发热起至厥止而言。热不除，指复热四日。"复热四日"句，语意在"其病当愈"下。

伤寒厥四日，热反三日，复厥五日，其病为进。寒多热少，阳气退，故为进也。

凡厥与热不相应，便谓之反。上文先热后厥，是阳为主；此先厥后热，是阴为主。热不及厥之一，厥反进热之二。热微而厥反胜，此时不急扶其阳，阴盛以亡矣。（《伤寒来苏集·伤寒论注·卷四·热厥利证》）

【方·论】

《经》曰："火生苦。"又曰："以苦燥之。"又曰："味过于苦，脾气不濡，胃气乃厚。"以是知苦从火化，火能生土，则土燥火炎，非苦寒之味所能治矣。《经》曰："甘先入脾。"又曰："以甘泻之。"又曰："饮入于胃，输精于脾，上归于肺，水精四布，五经并行。"以是知甘寒之品，乃泻胃火生津液之上剂也。石膏大寒，寒能胜热，味甘归脾，质刚而主降，备中土生金之体，色白通肺，质重而含脂，具金能生水之用，故以为君。知母气寒主降，苦以泄肺火，辛以润肺燥，内肥白而外皮毛，肺金之象，生水之源也，故以为臣。甘草皮赤中黄，能土中泻火，为中宫舟楫，寒药得之缓其寒，用此为佐，沉降之性，亦得留连于脾胃之间矣。粳米稼穑作甘，气味温和，禀容平之性，为后天养生之资，得此为佐，阴寒之物，则无伤损脾胃之虑也。煮汤入胃，输脾归肺，水精四布，大烦大渴可除矣。白虎主西方金也，用以名汤者，秋金得令，而暑清阳解，此四时之序也。更加人参，以补中益气而生津，协和甘草、粳米之补，承制石膏、知母之寒，泻火而火不伤，乃操万全之术者。(《伤寒来苏集·伤寒论注·卷三·白虎汤证》)

【仲景原文】

白虎汤

知母六两　石膏碎，绵裹一斤　甘草炙二两　粳米六合。

上四味，以水一斗，煮米熟，汤成去滓，温服一升，日三服。

○伤寒脉滑而厥者，里有热，白虎汤主之。(《伤寒论·辨厥阴病脉证并治》)

○伤寒脉浮滑，此以表有热、里有寒，白虎汤主之。(《伤寒论·辨太阳病脉证并治下》)

○伤寒脉滑而厥者，里有热，白虎汤主之。(《伤寒论·辨厥阴病脉证并治》)

○伤寒脉浮、发热、无汗，其表不解，不可与白虎汤。(《伤寒论·辨太阳病脉证并治下》)

○三阳合病，腹满、身重，难以转侧，口不仁、面垢（又作枯，一云向经）、谵语、遗尿。发汗，则谵语；下之，则额上生汗、手足逆冷；若自汗出者，白虎汤主之。(《伤寒论·辨阳明病脉证并治》)

白虎加人参汤

【组·成】

知母六两　石膏一斤碎,绵裹　甘草二两炙　粳米六合。

前方加人参三两，余同前法。(《伤寒来苏集·伤寒论注·卷三·白虎汤证》)

【应·用】

若大汗出后而大烦渴，是阳陷于内，急当滋阴，故用白虎加人参汤。(《伤寒来苏集·伤寒论注·卷一·桂枝汤证下》)

若渴欲饮水，口干舌燥者，白虎加人参汤主之。

上文是阳邪自表入里，此条则自浅入深之证也。咽燥、口苦、恶热，热虽在里，尚未犯心；愦愦、怵惕、懊侬，虽入心尚不及胃；燥渴欲饮，是热已入胃，尚未燥硬。用白虎加人参汤，泻胃火而扶元气，全不涉汗吐下三法矣。(《伤寒来苏集·伤寒论注·卷三·栀子豉汤证》)

上条根首条诸证。

伤寒脉浮，发热无汗，其表不解者，不可与白虎汤。渴欲饮水，无表证者，白虎加人参汤主之。

白虎汤治结热在里之剂，先示所禁，后明所用，见白虎为重，则不可轻用也。脉浮发热无汗，麻黄证尚在，即是表不解；更兼渴欲饮水，又是热入里。此谓有表里证，当用五苓，多服暖水发汗矣。若外热已解，是无表证。但渴欲饮水，是邪热内攻。热邪与元气不两立，急当救里，故用白虎加人参以主之。若表不解而妄用之，热退寒起，亡可立待矣。

前条详证。(《伤寒来苏集·伤寒论注·卷三·白虎汤证》)

服桂枝汤，大汗出后，大烦渴不解，脉洪大者，白虎加人参汤主之。

此条详脉。全注见桂枝篇。(《伤寒来苏集·伤寒论注·卷三·白虎汤证》)

伤寒，无大热，口燥渴，心烦，背微恶寒者，白虎加人参汤主之。

伤寒六七日，无大热，其人躁烦，为阳去入阴。此虽不躁而口渴心烦，阳邪入里明矣。无大热，指表言，见微热犹在；背微恶寒，见恶寒将罢。此虽有表里证，而表邪已轻，里热已甚，急与白虎加人参汤，里和而表自解矣。(《伤寒来苏伤寒若吐若下后，七八日不解，热结在里，表里俱热，时时恶风，大渴，舌上干燥而烦，欲饮水数升者，白虎加人参汤主之。

伤寒七八日尚不解者，当汗不汗，反行吐下，是治之逆也。吐则津液亡于上，下则津液亡于下。表虽不解，热已入于里矣。太阳主表，阳明主里，表里俱热，是两阳并病也。恶风为太阳表证未罢，然时时恶风，则有时不恶，表将解矣，与背微恶寒同。烦躁舌干大渴为阳明证，欲饮水数升，里热结而不散，急当救里以滋津液，里和表亦解，故不须两解之法。（《伤寒来苏集·伤寒论注·卷三·白虎汤证》）

阳明病，若渴欲饮水，口干舌燥者，白虎加人参汤主之。

白虎所治，皆阳明燥证，揭为阳明主方，信为有见。（《伤寒来苏集·伤寒论注·卷三·白虎汤证》）

【仲景原文】

白虎加人参汤

知母六两　石膏一斤碎，绵裹　甘草二两炙　粳米六合　人参三两。

上五味，以水一斗，煮米熟，汤成去滓，温服一升，日三服。

〇服桂枝汤，大汗出后，大烦渴不解，脉洪大者，白虎加人参汤主之。（《伤寒论·辨太阳病脉证并治上》）

〇伤寒，若吐、若下后，七八日不解，热结在里，表里俱热，时时恶风，大渴，舌上干燥而烦，欲饮水数升者，白虎加人参汤主之。（《伤寒论·辨太阳病脉证并治下》）

〇伤寒，无大热，口燥渴，心烦，背微恶寒者，白虎加人参汤主之。（《伤寒论·辨太阳病脉证并治下》）

〇伤寒，脉浮，发热无汗，其表不解，不可与白虎汤。渴欲饮水，无表证者，白虎加人参汤主之。（《伤寒论·辨太阳病脉证并治下》）

〇若渴欲饮水，口干舌燥者，白虎加人参汤主之。（《伤寒论·辨阳明病脉证并治》）

〇服桂枝汤，大汗出后，大烦渴不解，脉洪大者，白虎加人参汤。（《伤寒论·辨太阳病脉证并治下》）

〇伤寒若吐下后，七八日不解，热结在里，表里俱热，时时恶风，大

渴，舌上干燥而烦，欲饮水数升者，白虎加人参汤。(《伤寒论·辨发汗吐下后病脉证并治》)

　　○太阳中热者，暍是也。汗出恶寒，身热而渴，白虎加人参汤主之。(《金匮要略·痉湿暍病脉证》)

　　○渴欲饮水，口干舌燥者，白虎加人参汤主之。(《金匮要略·消渴小便不利淋病脉证》)

　　按：仲景论述白虎汤加人参条文一共有9条，其中《伤寒论》有7条，《金匮要略》有2条。

❀ 竹叶石膏汤 ❀

【组·成】

　　竹叶　石膏　人参　甘草　半夏　麦冬　粳米。(《伤寒来苏集·伤寒附翼·卷下·阳明方总论》)

【方·论】

　　此加减人参白虎汤也。三阳合病，脉浮大，在关上，但欲睡而不得眠，合目则汗出，宜此主之。若用于伤寒解后，虚羸少气，气逆欲吐者，则谬之甚矣。三阳合病者，头项痛而胃家实，口苦、咽干、目眩者是也。夫脉浮为阳，大为阳，是三阳合病之常脉。今在关上，病机在肝、胃两部矣。凡胃不和，则卧不安，如肝火旺则上走空窍，亦不得睡。夫肾主五液，人心为汗，血之与汗，异名同类，是汗即血也。心主血而肝藏血，人卧则血归于肝。目合即汗出者，肝有相火，窍闭则火无从泄，血不得归肝，心不得主血，故发而为汗。此汗不由心，故名之为盗汗耳。此为肝眚，故用竹叶为引导，以其秉东方之青色，人通于肝。大寒之气，足以泻肝家之火，用麦冬佐人参以通血脉，佐白虎以回津，所以止盗汗耳。半夏禀一阴之气，能通行阴之道，其味辛，能散阳跻之满，用以引卫气从阳入阴，阴阳通，其卧立至，其汗自止矣。其去知母者何？三阳合病而遗尿，是肺气不收，致少阴之津不升，故藉知母以上滋手太阴，知母外皮毛而内白润，肺之润药也。此三阳合病而盗汗出，是肝火不宁，令少阴之精妄泄，既不可复濡少阴之津，又不可再泄皮毛之泽，故用麦冬以代之欤！（《伤寒来苏集·伤寒附翼·卷下·阳明方总论》）

【仲景原文】

竹叶石膏汤

竹叶二把　石膏一斤　半夏半升洗　麦门冬一斤去心　人参二两　甘草二两炙　粳米半斤。

上七味，以水一斗，煮取六升，去滓，内粳米，煮米熟，汤成去米，温服一升，日三服。

○伤寒解后，虚羸少气，气逆欲吐，竹叶石膏汤主之。（《伤寒论·辨阴阳易瘥后劳复病脉证并治》）

❀ 大承气汤 ❀

【组·成】

大黄四两酒洗　厚朴半斤　枳实五枚炙　芒硝三合。

水一斗，先煮二物，取五升，去滓，纳大黄，煮二升，去渣，再纳芒硝，上火微一二沸，分温再服。得下，余勿服。（《伤寒来苏集·伤寒论注·卷三·承气汤证》）

大黄　芒硝　枳实　厚朴。（《伤寒来苏集·伤寒附翼·卷下·阳明方总论》）

【应·用】

得病二三日，脉弱，无太阳、柴胡证，烦躁，心下鞕。至四五日，虽能食，以小承气汤，少少与，微和之，令小安。至六日，与承气汤一升。若不大便六七日，小便少者，虽不能食，但初头硬，后必溏，未定成硬，攻之必溏。须小便利，屎定硬，乃可攻之，宜大承气汤。（《伤寒来苏集·伤寒论注·卷三·承气汤证》）

得病二三日，尚在三阳之界。其脉弱，恐为无阳之征。无太阳桂枝证，无少阳柴胡证，则病不在表。而烦躁心下硬，是阳邪入阴，病在阳明之里矣。辨阳明之虚实，在能食不能食。若病至四五日尚能食，则胃中无寒，而便硬可知。少与小承气微和其胃，令烦躁少安，不竟除之者，以其人脉弱，恐大便之易动故也。犹太阴脉弱，当行大黄、芍药者减之之意。至六日复与小承气一升。至七日仍不大便，胃家实也。欲知大便之燥硬。既审其能食不能食，又当问其小便之利不利。而能食必大便硬，后不能食，是有燥屎。小便少者，恐津液还入胃中，故虽不能食，初头硬后必溏。小便利者，胃必实，屎定硬，乃可攻之。所以然者，脉弱是太阳中风，食是阳明中风。非七日后不敢下者，以此为风也。须过经乃可下之，下之若早，语言必乱，正此谓也。（《伤寒来苏集·伤寒论注·卷三·承气汤证》）

阳明病，潮热，大便硬者，可与大承气汤；不硬者，不可与之。（《伤寒来苏集·伤寒论注·卷三·承气汤证》）

伤寒，若吐下后，不解，不大便五六日，上至十余日，日晡所发潮热，不恶寒，独语如见鬼状。若剧者，发则不识人，循衣摸床，惕而不安，微喘直视，脉弦者生，涩者死。微者但发热谵语。大承气汤主之。若一服利，止后服。

坏病有微、剧之分。微者是邪气实，当以下解。若一服利，止后服，只攻其实，无乘其虚也。剧者，邪正交争，当以脉断其虚实。弦者是邪气实，不失为下证，故生；涩者是正气虚，不可更下，故死。如有所见独语，与郑声谵语不同。潮热不恶寒，不大便，是可下证。目直视不识人，循衣摸床等证，是日晡发热时事，不发时自安，故勿竟断为死证。还将脉推之，凡谵语脉短者死。涩者短也，短则气病；弦者长也，长则气治。凡直视、谵语、喘满者死。此微喘而不满，只是气之不承，非气之不治耳。（《伤寒来苏集·伤寒论注·卷三·承气汤证》）

汗出谵语者，以有燥屎在胃中，此为风也，须下之，过经乃可下之，下之若早，语言必乱，表虚里实故也。下之则愈，宜大承气汤。

首二句，是冒头，末二句，是总语。言汗出必亡津，谵语因胃实，则汗出谵语，以胃中有燥屎也，宜大承气汤下之。然汗出谵语有二义：有阳明本病多汗亡津而谵语者；有中风汗出早下而谵语者。如脉滑曰风，其谵语潮热下之，与小承气汤，不转矢气，勿更与之。如能食曰风，其烦躁心下硬，少与小承气微和之，令小安。非七日后屎定硬不敢妄下者，以此为风也。七日来行经已尽，阳邪入阴，乃可下之。若不知此义而早下之，表以早下而虚热不解，里以早下而胃家不实。如十三日不解，过经下利而谵语，与下后不解，至十余日不大便，日晡潮热，独语如有所见者是也。（《伤寒来苏集·伤寒论注·卷三·承气汤证》）

阳明病，谵语，有潮热，反不能食者，胃中必有燥屎五六枚也，宜大承气汤下之。若能食者，但硬耳。

初能食，反不能食，胃实可知。若能食而大便硬，是肠实而胃未实，恐本于中风，未可下也。谵语、潮热，屎有燥硬之辨。（《伤寒来苏集·伤寒论注·卷三·承气汤证》）

阳明病，下之，心中懊憹而烦，胃中有燥屎者，可攻之，宜大承气汤。腹微满，初头硬后必溏，不可攻之。（《伤寒来苏集·伤寒论注·卷三·承气汤证》）

病人不大便五六日，绕脐痛，烦躁，发作有时者，此有燥屎故也。

发作有时，是日晡潮热之时。二肠附脐，故绕痛，痛则不通矣。（《伤寒来苏集·伤寒论注·卷三·承气汤证》）

病人小便不利，大便乍难乍易，时有微热，喘冒不能卧者，有燥屎也，宜大承气汤。

小便不利，故大便有乍易；津液不得还入胃中，故喘冒不得卧；时有微热，即是潮热。

大下后，六七日不大便，烦不解，腹满痛者，此有燥屎也。所以然者，以本有宿食故也，宜大承气汤。

未病时本有宿食，故虽大下之后，仍能大实，痛随利减也。（《伤寒来苏集·伤寒论注·卷三·承气汤证》）

脉滑而数者，有宿食也，当下之，宜大承气汤。

数为在府，故滑为有食。数以至数言，是本来面目；疾以体状言，在谵语潮热时见，故为失度。（《伤寒来苏集·伤寒论注·卷三·承气汤证》）

腹满不减，减不足言，当下之，宜大承气汤。

下后无变证，则非妄下。腹满如故者，下之未尽耳，故当更下之也。（《伤寒来苏集·伤寒论注·卷三·承气汤证》）

二阳并病，太阳证罢，但发潮热，手足濈濈汗出，大便难而谵语者，下之则愈，宜大承气汤。

太阳证罢，是全属阳明矣。先揭二阳并病者，见未罢时便有可下之证。今太阳一罢，则种种皆下证矣。（《伤寒来苏集·伤寒论注·卷三·承气汤证》）

发汗不解，腹满痛者，急下之，宜大承气汤。

表虽不解，邪甚于里，急当救里，里和而表自解矣。

阳明病，发热汗多者，急下之，宜大承气汤。

前条若汗多微发热恶寒者，外未解也，未可与承气，总为脉迟者言耳。若

脉大而不恶寒、蒸蒸发热、汗多亡阳者，当急下以存津液，而勿以潮热为拘也。（《伤寒来苏集·伤寒论注·卷三·承气汤证》）

伤寒六七日，目中不了了，睛不和，无表里证，大便难，身微热者，此为实也，急下之，宜大承气汤。（《伤寒来苏集·伤寒论注·卷三·承气汤证》）

伤寒七日不愈，阳邪入阴矣。目不了了，目睛不和，何以故？身微热，是表证已罢。不烦躁，是里证未见。无表里证也。唯不大便为内实，斯必浊邪上升，阳气闭塞。下之，而浊阴出下窍，清阳走上窍矣。

少阴病，得之二三日，不大便，口燥咽干者，急下之，宜大承气汤。

热淫于内，肾水枯涸，因转属阳明。胃火上炎，故口燥咽干。急下之，火归于坎，津液自升矣。此必有不大便证，若非本有宿食，何得二三日便当急下？

少阴病，自利清水，色纯青，心下必痛，口干舌燥者，急下之，宜大承气汤。

自利而渴者，属少阴。今自利清水，疑其为寒矣。而利清水时，必心下痛，必口燥舌干，是土燥火炎，脾气不濡，胃气反厚，水去而谷不去，故纯青也。虽曰通因通用，仍是通因塞用。（《伤寒来苏集·伤寒论注·卷三·承气汤证》）

少阴病六七日，腹胀不大便者，急下之，宜大承气汤。

六七日当解不解，因转属阳明，是藏气实而不能入，还之于府也。急攻之，所谓已入于府者可下也。

三阳唯少阳无承气证，三阴唯少阴有承气证。盖少阳为阳，阳稍虚，邪便入于阴，故不可妄下，以虚其阳。少阴为阴枢，阳有余邪，便伤其阴，故宜急下以存其阴。且少阳属木，邪在少阳，唯畏其克土，故无下证。少阴主水，邪在少阴，更畏有土制，故当急下。盖真阴不可虚，强阳不可纵也。（《伤寒来苏集·伤寒论注·卷三·承气汤证》）

【鉴•别】

阳明病，脉迟，微汗出，不恶寒者，其身必重，短气，腹满而喘，有潮热者，此外欲解，可攻里也。手足濈然而汗出者，此大便已硬也。大承气汤主之。（《伤寒来苏集·伤寒论注·卷三·承气汤证》）

【仲景原文】

大承气汤

大黄四两酒洗　厚朴半斤炙，去皮　枳实五枚炙　芒硝三合。

上四味，以水一斗，先煮二物，取五升，去滓，内大黄，更煮取二升，去滓，内芒硝，更上微火一两沸，分温再服。得下，余勿服。

○阳明病，脉迟，虽汗出不恶寒者，其身必重，短气，腹满而喘，有潮热者，此外欲解，可攻里也，手足濈然汗出者，此大便已硬也，大承气汤主之；若汗多，微发热恶寒者，外未解也，其热不潮，未可与承气汤；若腹大满不通者，可与小承气汤，微和胃气，勿令至大泄下。(《伤寒论·辨阳明病脉证并治》)

○阳明病，潮热、大便微硬者，可与大承气汤；不硬者，不可与之。若不大便六七日，恐有燥屎，欲知之法，少与小承气汤，汤入腹中，转矢气者，此有燥屎也，乃可攻之；若不转矢气者，此但初头硬，后必溏，不可攻之，攻之必胀满不能食也。欲饮水者，与水则哕，其后发热者，必大便复硬而少也，以小承气汤和之；不转矢气者，慎不可攻也。(《伤寒论·辨阳明病脉证并治》)

○伤寒，若吐若下后，不解，不大便五六日，上至十余日，日晡所发潮热，不恶寒，独语如见鬼状；若剧者，发则不识人，循衣摸床，惕而不安，微喘直视，脉弦者生，涩者死。微者，但发热，谵语者，大承气汤主之。若一服利，则止后服。(《伤寒论·辨阳明病脉证并治》)

○阳明病，谵语，有潮热，反不能食者，胃中必有燥屎五六枚也；若能食者，但硬耳，宜大承气汤下之。(《伤寒论·辨阳明病脉证并治》)

○汗出谵语者，以有燥屎在胃中（此为风）也，须下者，过经乃可下之；下之若早，语言必乱，以表虚里实故也。下之愈，宜大承气汤。(《伤寒论·辨阳明病脉证并治》)

○二阳并病，太阳证罢，但发潮热，手足漐漐汗出，大便难而谵语者，下之则愈，宜大承气汤。(《伤寒论·辨阳明病脉证并治》)

○阳明病，下之，心中懊憹而烦，胃中有燥屎者，可攻，腹微满，初头硬，后必溏，不可攻之。若有燥屎者，宜大承气汤。(《伤寒论·辨阳明病脉证并治》)

○病人烦热，汗出则解，又如疟状，日晡所发热者，属阳明也。脉实者，宜下之，脉浮虚者，宜发汗。下之与大承气汤，发汗宜桂枝汤。(《伤寒论·辨阳明病脉证并治》)

○大下后，六七日不大便，烦不解，腹满痛者，此有燥屎也，所以然者，本有宿食故也，宜大承气汤。(《伤寒论·辨阳明病脉证并治》)

○病人小便不利，大便乍难乍易，时有微热，喘冒（一作怫郁）不能卧者，有燥屎也，宜大承气汤。(《伤寒论·辨阳明病脉证并治》)

○得病二三日，脉弱，无太阳柴胡证，烦躁，心下硬，至四五日，虽能食，以小承气汤少少与微和之，令小安，至六日，与承气汤一升，若不大便六七日，小便少者，虽不受食，但初头硬，后必溏，未定成硬，攻之必溏，须小便利，屎定硬，乃可攻之，宜大承气汤。(《伤寒论·辨阳明病脉证并治》)

○伤寒六七日，目中不了了，睛不和，无表里证，大便难，身微热者，此为实也。急下之，宜大承气汤。(《伤寒论·辨阳明病脉证并治》)

○阳明病，发热汗多者，急下之，宜大承气汤。(《伤寒论·辨阳明病脉证并治》)

○发汗不解，腹满痛者，急下之，宜大承气汤。(《伤寒论·辨阳明病脉证并治》)

○腹满不减，减不足言，当下之，宜大承气汤。(《伤寒论·辨阳明病脉证并治》)

○阳明少阳合病，必下利，其脉不负者，为顺也，负者，失也，互相克贼，名为负也，脉滑而数者，有宿食也，当下之，宜大承气汤。(《伤寒论·辨阳明病脉证并治》)

○少阴病，得之二三日，口燥咽干者，急下之，宜大承气汤。(《伤寒论·辨少阴病脉证并治》)

○少阴病，自利清水，色纯青，心下必痛，口干燥者，急下之，宜大承气汤。(《伤寒论·辨少阴病脉证并治》)

○少阴病，六七日，腹胀不大便者，急下之，宜大承气汤。(《伤寒论·辨少阴病脉证并治》)

○发汗不解，腹满痛者，急下之，宜大承气汤。(《伤寒论·辨阳明病脉证并治》)

○阳明病，潮热，大便微硬者，可与大承气汤；不硬者，不可与之。若不大便六七日，恐有燥屎。欲知之法，少与小承气汤，汤入腹中，转失气者，此有燥屎也，乃可攻之；若不转失气者，此但初头硬，后必溏，不可攻之，攻之必胀满，不能食也，欲饮水者，与水则哕；其后发热者，大便必复硬而少也，宜小承气汤和之；不转失气者，慎不可攻也。（《伤寒论·辨阳明病脉证并治》）

○少阴病，得之二三日，口燥咽干者，急下之，宜大承气汤。（《伤寒论·辨可下病脉证并治》）

○少阴病，六七日，腹满不大便者，急下之，宜大承气汤。（《伤寒论·辨可下病脉证并治》）

○少阴病，下利清水，色纯青，心下必痛，口干燥者，可下之，宜大柴胡、大承气汤。（《伤寒论·辨可下病脉证并治》）

○下利，三部脉皆平，按之心下硬者，急下之，宜大承气汤。（《伤寒论·辨可下病脉证并治》）

○下利，脉迟而滑者，内实也，利未欲止，当下之，宜大承气汤。（《伤寒论·辨可下病脉证并治》）

○阳明少阳合病，必下利，其脉不负者，为顺也；负者，失也，互相克贼，名为负也。脉滑而数者，有宿食，当下之，宜大承气汤。（《伤寒论·辨可下病脉证并治》）

○问曰：人病有宿食，何以别之？师曰：寸口脉浮而大，按之反涩，尺中亦微而涩，故知有宿食，当下之，宜大承气汤。（《伤寒论·辨可下病脉证并治》）

○下利，不欲食者，以有宿食故也，当下之，宜大承气汤。（《伤寒论·辨可下病脉证并治》）

○下利差，至其年月日时复发者，以病不尽故也，当下之，宜大承气汤。（《伤寒论·辨可下病脉证并治》）

○下利，脉反滑，当有所去，下乃愈，宜大承气汤。（《伤寒论·辨可下病脉证并治》）

○腹满不减，减不足言，当下之，宜大柴胡、大承气汤。（《伤寒论·辨可下病脉证并治》）

○脉双弦而迟者，必心下硬，脉大而紧者，阳中有阴也，可下之，宜大承气汤。（《伤寒论·辨可下病脉证并治》）

○汗（一作卧）出谵语者，以有燥屎在胃中，此为风也。须下者，过经乃可下之。下之若早者，语言必乱，以表虚里实故也。下之愈，宜大柴胡、大承气汤。（《伤寒论·辨可下病脉证并治》）

○病人烦热汗出则解，又如疟状，日晡所发热者，属阳明也。脉实者，可下之，宜大柴胡、大承气汤。（《伤寒论·辨可下病脉证并治》）

○阳明病，谵语，有潮热，反不能食者，胃中有燥屎五六枚也。若能食者，但硬耳，属大承气汤。（《伤寒论·辨可下病脉证并治》）

○得病二三日，脉弱，无太阳、柴胡证，烦躁，心下痞，至四五日，虽能食，以承气汤少少与微和之，令小安，至六日，与承气汤一升。若不大便六七日，小便少者，虽不大便，但初头硬，后必溏，此未定成硬也，攻之必溏。须小便利，屎定硬，乃可攻之，宜大承气汤（一云大柴胡汤）。（《伤寒论·辨可下病脉证并治》）

○阳明病脉迟，虽汗出不恶寒者，其身必重，短气腹满而喘，有潮热者，此外欲解，可攻里也。手足濈然汗出者，此大便已硬也，大承气汤主之；若汗出多，微发热恶寒者，外未解也，桂枝汤主之。其热不潮，未可与承气汤；若腹大满不通者，与小承气汤；微和胃气，勿令至大泄下。（《伤寒论·辨可下病脉证并治》）

○阳明病潮热，大便微硬者，可与大承气汤；不硬者，不可与之。若不大便六七日，恐有燥屎。欲知之法，少与小承气汤，汤入腹中，转失气者，此有燥屎也，乃可攻之。若不转失气者，此但初头硬，后必溏，不可攻之，攻之必胀满不能食也，欲饮水者，与水则哕。其后发热者，大便必复硬而少也，宜以小承气汤和之。不转失气者，慎不可攻也。（《伤寒论·辨可下病脉证并治》）

二阳并病，太阳证罢，但发潮热，手足漐漐汗出，大便难而谵语者，下之则愈，宜大承气汤。

○病人小便不利，大便乍难乍易，时有微热，喘冒不能卧者，有燥屎也，属大承气汤证。（《伤寒论·辨可下病脉证并治》）

○大下后，六七日不大便，烦不解，腹满痛者，此有燥屎也。所以然者，本有宿食故也，属大承气汤。（《伤寒论·辨可下病脉证并治》）

○伤寒若吐若下后，不解，不大便五六日，上至十余日，日晡所发潮热，不恶寒，独语如见鬼状。若剧者，发则不识人，循衣摸床，惕而不安，（一云，顺衣妄撮，怵惕不安）微喘直视，脉弦者生，涩者死。微者但发热，谵语者，属大承气汤。（《伤寒论·辨发汗吐下后病脉证并治》）

○阳明病，下之，心中懊憹而烦，胃中有燥屎者，可攻。腹微满，初头硬，后必溏，不可攻之。若有燥屎者，宜大承气汤。（《伤寒论·辨发汗吐下后病脉证并治》）

○痉为病（一本痉字上有刚字），胸满口噤，卧不着席，脚挛急，必齘齿，可与大承气汤。（《金匮要略·痉湿暍》）

○腹满不减，减不足言，当须下之，宜大承气汤。（《金匮要略·腹满寒疝宿食》）

○问曰：人病有宿食，何以别之？师曰：寸口脉浮而大，按之反涩，尺中亦微而涩，故知有宿食，大承气汤主之。（《金匮要略·腹满寒疝宿食》）

○脉数而滑者，实也，此有宿食，下之愈，宜大承气汤。（《金匮要略·腹满寒疝宿食》）

○下利不饮食者，有宿食也，当下之，宜大承气汤。（《金匮要略·腹满寒疝宿食》）

○下利，三部脉皆平，按之心下坚者，急下之，宜大承气汤。（《金匮要略·呕吐哕下利》）

○下利，脉迟而滑者，实也。利未欲止，急下之，宜大承气汤。（《金匮要略·呕吐哕下利》）

○下利，脉反滑者，当有所去，下乃愈，宜大承气汤。（《金匮要略·呕吐哕下利》）

○下利已瘥，至其年月日时复发者，以病不尽故也，当下之，宜大承气汤。（《金匮要略·呕吐哕下利》）

○病解能食，七八日更发热者，此为胃实，大承气汤主之。（《金匮要略·妇人产后病》）

○产后七八日，无太阳证，少腹坚痛，此恶露不尽。不大便，烦躁发热，切脉微实，再倍发热，日晡时烦躁者，不食，食则谵语，至夜即愈，宜大承气汤主之。热在里，结在膀胱也。（《金匮要略·妇人产后病》）

按：仲景论述大承气汤条文一共有54条，其中《伤寒论》有43条，《金匮要略》有11条。

❀ 小承气汤 ❀

【组·成】

大黄四两　厚朴二两去皮　枳实三枚。

水四升，煮取一升二合，分温三服。初服汤当大便，不尔者尽饮之，若得大便，勿服。(《伤寒来苏集·伤寒论注·卷三·承气汤证》)

大黄　枳实　厚朴。(《伤寒来苏集·伤寒附翼·卷下·阳明方总论》)

【应·用】

治阳明实热，地道不通，燥屎为患。其外症身热汗出，不恶寒反恶热，日晡潮热，手足濈濈汗出，或不了了。其内症六七日不大便，初欲食反不能食，腹胀满绕脐痛，烦躁谵语，发作有时，喘冒不得卧，腹中转矢气，或咽燥口干，心下痛，自利纯清水，或汗吐下后热不解，仍不大便，或下利谵语。其脉实或滑而数者，大承气汤主之。如大便不甚坚硬者，小承气汤微和之。如大便燥硬而证未剧者，调胃承气汤和之。若汗多微发热，恶寒未罢，腹未满，热不潮，屎未坚硬，初硬后溏，其脉弱或微满者，不可用。夫诸病皆因于气，秽物之不去，由于气之不顺，故攻积之剂必用行气之药以主之。亢则害，承乃制，此承气之所由。又病去而元气不伤，此承气之义也。夫方分大小，有二义焉：厚朴倍大黄，是气药为君，名大承气；大黄倍厚朴，是气药为臣，名小承气。味多性猛制大，其服欲令泄下也，因名曰大；味少性缓制小，其服欲微和胃气也，故名曰小。二方煎法不同，更有妙义。大承气用水一斗，先煮枳、朴，煮取五升，纳大黄煮取三升，内硝者，以药之为性，生者锐而先行，熟者气纯而和缓。仲景欲使芒硝先化燥屎，大黄继通地道，而后枳、朴除其痞满。缓于制剂者，正以急于攻下也。若小承气则三物同煎，不分次第，而服只四合。此求地道之通，故不用芒硝之峻，且远于大黄之锐矣，故称为微和之剂。

太阳病，若吐、若下、若发汗，微烦，小便数，大便因硬者，小承气汤和之愈。

此亦太阳之坏病，转属阳明者也。微烦、小便数，大便尚不当硬，因妄治亡津液而硬也。用小承气和之，润其燥也。此见小承气亦和剂，不是下剂。(《伤寒

来苏集·伤寒论注·卷三·承气汤证》)

若不大便六七日，恐有燥屎。欲知之法，少与小承气汤，汤入腹中转矢气者，此有燥屎，乃可攻之；若不转矢气者，此但初头硬，后必溏，不可攻之，攻之必胀满不能食也。欲饮水者，与水则哕。其后发热者，必大便硬而少也，以小承气汤和之。不转矢气者，慎不可攻也。(《伤寒来苏集·伤寒论注·卷三·承气汤证》)

此必因脉之迟弱，即潮热尚不足据，又立试法。如胃无燥屎而攻之，胃家虚胀，故不能食。虽复潮热、便硬而少者，以攻后不能食故也。要知不转矢气者，即渴欲饮水，尚不可与，况攻下乎？以小承气为和，即以小承气为试。仍与小承气为和，总是慎用大承气耳。(《伤寒来苏集·伤寒论注·卷三·承气汤证》)

阳明病，谵语发潮热，脉滑而疾者，小承气汤主之。(《伤寒来苏集·伤寒论注·卷三·承气汤证》)

脉滑而疾者，有宿食也。谵语潮热，下证具矣。与小承气试之，不转矢气，宜为易动。明日而仍不大便，其胃家似实，而脉反微涩，微则无阳，涩则少血，此为里虚，故阳证反见阴脉也。然胃家未实，阴脉尚多，故脉迟脉弱者，始可和而久可下。阳脉而变为阴脉者，不唯不可下，更不可和。脉滑者生，脉涩者死，故为难治。然滑有不同，又当详明。夫脉弱而滑，是有胃气。此脉来滑疾，是失其常度，重阳必阴，仲景早有成见，故少与小承气试之。若据谵语潮热，而与大承气，阴盛已亡矣。此脉证之假有余，小试之而即见真不足。凭脉辨证，可不慎哉！宜蜜煎导而通之。虚甚者，与四逆汤，阴得阳则解矣。(《伤寒来苏集·伤寒论注·卷三·承气汤证》)

阳明病，其人多汗，以津液外出，胃中燥，大便必硬，硬则谵语，小承气汤主之。若一服谵语止，更莫复服。(《伤寒来苏集·伤寒论注·卷三·承气汤证》)

阳明主津液所生病，故阳明病多汗。多汗是胃燥之因，便硬是谵语之根。一服谵语止，大便虽未利，而胃濡可知矣。(《伤寒来苏集·伤寒论注·卷三·承气汤证》)

下利谵语者，有燥屎也，宜小承气汤。

下利是大肠虚，谵语是胃气实。胃实肠虚，宜大黄以濡胃，毋庸芒硝以润肠也。(《伤寒来苏集·伤寒论注·卷三·承气汤证》)

【鉴·别】

若汗多，微发热恶寒者，外未解也。其热不潮，未可与承气汤。若腹大满不

柯琴用经方

通者，可与小承气汤，微和胃气，勿令大泄下。(《伤寒来苏集·伤寒论注·卷三·承气汤证》)

脉迟而未可攻者，恐为无阳，恐为在藏，故必表证悉罢，里证毕具，方为下证。若汗虽多而微恶寒，是表证仍在，此本于中风。故虽大满不通，只可微和胃气，令小安，勿使大泄，过经乃可下耳。胃实诸证，以手足汗出为可据，而潮热尤为亲切。以四肢为诸阳之本，而日晡潮热，为阳明主时也。(《伤寒来苏集·伤寒论注·卷三·承气汤证》)

【仲景原文】

小承气汤

大黄四两酒洗　厚朴二两炙，去皮　枳实三枚大者，炙。

上三味，以水四升，煮取一升二合，去滓，分温二服。初服汤当更衣，不尔者，尽饮之，若更衣者，勿服之。

○发汗后，恶寒者，虚故也，不恶寒，但热者，实也，当和胃气，与调胃承气汤（玉函云：与小承气汤）。(《伤寒论·辨太阳病脉证并治中》)

○阳明病，脉迟，虽汗出，不恶寒者，其身必重，短气，腹满而喘，有潮热者，此外欲解，可攻里也，手足濈然汗出者，此大便已硬也，大承气汤主之，若汗多，微发热恶寒者，外未解也；其热不潮，未可与承气汤；若腹大满不通者，可与小承气汤，微和胃气，勿令至大泄下。(《伤寒论·辨阳明病脉证并治》)

○阳明病，潮热，大便微硬者，可与大承气汤；不硬者，不可与之。若不大便六七日，恐有燥屎，欲知之法，少与小承气汤，汤入腹中，转矢气者，此有燥屎也，乃可攻之；若不转矢气者，此但初头硬，后必溏，不可攻之，攻之必胀满不能食也。欲饮水者，与水则哕，其后发热者，必大便复硬而少也，以小承气汤和之；不转矢气者，慎不可攻也。(《伤寒论·辨阳明病脉证并治》)

○阳明病，其人多汗，以津液外出，胃中燥，大便必硬，硬则谵语，小承气汤主之，若一服谵语止者，更莫复服。(《伤寒论·辨阳明病脉证并治》)

○阳明病，谵语，发潮热，脉滑而疾者，小承气汤主之。因与承气汤一升，腹中转气者，更服一升；若不转气者，勿更与之，明日又不大便，脉反微涩者，里虚也，为难治，不可更与承气汤也。(《伤寒论·辨阳明病脉证

并治》)

○太阳病，若吐、若下、若发汗后，微烦，小便数，大便因硬者，与小承气汤，和之愈。（《伤寒论·辨阳明病脉证并治》）

○得病二三日，脉弱，无太阳柴胡证，烦躁，心下硬，至四五日，虽能食，以小承气汤，少少与，微和之，令小安，至六日，与承气汤一升。若不大便六七日，小便少者，虽不受食，但初头硬，后必溏，未定成硬，攻之必溏，须小便利，屎定硬，乃可攻之，宜大承气汤。（《伤寒论·辨阳明病脉证并治》）

○下利，谵语者，有燥屎也，宜小承气汤。（《伤寒论·辨厥阴病脉证并治》）

○发汗后恶寒者，虚故也；不恶寒，但热者，实也，当和胃气，属调胃承气汤证（一法用小承气汤）。（《伤寒论·辨发汗后病脉证并治》）

○阳明病，潮热，大便微硬者，可与大承气汤；不硬者，不可与之。若不大便六七日，恐有燥屎，欲知之法，少与小承气汤，汤入腹中，转失气者，此有燥屎也，乃可攻之。若不转失气者，此但初头硬，后必溏，不可攻之，攻之必胀满，不能食也，欲饮水者，与水则哕。其后发热者，大便必复硬而少也，以小承气汤和之。不转失气者，慎不可攻也。（《伤寒论·辨不可下病脉证并治》）

○阳明病，发热，汗多者，急下之，宜大柴胡汤（一法用小承气汤）。（《伤寒论·辨可下病脉证并治》）

○下利谵语者，有燥屎也，属小承气汤。（《伤寒论·辨可下病脉证并治》）

○阳明病，其人多汗，以津液外出，胃中燥，大便必硬，硬则谵语，属小承气汤证。（《伤寒论·辨可下病脉证并治》）

○阳明病脉迟，虽汗出不恶寒者，其身必重，短气腹满而喘，有潮热者，此外欲解，可攻里也。手足濈然汗出者，此大便已硬也，大承气汤主之；若汗出多，微发热恶寒者，外未解也，桂枝汤主之。其热不潮，未可与承气汤；若腹大满不通者，与小承气汤，微和胃气，勿令至大泄下。（《伤寒论·辨可下病脉证并治》）

○阳明病潮热，大便微硬者，可与大承气汤；不硬者，不可与之。若不大便六七日，恐有燥屎。欲知之法，少与小承气汤，汤入腹中，转失气者，此有燥屎也，乃可攻之。若不转失气者，此但初头硬，后必溏，不可攻之，攻之必胀满不能食也，欲饮水者，与水则哕。其后发热者，大便必复硬而少也，宜以小承气汤和之。不转失气者，慎不可攻也。（《伤寒论·辨可下病脉证并治》）

○阳明病，谵语，发潮热，脉滑而疾者，小承气汤主之。因与承气汤一升，腹中转气者，更服一升，若不转气者，勿更与之。明日又不大便，脉反微涩者，里虚也，为难治，不可更与承气汤。（《伤寒论·辨可下病脉证并治》）

○太阳病，若吐、若下、若发汗后，微烦，小便数，大便因硬者，与小承气汤和之愈。（《伤寒论·辨发汗吐下后病脉证并治》）

○下利，谵语者，有燥屎也，小承气汤主之。（《金匮要略·呕吐哕下利》）

❀ 调胃承气汤 ❀

【组·成】

大黄三两　炙甘草二两　芒硝半斤。

上三味，吹咀，以水三升，煮取一升，去滓，纳芒硝，更上火微煮令沸，少少温服。（《伤寒来苏集·伤寒论注·卷三·承气汤证》）

大黄　芒硝　甘草。（《伤寒来苏集·伤寒附翼·卷下·阳明方总论》）

【应·用】

此治太阳阳明并病之和剂也。因其人平素胃气有余，故太阳病三日，其经未尽，即欲再作太阳经，发汗而外热未解。此外之不解，由于里之不通，故太阳之头项强痛虽未除，而阳明之发热不恶寒已外见。此不得执太阳禁下之一说，坐视津液之枯燥也。少与此剂以调之，但得胃气一和，必自汗而解，是与针足阳明同义，而用法则有在经在府之别矣。不用气药而亦名承气者，调胃即所以承气也。

《经》曰："平人胃满则肠虚，肠满则胃虚，更虚更实，故气得上下。"今气之不承，由胃家之热实。必用硝、黄以濡胃家之糟粕，而气得以下；同甘草以生胃家之津液，而气得以上。推陈之中，便寓致新之义，一攻一补，调胃之法备矣。胃调则诸气皆顺，故亦得以承气名之。前辈见条中无燥屎字，便云未坚硬者可用。不知此方专为燥屎而设，故芒硝分两多于大承气。因病不在气分，故不用气药耳。古人用药分两有轻重，煎服有法度，粗工不审其立意，故有三一承气之说。岂知此方全在服法之妙，少少服之，是不取其势之锐，而欲其味之留中，以濡润胃府而存津液也。所云"太阳病未罢者不可下"，又与"若欲下之，宜调胃承气汤。"合观之，治两阳并病之义始明矣。白虎加人参，是于清火中益气；调胃用甘草，是于攻实中虑虚。

若胃气不和，谵语者，少与调胃承气汤。

此非桂枝症，而形似桂枝症，砆趺类玉，大宜着眼。（《伤寒来苏集·伤寒论注·卷一·桂枝汤证下》）

太阳病三日，发汗不解，头不痛，项不强，不恶寒，反恶热，蒸蒸发热者，属胃也，调胃承气汤主之。

病经三日，已经发汗，阳气得泄则热热当解，而内热反炽，与中风翕翕发热不同，必其人胃家素实，因发汗亡津液，而转属阳明也。三日正阳明发汗之期。此太阳证已罢，虽热未解，而头不痛、项不强、不恶寒、反恶热，可知热已入胃，便和其胃，调胃之名以此。日数不必拘，要在脉证上讲求。（《伤寒来苏集·伤寒论注·卷三·承气汤证》）

发汗后，恶寒者，虚故也。不恶寒，反恶热者，实也。当和胃气，与调胃承气汤。（《伤寒来苏集·伤寒论注·卷三·承气汤证》）

若胃气不和谵语者，少与调胃承气汤。

承者，顺也，顺之则和。少与者，即调之之法。（《伤寒来苏集·伤寒论注·卷三·承气汤证》）

伤寒吐后腹胀满者，与调胃承气汤。

妄吐而亡津液，以致胃实而腹胀。吐后上焦虚可知。腹虽胀满，病在胃而不在胸，当和胃气，而枳、朴非其任矣。

阳明病，不吐不下心烦者，可与调胃承气汤。言阳明病则身热汗出不恶寒反恶热矣。若吐下后而烦为虚邪，宜栀子豉汤。未经吐下而烦，是胃火乘心，从前来者为实邪，调其胃而心自和。此实则泻子之法。（《伤寒来苏集·伤寒论注·卷三·承气汤证》）

太阳病，过经十余日，心下温温欲吐，而胸中痛，大便反溏，腹微满，郁郁微烦，先其时极吐下者，与调胃承气汤。

过经不解十余日，病不在太阳矣。仍曰太阳病者，以此为太阳之坏病也。心中不烦而心下温，腹中不痛而胸中痛，是上焦因极吐而伤矣。心下者，胃口也。心下温，温时即欲吐，胃口有遗热。腹微满，而郁郁时便微烦，是胃家尚未虚，胃中有燥屎矣。大便当硬而反溏，是下焦因极下而伤也。欲吐而不得吐，当利而不利，总因胃气不和，大便溏而胃家仍实也。少与调胃承气汤微和之，三焦得和矣。（《伤寒来苏集·伤寒论注·卷三·承气汤证》）

伤寒十三日不解，过经谵语者，以有热故也，当以汤下之。若小便利者，大便当硬，而反下利，脉调和者，知医以丸药下之，非其治也。若自下利者，脉当微，今反和者，此为内实也，调胃承气汤主之。

经者常也，过经是过其常度，非经络之经也。发于阳者七日愈，七日以上自愈，以行其经尽故也。七日不愈，是不合阴阳之数，便为过经，非十三日不解为过经也。凡表解而不了了者，十二日愈。此十三日而尚身热不解，便见其人之阳有余；过经而谵语，足征其人之胃家实。此内外有热，自阳盛阴虚也，当以承气汤下之，而医以丸药下之，是因其病久，不敢速下，恐伤胃气之意，而实非伤寒过经之治法也。下之不利，今反下利，疑为胃虚，而身热谵语未除，非虚也。凡下利者，小便当不利；小便利者，大便当硬。今小便利而反下利，疑为胃虚，恐热为协热而语为郑声也。当以脉别之，诸微亡阳，若胃虚而下利者脉当微。今调和而不微，是脉有胃气，胃实可知也。是丸药之沉迟，利在下焦，故胃实而肠虚，调其胃则利自止矣。

上条大便反溏，此条反下利，从假不足处得其真实。

上论调胃承气证。（《伤寒来苏集·伤寒论注·卷三·承气汤证》）

【方·论】

伤寒四五日，脉沉而喘满，沉为在里，而反发其汗，津液越出，大便为难，表虚里实，久则谵语。

喘而胸满者，为麻黄证，然必脉浮者，病在表，可发汗。今脉沉为在里，则喘满属于里矣。反攻其表则表虚，故津液大泄。喘而满者，满而实矣，因转属阳明，此谵语所由来也，宜少与调胃。汗出为表虚，然是谵语，归重只在里实。

发汗多，若重发汗者，亡其阳。谵语脉短者死，脉自和者不死。

上条论谵语之由，此条论谵语之脉。亡阳即津液越出之互辞。心之液为阳之汗，脉者血之府也。心主血脉，汗多则津液脱，营血虚。故脉短是营卫不行，藏府不通，则死矣。此谵语而脉自和者，虽津液妄泄，而不甚脱，一唯胃实，而营卫通调，是脉有胃气，故不死。此下历言谵语不因于胃者。（《伤寒来苏集·伤寒论注·卷三·阳明脉证上》）

虚、实俱指胃言。汗后正气夺则胃虚，故用附子、芍药；邪气盛则胃实，故用大黄、芒硝。此自用甘草，是和胃之意。此见调胃承气，是和剂而非下剂也。（《伤寒来苏集·伤寒论注·卷三·承气汤证》）

亢则害，承乃制，承气所由名也。不用枳、朴而任甘草，是调胃之义。胃调则诸气皆顺，故亦以承气名之。此方专为燥屎而设，故芒硝分两多于大承气。前辈见条中无燥屎字，便云未燥坚者用之，是未审之耳。（《伤寒来苏集·伤寒论注·卷三·承气汤证》）

【仲景原文】

调胃承气汤

大黄四两去皮，清酒洗　甘草二两炙　芒硝半升。

上三味，以水三升，煮取一升，去滓，内芒硝，更上火微煮令沸，少少温服之。

〇伤寒脉浮，自汗出，小便数，心烦，微恶寒，脚挛急，反与桂枝，欲攻其表，此误也，得之便厥，咽中干，烦躁，吐逆者，作甘草干姜汤与之，以复其阳。若厥愈足温者，更作芍药甘草汤与之，其脚即伸。若胃气不和，谵语者，少与调胃承气汤。若重发汗，复加烧针者，四逆汤主之。（《伤寒论·辨太阳病脉证并治上》）

〇发汗后，恶寒者，虚故也，不恶寒，但热者，实也，当和胃气，与调胃承气汤（玉函云，与小承气汤）。（《伤寒论·辨太阳病脉证并治中》）

〇太阳病未解，脉阴阳俱停，（一作微）必先振栗汗出而解，但阳脉微者，先汗出而解，但阴脉微（一作尺脉实者），下之而解。若欲下之，宜调胃承气汤（一云用大柴胡汤）。（《伤寒论·辨太阳病脉证并治中》）

〇伤寒十三日，过经，谵语者，以有热也，当以汤下之。若小便利者，大便当硬，而反下利，脉调和者。知医以丸药下之，非其治也。若自下利者，脉当微厥，今反和者，此为内实也，调胃承气汤主之。（《伤寒论·辨太阳病脉证并治中》）

○太阳病，过经十余日，心下温温欲吐而胸中痛，大便反溏，腹微满，郁郁微烦。先此时自极吐下者，与调胃承气汤；若不尔者，不可与；但欲呕、胸中痛、微溏者，此非柴胡汤证，以呕，故知极吐下也。(《伤寒论·辨太阳病脉证并治中》)

○阳明病，不吐、不下、心烦者，可与调胃承气汤。(《伤寒论·辨阳明病脉证并治》)

太阳病三日，发汗不解，蒸蒸发热者，属胃也，调胃承气汤主之。(《伤寒论·辨阳明病脉证并治》)

○伤寒吐后，腹胀满者，与调胃承气汤。(《伤寒论·辨阳明病脉证并治》)

○伤寒脉浮，自汗出，小便数，心烦，微恶寒，脚挛急。反与桂枝欲攻其表，此误也。得之便厥，咽中干，烦躁吐逆者，作甘草干姜汤与之，以复其阳；若厥愈足温者，更作芍药甘草汤与之，其脚即伸；若胃气不和，谵语者，少与调胃承气汤；若重发汗，复加烧针者，与四逆汤。(《伤寒论·辨发汗后病脉证并治》)

○发汗后恶寒者，虚故也，不恶寒，但热者，实也，当和胃气，属调胃承气汤（一法用小承气汤）。(《伤寒论·辨发汗后病脉证并治》)

○太阳病三日，发汗不解，蒸蒸发热者，属胃也，属调胃承气汤。(《伤寒论·辨发汗后病脉证并治》)

○太阳病未解，脉阴阳俱停（一作微），必先振栗汗出而解，但阴脉微（一作尺脉实）者，下之而解，宜大柴胡汤（一法用调胃承气汤）。(《伤寒论·辨可下病脉证并治》)

○阳明病，不吐、不下、心烦者，属调胃承气汤。(《伤寒论·辨可下病脉证并治》)

○太阳病，过经十余日，心下温温欲吐而胸中痛，大便反溏，腹微满，郁郁微烦。先此时极吐下者，与调胃承气汤；若不尔者，不可与；但欲呕，胸中痛，微溏者，此非柴胡汤证，以呕，故知极吐下也，调胃承气汤。(《伤寒论·辨发汗吐下后病脉证并治》)

○伤寒十三日，过经谵语者，以有热也，当以汤下之。若小便利者，大便当硬，而反下利，脉调和者，知医以丸药下之，非其治也。若自下利者，脉当微厥，今反和者，此为内实也，属调胃承气汤证。(《伤寒论·辨发汗吐

下后病脉证并治》）

〇伤寒吐后，腹胀满者，属调胃承气汤证。（《伤寒论·辨发汗吐下后病脉证并治》）

按：仲景论述调胃承气汤条文一共有15条，其中《伤寒论》有15条，《金匮要略》有0条。

桃核承气汤

【组·成】

桃仁五十个去皮尖　大黄四两　桂枝二两去皮　甘草二两炙　芒硝二两。

上五味，以水七升，煮取二升半，去滓，内芒硝，更上火，微沸下火，先食，温服五合，日三服，当微利。

【方·论】

阳明病，口燥，但欲漱水，不欲咽者，此必衄。

脉浮发热，口干鼻燥，能食者则衄。

此邪中于面，而病在经络矣。液之与血，异名而同类。津液竭，血脉因之而亦伤。故阳明主津液所生病，亦主血所生病。阳明经起于鼻，系于口齿。阳明病则津液不足，故口鼻干燥；阳盛则阳络伤，故血上滋而为衄也；口鼻之津液枯涸，故欲漱水；不欲咽者，热在口鼻，未入乎内也。能食者胃气强也。以脉浮发热之证，而见口干鼻燥之病机，如病在阳明，更审其能食、不欲咽水之病情，知热不在气分而在血分矣。此问而知之也。

按：太阳阳明皆多血之经，故皆有血证。太阳脉当上行，营气逆不循其道，反循巅而下至目内眦，假道于阳明，自鼻頞而出鼻孔，故先目瞑头痛；阳明脉当下行，营气逆而不下，反循齿环唇而上循鼻外至鼻頞而入鼻，故先口燥鼻干。异源而同流者，以阳明经脉起于鼻之交頞中，旁纳太阳之脉故也。

二条但言病机，不及脉法主治，宜桃仁承气、犀角地黄辈。（《伤寒来苏集·伤寒论注·卷三·阳明脉证上》）

柯琴用经方

桃核承气汤

桃仁五十个去皮尖　大黄四两　桂枝二两去皮　甘草二两炙　芒硝二两。

上五味，以水七升，煮取二升半，去滓，内芒硝，更上火，微沸下火，先食，温服五合，日三服，当微利。

○太阳病不解，热结膀胱，其人如狂，血自下，下者愈。其外不解者，尚未可攻，当先解其外。外解已，但少腹急结者，乃可攻之，宜桃核承气汤。后云解外宜桂枝汤。（《伤寒论·辨太阳病脉证并治中》）

○太阳病不解，热结膀胱，其人如狂，血自下，下者愈，其外未解者，尚未可攻，当先解其外，外解已，但少腹急结者，乃可攻之，宜桃核承气汤。（《伤寒论·辨可下病脉证并治》）

❀ 抵当汤 ❀

【组·成】

水蛭三十个去翅足，熬　虻虫二十五个去翅足，熬　桃仁二十粒　大黄三两酒洗。

上四味，以水五升，煮取三升，去滓，温服一升，不下再服。（《伤寒来苏集·伤寒论注·卷二·抵当汤证》）

水蛭　大黄　虻虫　桃仁。（《伤寒来苏集·伤寒附翼·卷上·太阳方总论》）

【应·用】

太阳病六七日，表症仍在，而反下之，脉微而沉，反不结胸，其人发狂者，以热在下焦，少腹当硬满，小便自利者，下血乃愈。所以然者，以太阳随经瘀热在里故也，抵当汤主之。（《伤寒来苏集·伤寒论注·卷二·抵当汤证》）

此亦病发于阳误下热入之症也。"表症仍在"下，当有"而反下之"句。太阳病六七日不解，脉反沉微，宜四逆汤救之。此因误下，热邪随经入府，结于膀胱，故少腹硬满而不结胸，小便自利而不发黄也。太阳经少气多血，病六七日而表症仍在，阳气重可知。阳极则扰阴，故血燥而蓄于中耳。血病则知觉昏昧，故发狂。此经病传府，表病传里，气病传血，上焦病而传下焦也。少腹居下焦，为膀胱之室，厥阴经脉所聚，冲任血海所由，瘀血留结，故硬满。然下其血而气自舒，攻其里而表自解矣。《难经》云："气结而不行者，为气先病；血滞而不濡者，为血后病。"深合此症之义。(《伤寒来苏集·伤寒论注·卷二·抵当汤证》)

太阳病身黄，脉沉结，少腹硬，小便不利者，为无血也；小便自利，其人如狂者，血结症也，抵当汤主之。

太阳病发黄与狂，有气血之分：小便不利而发黄者，病在气分，麻黄连翘赤小豆汤症也；若小便自利而发狂者，病在血分，抵当汤症也。湿热留于皮肤而发黄，卫气不行之故也；燥血结于膀胱而发黄，营气不敷之故也。沉为在里，凡下后热入之症，如结胸、发黄、蓄血，其脉必沉，或紧、或微、或结，在乎受病之轻重，而不可以因症分也。水结血结，俱是膀胱病，故皆少腹硬满。小便不利是水结；小便自利是血结。如字助语辞，若以如字实讲，与蓄血发狂分轻重，则谬矣。(《伤寒来苏集·伤寒论注·卷二·抵当汤证》)

阳明病，其人喜忘者，必有蓄血。所以然者，本有久瘀血，故令喜忘。屎虽硬，大便反易，其色必黑，宜抵当汤下之。

瘀血是病根，喜忘是病情。此阳明未病前症，前此不知，今因阳明病而究其由也。屎硬为阳明病，硬则大便当难而反易，此病机之变易见矣。原其故必有宿血，以血主濡也；血久则黑，火极反见水化也。此以大便反易之机，因究其色之黑，乃得其病之根，因知前此喜忘之病情耳。承气本阳明药，不用桃仁承气者，以大便易，不须芒硝；无表症，不得用桂枝；瘀血久，无庸甘草，非蝱虫水蛭不胜其任也。(《伤寒来苏集·伤寒论注·卷二·抵当汤证》)

病人无表里症，发热，七八日不大便。虽脉浮数者，可下之。假令已下，脉数不解，合热则消谷善饥，至六七日不大便者，有瘀血也，宜抵当汤。若脉数不解，而下利不止，必协热而便脓血也。(《伤寒来苏集·伤寒论注·卷二·抵当汤证》)

不头痛恶寒，为无表症；不烦燥呕渴，为无里症，非无热也。"七八日"下，当有"不大便"句。故脉虽浮数，有可下之理，观下后六七日犹然不便可知。合热协热，内外热也。前条据症推原，此条凭脉辨症。表里热极，阳盛阴虚，必伤阴络，故仍不大便者，必有蓄血；热利不止，必大便脓血矣，宜黄连阿胶汤主之。上条大便反易，知瘀血留久，是验之于已形。此条仍不大便，知瘀血已结，是料之于未形。六经唯太阳阳明有蓄血症，以二经多血故也，故脉症异而治则同。

太阳协热利，有虚有热。阳明则热而不虚。少阴便脓血属于虚，阳明则热。数为虚热，不能消谷。消谷善饥，此为实热矣。(《伤寒来苏集·伤寒论注·卷二·抵当汤证》)

伤寒有热，少腹满，应小便不利。今反利者，为有血也，当下之，不可余药，宜抵当丸。

有热即表症仍在。少腹满而未硬，其人未发狂，只以小便自利，预知其为有蓄血，故小其制而丸以缓之。(《伤寒来苏集·伤寒论注·卷二·抵当汤证》)

【方·论】

太阳病六七日，而表症仍在，阳气重可知。脉当大而反微，当浮而反沉。沉为在里，当做结胸之症，反不结胸，是病不在上焦；诸微无阳，而其人反发狂者，是病不在气分矣。凡阳病者，上行极而下，是热在下焦可知。下焦不治，少腹硬满，是热结于膀胱，当有癃闭之患。而小便反利者，是上焦肺家之气化行，经络之营气不利也。人知内热则小便不通，此热结膀胱，而小便反利，当知小便由肺气矣。凡阳盛者阴必虚，气胜者血必病。瘀热内结于膀胱，营血必外溢于经络。营气伤，故脉微而沉；瘀血蓄，故少腹硬满；血瘀不行，心不得主，肝无所藏，神魂不安，故发狂；或身黄而脉沉结者，皆由营气不舒故也。只以小便之自利决之，则病在血分而不谬矣。夫瘀血不去，则新血不生，营气不流，则五藏不通而死可立待。岐伯曰："血清气涩，疾泻之，则气竭焉；血浊气涩，疾泻之，则经可通也。"非得至峻之剂，不足以抵其巢穴，而当此重任矣。水蛭，虫之巧于饮血者也；虻，飞虫之猛于咂血者也。兹取水陆之善取血者攻之，同气相求耳。更佐桃仁之推陈致新，大黄之苦寒以荡涤邪热，名之曰抵当者，谓直抵其当攻之所也。若虽热而未狂，小腹满而未硬，宜小其制，为丸以缓治之。若外证已解，少腹结急而满，人如狂者，是转属阳明也，用桃仁、桂枝于调胃承气汤中以微利之，胃和则愈矣。或问血得热则行，此何以反结？膀胱热则小便不通，此何以反利乎？答曰：冲脉为血海，而位居少腹之上，膀胱居小腹之极底。膀胱热而血多，则血自下而不蓄；膀胱热而血少，则血凝而结于少腹矣。水入于胃，上输脾肺，下输膀胱，膀胱为州都之官，全藉脾肺气化而津液得出。此热在下焦，上中二焦之气化不病，故小便自利也。膀胱不利为癃，由太阴之不固；不约为遗溺，由太阴之不摄。仲景制大青龙、大柴胡、白虎汤，治三阳无形之热结。三承气之热实，是糟粕为患；桃仁、抵当之实结，是蓄血为眚。在有形中又有气血之分也。凡仲景用硝、黄，是荡热除秽，不是除血。后人专以气分血分对讲，误认糟粕为血，竟推大黄为血分药，不知大黄之芳香，所以开脾气而去腐秽，故方名承气耳。若不加桃仁，岂能破血？非加蛭虻，何以攻坚？是血剂中又分轻重也。凡癥瘕不散，久而成形者，皆蓄血所致。今人不求其属而治之，反用三棱等气分之药，重伤元气，元气日衰，邪气易结。盖谓糟粕因气行而除，瘀血因气伤而反坚也。明知此理，则用抵当丸，得治癥瘕及追虫攻毒之效。

　　按：水蛭赋体最柔，秉性最险，暗窃人血而人不知。若饮水而误吞之，留恋胃中，消耗血液，腹中或痛或不痛，令人黄瘦而死。观牛肚中有此者必瘦，可类推矣。虻虫之体，能高飞而远举，专吮牛血，其形气猛于苍蝇。观苍蝇取人血汗最痛，误食入胃，即刻腹痛，必泻出而后止。可知飞虫为阳属，专取营分之血，不肯停留胃中，与昆虫之阴毒不同也。仲景取虻、蛭同用，使蛭亦不得停留胃中，且更有大黄以荡涤之，毒物与蓄血俱去，而无遗祸。然二物以毒攻毒者也，若非邪气固结，元气不虚者，二物不可轻用矣。（《伤寒来苏集·伤寒论注·卷二·抵当汤证》）

【仲景原文】

抵当汤

水蛭熬　虻虫各三十个去翅足，熬　桃仁二十个去皮尖　大黄三两酒洗。

上四味，以水五升，煮取三升，去滓，温服一升，不下，更服。

○太阳病，六七日，表证仍在，脉微而沉，反不结胸，其人发狂者，以热在下焦，少腹当硬满，小便自利者，下血乃愈。所以然者，以太阳随经，瘀热在里故也，抵当汤主之。（《伤寒论·辨太阳病脉证并治中》）

○太阳病，身黄，脉沉结，少腹硬，小便不利者，为无血也；小便自利，其人如狂者，血证谛也，抵当汤主之。（《伤寒论·辨太阳病脉证并治中》）

○阳明证，其人喜忘者，必有蓄血。所以然者，本有久瘀血，故令喜忘，屎虽硬（康平本做"尿虽难"），大便反易，其色必黑者，宜抵当汤下之。（《伤寒论·辨阳明病脉证并治》）

○病患无表里证，发热七八日，虽脉浮数者，可下之。假令已下，脉数不解，合热则消谷喜饥，至六七日不大便者，有瘀血，宜抵当汤。（《伤寒论·辨阳明病脉证并治》）

○太阳病，六七日表证仍在，脉微而沉，反不结胸，其人发狂者，以热在下焦，少腹当硬满，而小便自利者，下血乃愈。所以然者，以太阳随经，瘀热在里故也，宜下之。以抵当汤。(《伤寒论·辨可下病脉证并治》)

○太阳病，身黄，脉沉结，少腹硬满，小便不利者，为无血也，小便自利，其人如狂者，血证谛，属抵当汤证。(《伤寒论·辨可下病脉证并治》)

○阳明证，其人喜忘者，必有蓄血。所以然者，本有久瘀血，故令喜忘。屎虽硬，大便反易，其色必黑，宜抵当汤下之。(《伤寒论·辨可下病脉证并治》)

○病人无表里证，发热七八日，脉虽浮数者，可下之。假令已下，脉数不解，今热则消谷喜饥，至六七日，不大便者，有瘀血，属抵当汤。(《伤寒论·辨发汗吐下后病脉证并治》)

○妇人经水不利下，抵当汤主之。亦治男子膀胱满急，有瘀血者。(《金匮要略·妇人杂病》)

🌸 抵当丸 🌸

【组·成】

水蛭三十个　虻虫二十五个　桃仁二十个　大黄三两。

上四味，杵分为四丸，以水二升，煮一丸，取七合服之，晬时当下血。若不下者更服。(《伤寒来苏集·伤寒论注·卷二·抵当汤证》)

【应·用】

伤寒有热，少腹满，应小便不利。今反利者，为有血也，当下之，不可余药，宜抵当丸。

有热即表症仍在。少腹满而未硬，其人未发狂，只以小便自利，预知其为有蓄血，故小其制而丸以缓之。(《伤寒来苏集·伤寒论注·卷二·抵当汤证》)

【方·论】

蛭，昆虫之饮血者也，而利于水。虻，飞虫之咂血者也，而利于陆。以水陆之善取血者，用以攻膀胱蓄血，使出乎前阴。佐桃仁之苦甘而推陈致新，大黄之苦寒而荡涤邪热。名之曰抵当者，直抵其当攻之处也。(《伤寒来苏集·伤寒论注·卷二·抵当汤证》)

【仲景原文】

抵当丸

水蛭二十个熬　虻虫二十个去翅足，熬　桃仁二十五个去皮尖　大黄三两。

上四味，捣分四丸。以水一升，煮一丸，取七合，服之。晬时当下血，若不下者，更服。

○伤寒有热，少腹满，应小便不利，今反利者，为有血也，当下之，不可余药，宜抵当丸。(《伤寒论·辨太阳病脉证并治中》)

○伤寒有热，少腹满，应小便不利，今反利者，为有血也，当下之，宜抵当丸。(《伤寒论·辨可下病脉证并治》)

❀ 大陷胸汤 ❀

【组·成】

大黄六两　芒硝一升　甘遂一钱匕。

上三味，以水六升，先煮大黄，取二升，去滓，纳芒硝，煮一二沸，纳甘遂末，温服一升。得快利，止后服。(《伤寒来苏集·伤寒论注·卷二·陷胸汤证》)

大黄　芒硝　甘遂。(《伤寒来苏集·伤寒附翼·卷上·太阳方总论》)

【应·用】

结胸无大热，但头微汗出者，此为水结在胸胁也，大陷胸汤主之。

此条言水结是结胸之本，互相发明结胸病源。若不误下则热不入，热不入则水不结。若胸胁无水气，则热必入胃而不结于胸胁矣。此因误下热入，太阳寒水之邪，亦随热而内陷于胸胁间，水邪热邪结而不散，故名曰结胸。粗工不解此义，竟另列水结胸一症，由是多歧滋惑矣。不思大陷胸汤丸，仲景用甘遂葶苈何为耶？无大热，指表言。未下时大热，下后无大热，可知大热乘虚入里矣。但头微汗者，热气上蒸也；余处无汗者，水气内结也。水结于内，则热不得散；热结于内，则水不得行。故用甘遂以直攻其水，任硝、黄以大下其热，所谓其次治六府也。又大变乎五苓、十枣等法。太阳误下，非结胸即发黄，皆因其先失于发汗，故致湿热之为变也。身无大热，但头汗出，与发黄症同。只以小便不利，知水气留于皮肤，尚为在表，仍当汗散。此以小便利，知水气结于胸胁，是为在里，故宜下解。（《伤寒来苏集·伤寒论注·卷二·陷胸汤证》）

伤寒六七日，结胸热实，脉沉紧，心下痛、按之石硬者，大陷胸汤主之。

前条言病因与外症，此条言脉与内症。又当于热实二字着眼，六七日中，详辨结胸有热实，亦有寒实。太阳病误下，成热实结胸，外无大热，内有大热也。太阴病误下，成寒实结胸，胸中结硬，外内无热症也。沉为在里，紧则为寒，此正水结胸胁之脉。心下满痛，按之石硬，此正水结胸胁之症。然其脉其症，不异于寒实结胸。故必审其为病发于阳，误下热入所致，乃可用大陷胸汤，是谓治病必求其本耳。（《伤寒来苏集·伤寒论注·卷二·陷胸汤证》）

太阳病，重发汗而复大下之，不大便五六日，舌上燥而渴，日晡小有潮热，从心下至小腹硬满而痛不可近者，大陷胸汤主之。

此妄汗妄下，将转属阳明而尚未离乎太阳也。不大便五六日，舌上燥渴，日晡潮热，是阳明病矣。然心下者，太阳之位，小腹者，膀胱之室也。从心下至小腹硬满而痛不可近，是下后热入水结所致，而非胃家实，故不得名为阳明病也。若复用承气下之，水结不散，其变不可胜数矣。（《伤寒来苏集·伤寒论注·卷二·陷胸汤证》）

伤寒五六日，呕而发热者，柴胡汤症具。而以他药下之，若心下满而硬痛者，此为结胸也，大陷胸汤主之。（《伤寒来苏集·伤寒论注·卷二·陷胸汤证》）

【鉴·别】

伤寒五六日，呕而发热者，柴胡汤证具，而以他药下之。若心下满而硬痛者，此为结胸也，大陷胸汤主之。（《伤寒来苏集·伤寒论注·卷三·柴胡汤证》）

结胸有轻重，立方分大小。从心下至小腹按之石硬而痛不可近者，为大结胸。

大结胸是水结在胸腹，故脉沉紧。（《伤寒来苏集·伤寒论注·卷二·陷胸汤证》）

【方•论】

病发于阳而反下之，热入因作结胸；病发于阴而反下之，因作痞。所以成结胸者，以下之太早故也。

阳者，指外而言，形躯是也；阴者，指内而言，胸中心下是也。此指人身之外为阳，内为阴，非指阴经之阴，亦非指阴症之阴。发阴、发阳，俱指发热。结胸与痞，俱是热症。作痞不言热入者，热原发于里也。误下而热不得散，因而痞硬，不可以发阴作无热解也。若作痞谓非热症，泻心汤不得用芩、连、大黄矣，若栀子豉之心中懊恼，瓜蒂散之心中温温欲吐，与心下满而烦，黄连汤之胸中有热，皆是病发于阴。

上条（指本条，编者注）言热入是结胸之因。（《伤寒来苏集•伤寒论注•卷二•陷胸汤证》）

问曰："病有结胸，有藏结，其状何如？"答曰："按之痛，寸脉浮，关脉沉，名曰结胸也。如结胸状，饮食如故，时时下利，寸脉浮，关脉小细沉紧，名曰藏结。舌上白苔滑者，难治。"结胸之脉沉紧者可下，浮大者不可下，此言其略耳。若按部推之，寸为阳，浮为阳，阳邪结胸而不散，必寸部仍见浮脉。关主中焦，妄下而中气伤故沉，寒水留结于胸胁之间故紧。不及尺者，所重在关，故举关以统之也。如结胸状而非结胸者，结胸则不能食，不下利，舌上燥而渴，按之痛，脉虽沉紧而实大。此则结在藏而不在府，故见症种种不同。夫硬而不通谓之结。此能食而利亦谓之结者，是结在无形之气分，五藏不通，故曰藏结。与阴结之不能食而大便硬不同者，是阴结尚为胃病，而无间于藏也。五藏以心为主，而舌为心之外候，舌苔白而滑，是水来克火，心火几于熄矣，故难治。（《伤寒来苏集•伤寒论注•卷二•陷胸汤证》）

【注意事项与禁忌】

结胸症，其脉浮大者，不可下，下之则死。

阳明脉浮大，心下反硬，有热属藏者，可攻之。太阳结胸热实，脉浮大者，不可下，何也？盖阳明燥化，心下硬，是浮大为心脉矣。火就燥，故急下之以存津液，釜底抽薪法也。结胸虽因热入所致，然尚浮大，仍为表脉。恐热未实则水未结，若下之，利不止矣。故必待沉紧，始可下之。此又凭脉不凭症之法也。

结胸症具，烦躁者亦死。

结胸是邪气实，烦躁是正气虚，故死。（《伤寒来苏集•伤寒论注•卷二•陷

胸汤证》)

大陷胸汤

大黄六两去皮　芒硝一升　甘遂一钱匕。

上三味，以水六升，先煮大黄取二升，去滓，内芒硝，煮一两沸，内甘遂末，温服一升，得快利，止后服。

○太阳病，脉浮而动数，浮则为风，数则为热，动则为痛，数则为虚；头痛发热，微盗汗出，而反恶寒者，表未解也。医反下之，动数变迟，膈内拒痛，胃中空虚，客气动膈，短气躁烦，心中懊憹，阳气内陷，心下因硬，则为结胸，大陷胸汤主之。若不结胸，但头汗出，余处无汗，剂颈而还，小便不利，身必发黄。(《伤寒论·辨太阳病脉证并治下》)

○伤寒六七日，结胸热实，脉沉而紧，心下痛，按之石硬者，大陷胸汤主之。(《伤寒论·辨太阳病脉证并治下》)

○伤寒十余日，热结在里，复往来寒热者，与大柴胡汤；但结胸，无大热者，此为水结在胸胁也；但头微汗出者，大陷胸汤主之。(《伤寒论·辨太阳病脉证并治下》)

○太阳病，重发汗而复下之，不大便五六日，舌上燥而渴，日晡所，小有潮热(一云日晡所发，心胸大烦)，从心下至少腹硬满而痛，不可近者，大陷胸汤主之。(《伤寒论·辨太阳病脉证并治下》)

○伤寒五六日，呕而发热者，柴胡汤证具，而以他药下之，柴胡证仍在者，复与柴胡汤。此虽已下之，不为逆，必蒸蒸而振，却发热汗出而解。若心下满而硬痛者，此为结胸也，大陷胸汤主之，但满而不痛者，此为痞，柴胡不中与之，宜半夏泻心汤。(《伤寒论·辨太阳病脉证并治下》)

○但结胸，无大热者，以水结在胸胁也，但头微汗出者，属大陷胸汤。(《伤寒论·辨可下病脉证并治》)

○伤寒六七日，结胸热实，脉沉而紧，心下痛，按之石硬者，属大陷胸汤。(《伤寒论·辨可下病脉证并治》)

○太阳病，重发汗而复下之，不大便五六日，舌上燥而渴，日晡所，小有潮热(一云，日晡所发，心胸大烦)，从心下至少腹，硬满而痛，不可近者，属大陷胸汤。(《伤寒论·辨发汗吐下后病脉证并治》)

○太阳病，脉浮而动数，浮则为风，数则为热，动则为痛，数则为虚。头痛发热，微盗汗出而反恶寒者，表未解也，医反下之，动数变迟，膈内拒痛，（一云头痛即眩）胃中空虚，客气动膈，短气躁烦，心中懊憹，阳气内陷，心下因硬，则为结胸，属大陷胸汤证。若不结胸，但头汗出，余处无汗，齐颈而还，小便不利，身必发黄。（《伤寒论·辨发汗吐下后病脉证并治》）

○伤寒五六日，呕而发热者，柴胡汤证具，而以他药下之，柴胡证仍在者，复与柴胡汤。此虽已下之，不为逆，必蒸蒸而振，却发热汗出而解。若心下满而硬痛者，此为结胸也，大陷胸汤主之，用前方。但满而不痛者，此为痞，柴胡不中与之，属半夏泻心汤。（《伤寒论·辨发汗吐下后病脉证并治》）

按：仲景论述大陷胸汤条文一共有10条，其中《伤寒论》有10条，《金匮要略》有0条。

🌸 大陷胸丸 🌸

【组·成】

大黄八两　芒硝　杏仁　葶苈子各半升。

上大黄、葶苈捣筛，纳杏仁、芒硝，合研如脂，和散取弹丸一枚，别捣甘遂末一钱匕，白蜜二合，水二升，煮取一升，温顿服之。一宿乃下，如不下更服，取下为效。（《伤寒来苏集·伤寒论注·卷二·陷胸汤证》）

大黄　芒硝　杏仁　葶苈　甘遂。（《伤寒来苏集·伤寒附翼·卷上·太阳方总论》）

【应·用】

结胸者，项亦强如柔痉状，下之则和，宜大陷胸丸。

头不痛而项犹强，不恶寒而头汗出，故如柔痉状。此表未尽除而里症又急，丸以缓之，是以攻剂为和剂也。此是结胸症中或有此状。若谓结胸者必如是，则不当有汤丸之别矣。（《伤寒来苏集·伤寒论注·卷二·陷胸汤证》）

【方·论】

硝、黄血分药也，葶、杏气分药也。病在表用气分药，病在里用血分药。此病在表里之间，故用药亦气血相须也。且小其制而复以白蜜之甘以缓之，留一宿乃下，一以待表症之先除，一以保肠胃之无伤耳。(《伤寒来苏集·伤寒论注·卷二·陷胸汤证》)

【仲景原文】

大陷胸丸

大黄半斤　葶苈子半升熬　芒硝半升　杏仁半升去皮尖，熬黑。

上四味，捣筛二味，内杏仁、芒硝，合研如脂，和散。取如弹丸一枚，别捣甘遂末一钱匕、白蜜二合，水二升，煮取一升，温顿服之，一宿乃下；如不下，更服，取下为效。禁如药法。

○病发于阳而反下之，热入因作结胸，病发于阴而反下之，因作痞也，所以成结胸者，以下之太早故也。结胸者，项亦强，如柔痉状，下之则和，宜大陷胸丸。(《伤寒论·辨太阳病脉证并治下》)

○结胸者，项亦强，如柔痉状，下之则和 (结胸门用大陷胸丸)。(《伤寒论·辨可下病脉证并治》)

❀ 小陷胸汤 ❀

【组·成】

黄连一两　半夏半升　大栝蒌实一枚。

上三味，以水六升，先煮栝蒌，取三升，去滓，纳诸药，煮取二升，去渣，分温三服。(《伤寒来苏集·伤寒论注·卷二·陷胸汤证》)

黄连　半夏　栝蒌实。(《伤寒来苏集·伤寒附翼·卷上·太阳方总论》)

【应·用】

小结胸病正在心下，按之则痛，脉浮滑者，小陷胸汤主之。(《伤寒来苏集·伤寒论注·卷二·陷胸汤证》)

【方·论】

热入有浅深，结胸分大小。心腹硬痛，或连小腹不可按者，为大结胸。此土燥水坚，故脉亦应其象而沉紧。止在心下，不及胸腹，按之知痛不甚硬者，为小结胸。是水与热结，凝滞成痰，留于膈上，故脉亦应其象而浮滑也。秽物据清阳之位，法当泻心而涤痰，用黄连除心下之痞实，半夏消心下之痰结，寒温并用，温热之结自平。栝蒌实色赤形圆，中含津液，法象于心，用以为君，助黄连之苦，且以滋半夏之燥，洵为除烦涤痰、开结宽胸之剂。虽同名陷胸，而与攻利水谷之方悬殊矣。大小青龙攻太阳之表，有水火之分。大小陷胸攻太阳之里，有痰饮之别，不独以轻重论也。

【鉴·别】

正在心下未及胁腹，按之则痛，未曾石硬者，为小结胸。大结胸是水结在胸腹，故脉沉紧。

小结胸是痰结于心下，故脉浮滑。水结宜下，故用甘遂、葶、杏、硝、黄等下之；痰结可消，故用黄连、栝蒌、半夏以消之。水气能结而为痰，其人之阳气重可知矣。（《伤寒来苏集·伤寒论注·卷二·陷胸汤证》）

【注意事项与禁忌】

藏结无阳症，不往来寒热，其人反静，舌上苔滑者，不可攻也。

结胸是阳邪下陷，尚有阳症见于外，故脉虽沉紧，有可下之理。藏结是积渐凝结而为阴，五藏之阳已竭也，外无烦躁潮热之阳，舌无黄黑芒刺之苔，虽有硬满之症，慎不可攻，理中、四逆辈温之，尚有可生之义。（《伤寒来苏集·伤寒论注·卷二·陷胸汤证》）

病人胁下素有痞连在脐傍，痛引小腹入阴筋者，此名藏结，死。

藏结有如结胸者，亦有如痞状者。素有痞而在胁下，与下后而心下痞不同矣。脐为立命之原。脐傍者，天枢之位，气交之际，阳明脉之所合，少阳脉之所出，肝脾肾三藏之阴凝结于此，所以痛引小腹入阴筋也。此阴常在，绝不见阳，阳气先绝，阴气继绝，故死。少腹者，厥阴之部，两阴交尽之处。阴筋者，宗筋也。今人多有阴筋上冲小腹而痛死者，名曰疝气，即是此类。然痛止便苏者，《金匮》所云："入藏则死，入府则愈"也。治之以茴香、吴萸等味而痊者，亦可明藏结之治法矣。卢氏将种种异症，尽归藏结，亦好奇之过也。（《伤寒来苏

【仲景原文】

小陷胸汤

黄连一两　半夏半升洗　栝蒌实大者一枚。

上三味，以水六升，先煮栝蒌，取三升，去滓，内诸药，煮取二升，去滓，分温三服。

○小结胸病，正在心下，按之则痛，脉浮滑者，小陷胸汤主之。（《伤寒论·辨太阳病脉证并治下》）

○病在阳，应以汗解之，反以冷水潠之。若灌之，其热被劫不得去，弥更益烦，肉上粟起，意欲饮水，反不渴者，服文蛤散；若不瘥者，与五苓散；寒实结胸，无热证者，与三物小陷胸汤，白散亦可服。（《伤寒论·辨太阳病脉证并治下》）

第二章

🌸 十枣汤 🌸

【组·成】

芫花熬赤　甘遂　大戟各等分。

上三味，各异捣筛，称已，合治之。以水一升半，煮大肥枣十枚，取八合，去枣，纳药末。强人服一钱匕，羸人半钱，温服之，平旦服。若下少病不愈者，明日更服加半钱，得快下利后，糜粥自养。（《伤寒来苏集·伤寒论注·卷二·十枣汤证》）

大枣　芫花　甘遂　大戟。（《伤寒来苏集·伤寒附翼·卷上·太阳方总论》）

【应·用】

太阳中风，下利呕逆，表解者，乃可攻之。其人漐漐汗出，发作有时，头痛，心下痞硬满，引胁下痛，干呕短气，汗出不恶寒者，此表解里未和也，十枣汤主之。

中风下利呕逆，本葛根加半夏症。若表既解而水气淫溢，不用十枣攻之，胃气大虚，后难为力矣。然下利呕逆，固为里症，而本于中风，不可不细审其表也。若其人漐漐汗出，似乎表症，然发作有时，则病不在表矣。头痛是表症，然既不恶寒，又不发热，但心下痞硬而满，胁下牵引而痛，是心下水气泛溢，上攻于脑而头痛也。与"伤寒不大便六七日而头痛，与承气汤"同。干呕汗出为在表，然而汗出而有时、更不恶寒、干呕而短气为里症也明矣。此可以见表之风邪已解，而里之水气不和也。然诸水气为患，或喘、或渴、或噎、或悸、或烦、或利而不吐、或吐而不利、或吐利而无汗。此则外走皮毛而汗出，上走咽喉而呕逆，下走肠胃而下利，浩浩莫御，非得利水之峻剂以直折之，中气不支矣。此十枣之剂，与五苓、青龙、泻心等法悬殊矣。

太阳阳明合病，太阳少阳合病，俱下利呕逆，皆是太阳中风病根。（《伤寒来苏集·伤寒论注·卷二·十枣汤证》）

【方·论】

治太阳中风，表解后里气不和，下利呕逆，心下至胁痞满硬痛，头痛短气，汗出不恶寒者。仲景利水之剂种种不同，此其最峻者也。凡水气为患，或喘或咳，或利或吐，吐利而无汗，病一处而已。此则外走皮毛而汗出，内走咽喉而呕逆，下走肠胃而下利，水邪之泛溢者，既浩浩莫御矣。且头痛短气，心腹胁下皆痞硬满痛，是水邪尚留结于中，三焦升降之气，拒隔而难通也。表邪已罢，非汗散所宜，里邪充斥，又非渗泄之品所能治。非选利水之至锐者以直折之，中气不支，亡可立待矣。甘遂、芫花、大戟，皆辛苦气寒，而秉性最毒，并举而任之，气同味合，相须相济，决渎而大下，一举而水患可平矣。然邪之所凑，其气已虚，而毒药攻邪，脾胃必弱。使无健脾调胃之品主宰其间，邪气尽而元气亦随之尽。故选枣之大肥者为君，预培脾土之虚，且制水势之横，又和诸药之毒，既不使邪气之盛而不制，又不使元气之虚而不支。此仲景立法之尽善也。用者拘于甘能缓中之说，岂知五行承制之理乎。张子和制浚川、禹功、神佑等方，治水肿痰饮，而不知君补剂以护本，但知用毒药以攻邪，所以善全者鲜。（《伤寒来苏集·伤寒附翼·卷上·太阳方总论》）

【仲景原文】

十枣汤

芫花熬　甘遂　大戟　大枣十枚先煮。

上三味等分，各别捣为散。以水一升半，先煮大枣肥大者十枚，取八合，去滓，内药末，强人服一钱匕，羸人服半钱，温服之。平旦服，若下少病不除者，明日更服，加半钱；得快下利后，糜粥自养。

〇太阳中风，下利呕逆，表解者，乃可攻之，其人漐漐汗出，发作有时，头痛，心下痞硬满，引胁下痛、干呕、短气、汗出不恶寒者，此表解里未和也，十枣汤主之。(《伤寒论·辨太阳病脉证并治下》)

〇太阳病中风，下利，呕逆，表解者，乃可攻之。其人漐漐汗出，发作有时，头痛，心下痞硬满，引胁下痛，干呕则短气，汗出不恶寒者，此表解里未和也。属十枣汤。(《伤寒论·辨可下病脉证并治》)

〇病悬饮者，十枣汤主之。(《金匮要略·痰饮咳嗽》)

〇咳家其脉弦，为有水，十枣汤主之。(《金匮要略·痰饮咳嗽》)

〇夫有支饮家，咳烦，胸中痛者，不卒死，至一百日或一岁，宜十枣汤。(《金匮要略·痰饮咳嗽》)

❀ 三物白散 ❀

【组·成】

桔梗　贝母各二钱　巴豆一分去皮熬黑研如脂。

上二味为散，纳巴豆，更于臼中杵之，以白饮和服。强人半钱匕，羸者减之。(《伤寒来苏集·伤寒论注·卷四·三白散证》)

桔梗　贝母　巴豆。(《伤寒来苏集·伤寒附翼·卷下·太阴方总论》)

【应·用】

病在膈上者，必吐；在膈下者，必利。

本证原是吐利，因胸下结硬，故不能通。因其势而利导之，则结硬自除矣。

不利，进热粥一杯，利过不止，进冷粥一杯。(《伤寒来苏集·伤寒论注·卷四·三白散证》)

【方·论】

贝母主疗心胸郁结；桔梗能开提血气利膈宽胸；然非巴豆之辛热斩关而入，何以胜硝黄之苦寒，使阴气流行而成阳也？白饮和服者，甘以缓之，取其留恋于胸，不使速下耳。散者散其结塞，比"汤以荡之"更精。（《伤寒来苏集·伤寒论注·卷四·三白散证》）

太阳表热未除，而反下之，热邪与水气相结，成实热结胸；太阴腹满时痛，而反下之，寒热相结，成寒实结胸。夫大小陷胸用苦寒之品者，为有热也。此无热症者，则不得概以阳症之法治之矣。三物小陷胸汤者，即白散也。以其结硬而不甚痛，故亦以小名之。以三物皆白，欲以别于小陷胸之黄连，故以白名之。在太阳则或汤或丸，在太阴则或汤或散，随病机之宜也。贝母善开心胸郁结之气，桔梗能提胸中陷下之气。然微寒之品，不足以胜结硬之阴邪，非巴豆之辛热斩关而入，何以使胸中之阴气流行也？故用二分之贝、桔，必得一分之巴豆以佐之。则清阳升而浊阴降，结硬斯可得而除矣。和以白饮之甘，取其留恋于胃，不使速下，散以散之，比汤以荡之者，尤为得当也。服之而病在膈上必吐，在膈下者必利，以本症原自吐利，因胸下结硬而暂止耳。今因其势而利导之，使还其出路，则结硬自散也。然此剂非欲其吐，本欲其利，亦不欲其过利。故不利进热粥一杯，利过不止进冷粥一杯，此又复方之妙理欤！仲景每用粥为反佐者，以草木之性各有偏长，唯稼穑作甘为中和之味，人之精神血气，皆赖之以生。故桂枝汤以热粥发汗，理中汤以热粥温中，此以热粥导利，复以冷粥止利，神哉！东垣云："淡粥为阴中之阳，所以利小便。"则利水之剂，未始不可用也。今人服大黄后用冷粥止利，尚是仲景遗意乎！此证叔和编在太阳篇中水哄病后，云"寒实结胸无热症者，与三物小陷胸汤，白散亦可服。"按本论小陷胸汤是黄连、栝蒌、半夏三物，而贝母、桔梗、巴豆亦是三物。夫黄连、巴豆，寒热天渊，岂有可服黄连之症，亦可服巴豆之理？且此外更无别方，则当云三物小陷胸汤为散亦可服。如云白散亦可服，是二方矣。而方后又以身热皮粟一段杂之，使人昏昏不辨。今移之太阴胸下结硬之后，其症其方，若合符然。

【仲景原文】

三物小白散

桔梗三分　巴豆一分去皮心，熬黑，研如脂　贝母三分。

柯琴用经方

上三味为散，内巴豆，更于白中杵之，以白饮和服。强人半钱匕，羸者减之。病在膈上必吐，在膈下必利。不利，进热粥一杯；利过不止，进冷粥一杯。身热、皮粟不解，欲引衣自覆；若以水潠之、洗之，益令热却不得出，当汗而不汗则烦。假令汗出已，腹中痛，与芍药三两，如上法。

○病在阳，应以汗解之，反以冷水潠之。若灌之，其热被劫，不得去，弥更益烦，肉上粟起，意欲饮水，反不渴者，服文蛤散；若不瘥者，与五苓散；寒实结胸，无热证者，与三物小陷胸汤，白散亦可服。(《伤寒论·辨太阳病脉证并治下》)

蜜煎导

【组·成】

蜜七合。

上一味，于铜器内煎凝如饴状，搅之，勿令焦着。欲可丸，并手捻作挺，令头锐，大如指，长二寸许。当热时急作，冷则硬。以纳谷道中，欲大便时乃去之。(《伤寒来苏集·伤寒论注·卷三·阳明脉证上》)

【仲景原文】

蜜煎导

食蜜七合。

上一味，于铜器内，微火煎，当须凝如饴状，搅之勿令焦着，欲可丸，并手捻作挺，令头锐，大如脂，长二寸许。当热时急作，冷则硬。以内谷道中，以手急抱，欲大便时乃去之。又大猪胆一枚，泻汁，和少许法醋，以灌谷道内，如一食顷，当大便出宿食恶物，甚效。

○阳明病，自汗出，若发汗，小便自利者，此为津液内竭，便虽硬不可

攻之，当须自欲大便，宜蜜煎导而通之，若土瓜根及大猪胆汁，皆可为导。（《伤寒论·辨阳明病脉证并治》）

〇阳明病，自汗出，若发汗，小便自利者，此为津液内竭，虽硬不可攻之。须自欲大便，宜蜜煎导而通之。若土瓜根及大猪胆汁，皆可为导。（《伤寒论·辨发汗后病脉证并治》）

〇阳明病，自汗出，若发汗，小便自利者，此为津液内竭，虽硬不可攻之，须自欲大便，宜蜜煎导而通之，若土瓜根及猪胆汁，皆可为导。（《伤寒论·辨不可下病脉证并治》）

❁ 泻心汤 ❁

【组·成】

大黄二两　黄连　黄芩各一两。

上三味，以水三升，煮取一升，顿服之。

【鉴·别】

本以下之，故心下痞，与泻心汤。（《伤寒来苏集·伤寒论注·卷二·五苓散证》）

【仲景原文】

泻心汤

大黄二两　黄连、黄芩各一两。

上三味，以水三升，煮取一升，顿服之。

〇本以下之，故心下痞，与泻心汤，痞不解。其人渴而口燥烦、小便不利者，五苓散主之。（《伤寒论·辨太阳病脉证并治下》）

〇本以下之，故心下痞，与泻心汤，痞不解。其人渴而口燥烦，小便不利者，属五苓散（一方云：忍之一日乃愈）。（《伤寒论·辨发汗吐下后病脉

证并治》)

　　○心气不足(《千金》为心气不定)，吐血，衄血，泻心汤主之。(《金匮要略·惊悸吐血下血胸满瘀血》)

　　○妇人吐涎沫，医反下之，心下即痞。当先治其吐涎沫，小青龙汤主之；涎沫止，乃治痞，泻心汤主之。(《金匮要略·妇人杂病》)

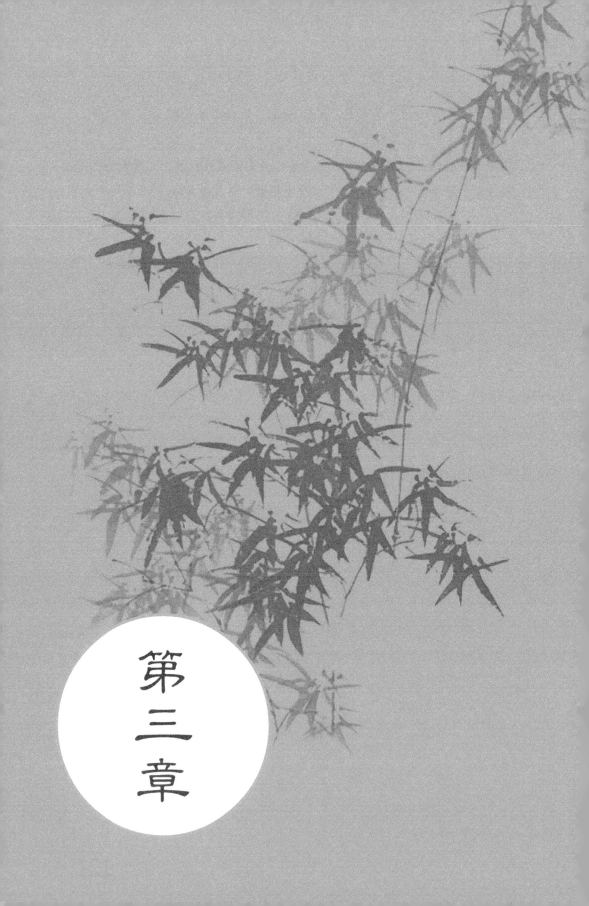

第三章

❀ 小柴胡汤 ❀

【组·成】

柴胡半斤　半夏半斤　人参　甘草　黄芩　生姜各三两　大枣十二枚。

以水一斗二升，煮取六升，去滓，再煎取三升，温服一升，日三服。（《伤寒来苏集·伤寒论注·卷三·柴胡汤证》）

柴胡　人参　黄芩　甘草　半夏　姜　枣。（《伤寒来苏集·伤寒附翼·卷下·少阳方总论》）

【应·用】

太阳病，十日已去，脉浮细而嗜卧者，外已解也。设胸满胁痛者，与小柴胡汤。

脉微细，但欲寐，少阴症也。浮细而嗜卧，无少阴症者，虽十日后，尚属太阳，此表解而不了了之谓。设见胸满嗜卧，亦太阳之余邪未散。兼胁痛，是太阳少阳合病矣，以少阳脉弦细也，少阳为枢，枢机不利，一阳之气不升，故胸满胁痛而嗜卧，与小柴胡和之。（《伤寒来苏集·伤寒论注·卷二·麻黄汤证上》）

阳明中风，脉弦浮大而短气，腹部满，胁下及心痛，久按之气不通，鼻干，不得汗，嗜卧，一身及面目悉黄，小便难，有潮热，时时哕，耳前后肿。刺之小差，外不解。病过十日，脉弦浮者，与小柴胡汤。（《伤寒来苏集·伤寒论注·卷三·阳明脉证下》）

伤寒五六日，中风，往来寒热，胸胁苦满，默默不欲饮食，心烦喜呕，或胸中烦而不呕，或渴，或腹中痛，或胁下痞硬，或心下悸小便不利，或不渴身有微热，或咳者，小柴胡汤主之。

此非言伤寒五六日而更中风也。言往来寒热有三义：少阳自受寒邪，阳气衰少，既不能退寒，又不能发热，至五六日郁热内发，始得与寒气相争，而往来寒热，一也；若太阳受寒，过五六日阳气始衰，余邪未尽，转属少阳，而往来寒热，二也；风为阳邪，少阳为风藏，一中于风，便往来寒热，不必五六日而始见，三也。少阳脉循胸胁，邪入其经故苦满；胆气不舒故默默；木邪犯土故不欲饮食；相火内炽故心烦。邪正相争故喜呕。盖少阳为枢，不全主表，不全主里，故六证皆在表里之间。仲景本意重半里，而柴胡所主又在半表，故少阳证必见半表，正宜柴胡加减。如悉入里，则柴胡非其任矣。故小柴胡称和解表里之主方。

寒热往来，病情见于外；苦喜不欲，病情得于内。看喜、苦、欲等字，非真呕、真满、不能饮食也。看往来二字，见有不寒热时。寒热往来，胸胁苦满，是无形之半表；心烦喜呕，默默不欲饮食，是无形之半里。虽然七证皆偏于里，唯微热为在表，皆属无形；唯心下悸为有形；皆风寒通证，唯胁下痞硬属少阳。总是气分为病，非有实可据，故皆于半表半里之治法。

血弱气虚，腠理开，邪气因入，与正气相搏，结于胁下。正邪分争，往来寒热，休作有时。默默不欲饮食，藏府相连，其痛不下，邪高痛下，故使呕也。（《伤寒来苏集·伤寒论注·卷三·柴胡汤证》）

此仲景自注柴胡证。首五句，释胸胁苦满之因；正邪三句，释往来寒热之义；此下多有缺文，故文理不连属也。

呕而发热者，小柴胡汤主之。（《伤寒来苏集·伤寒论注·卷三·柴胡汤证》）

伤寒五六日，头汗出，微恶寒，手足冷，心下满，口不欲食，大便硬，脉沉细者，此为阳微结。必有表复有里也，脉沉亦在里也。汗出为阳微结。假令纯阴结，不得复有外证，悉入在里矣。此为半在里半在表也。脉虽沉细，不得为少阴病。所以然者，阴不得有汗，今头汗出，故知非少阴也，可与小柴胡汤。设不了了者，得屎而解。

大便硬谓之结。脉浮数能食曰阳结，沉迟不能食曰阴结。此条俱是少阴脉，谓五六日又少阴发病之期，若谓阴不得有汗，则少阴亡阳，脉紧汗出者有矣。然亡阳与阴结有别：亡阳咽痛吐利，阴结不能食而大便反硬也。亡阳与阳结亦有别：三阴脉不至头，其汗在身；三阳脉盛于头，阳结则汗在头也。邪在阳明，阳盛，故能食，此谓纯阳结；邪在少阳，阳微，故不欲食，此谓阳微结，宜属小柴胡矣。然欲与柴胡汤，必究其病在半表。而微恶寒，亦可属少阴，但头汗，始可属之少阳。欲反复讲明头汗之义，可与小柴胡而勿疑也。上焦得通，则心下不满而欲食；津液得下，则大便自软而得便矣。此为少阴少阳之疑似证。

上论小柴胡主证。（《伤寒来苏集·伤寒论注·卷三·柴胡汤证》）

伤寒四五日，身热恶风，头项强，胁下满，手足温而渴者，小柴胡汤主之。

身热恶风，头项强，桂枝证未罢。胁下满，已见柴胡一证，便当用小柴胡去参、夏加桂枝、栝蒌以两解之。不任桂枝而主柴胡者，从枢故也。（《伤寒来苏集·伤寒论注·卷三·柴胡汤证》）

阳明病，发潮热，大便溏，小便自可，胸胁满者，小柴胡汤主之。

潮热已属阳明，然大便溏而小便自可，未为胃实。胸胁苦满，便用小柴胡和之，热邪从少阳而解，不复入阳明矣。上条经四五日，是太阳少阳并病，此是阳明少阳合病。若谓阳明传入少阳，则谬矣。（《伤寒来苏集·伤寒论注·卷三·柴胡汤证》）

阳明病，胁下硬满，不大便而呕，舌上白苔者，可与小柴胡汤。上焦得通，津液得下，胃气因和，身濈然汗出而解也。

不大便属阳明，然胁下硬满而呕，尚在少阳部。舌上白苔者，痰饮溢于上焦也。与小柴胡汤，则痰饮化为津液而燥土和，上焦仍得汗出而充身泽毛矣。（《伤寒来苏集·伤寒论注·卷三·柴胡汤证》）

妇人中风七八日，续得寒热，发作有时，经水适断者，此为热入血室，其血必结，故使如疟状，发作有时，小柴胡汤主之。

中风至七八日，热已过，复得寒热，发作有期，与前之往来寒热无定期者不伴，此不在气分而在血分矣。凡诊妇人，必问月事，经水适断于寒热时，是不当止而止也。必其月事下而血室虚，热气乘虚而入，其余血之未下者，干结于内，故适断耳。用小柴胡和之，使结血散则寒热自除矣。余义详阳明篇。

上论热入血室。（《伤寒来苏集·伤寒论注·卷三·柴胡汤证》）

本太阳病不解，转入少阳者，胁下硬满，干呕不能食，往来寒热，尚未吐、下，脉弦细者，与小柴胡汤。若已吐、下、发汗、温针，谵语，柴胡证罢。

少阳为枢，太阳外证不解，风寒从枢而入少阳矣。若见胁下硬满、干呕不能食、往来寒热之一，便是柴胡证未罢，即误于吐、下、发汗、温针，尚可用柴胡治之。若误治后，不见半表半里证而发谵语，是将转属阳明，而不转属少阳矣。柴胡汤不中与之，亦不得以谵语即为胃实也。知犯何逆，治病必求其本也，与桂枝不中与同义。此太阳坏病，而非少阳坏病也。（《伤寒来苏集·伤寒论注·卷三·柴胡汤证》）

凡柴胡汤病而反下之，若柴胡证不罢者，复与柴胡汤，必蒸蒸而振，却发热汗出而解。

此与下后复用桂枝同局。因其人不虚，故不为坏病。（《伤寒来苏集·伤寒论注·卷三·柴胡汤证》）

得病六七日，脉迟浮弱，恶风寒，手足温。医二三下之，不能食而胁下满痛，面目及身黄，颈项强，小便难者，与柴胡汤，后必下重。本渴而饮水呕，食谷哕者，柴胡不中与也。

浮弱为桂枝脉，恶风寒为桂枝证。然手足温而身不热，脉迟，为寒，为无阳，为在藏，是表里虚寒也。法当温中散寒，而反二三下之，胃阳丧亡，不能食矣；食谷则哕，饮水则呕，虚阳外走，故一身面目悉黄；肺气不化，故小便难而渴；营血不足，故颈项强；少阳之枢机无主，故胁下满痛。此太阳中风误下之坏病，非柴胡证矣。柴胡证不欲食，非不能食；小便不利，非小便难；胁下痞硬不是满痛；或渴，不是不能饮水；喜呕，不是饮水而呕。与小柴胡汤后必下利者，虽有参、甘，不禁柴、芩、栝蒌之寒也。此条亦是柴胡疑似证，而非柴胡坏证。前条似少阴而实少阳，此条似少阳而实太阳坏病。得一证相似处，大宜着眼。（《伤寒来苏集·伤寒论注·卷三·柴胡汤证》）

【方·论】

　　此为少阳枢机之剂，和解表里之总方也。少阳之气游行三焦，而司一身腠理之开阖。血弱气虚，腠理开发，邪气因入与正气相搏，邪正分争，故往来寒热。与伤寒头疼发热而脉弦细，中风两无关者，皆是虚火游行于半表，故取柴胡之轻清微苦微寒者，以解表邪，即以人参之微甘微温者，预补其正气，使里气和而外邪勿得入也。其口苦、咽干、目眩、目赤、头汗、心烦、舌苔等症，皆虚火游行于半里，故用黄芩之苦寒以清之。即用甘、枣之甘以缓之，亦以提防三阴之受邪也。太阳伤寒则呕逆，中风则干呕。此欲呕者，邪正相搏于半里，故欲呕而不逆。胁居一身之半，为少阳之枢，邪结于胁，则枢机不利，所以胸胁苦满默默不欲食也，引用姜、半之辛散，一以佐柴、芩而逐邪，一以行甘、枣之泥滞，可以止呕者，即可以泄满矣。夫邪在半表，势已向里，未有定居，故有或为之证，所以方有加减，药无定品之可拘也。若胸中烦而不呕者，去半夏、人参，恐其助烦也。若烦而呕者，则人参可去，而半夏不得不用矣。加栝蒌实者，取其苦寒降火而除烦也。若渴者，是元气不足而津液不生，去半夏之辛温，再加人参以益气而生津液，更加栝蒌根之苦寒者，以升阴液而上滋也。若腹中痛者，虽相火为患，恐黄芩之苦，转属于太阴，故易芍药之酸以泻木。若邪结于胁下而痞硬者，去大枣之甘能助满，加牡蛎之咸以软坚也。若心下悸、小便不利者，是为小逆，恐黄芩之寒转属于少阴，故易茯苓之淡渗而利水。若内不渴而外微热者，是里气未伤，而表邪未解，不可补中，故去人参，加桂枝之辛散，温覆而取其微汗。若咳者，是相火迫肺，不可益气，故去人参，所谓肺热还伤肺者此也。凡发热而咳者重在表，故小青龙于麻、桂、细辛中加干姜、五味。此往来寒热而咳者，重在里，故并去姜、枣之和营卫者，而加干姜之苦辛，以从治相火上逆之邪，五味之酸，以收肺金之气也。合而观之，但顾邪气之散，而正气无伤，此制小柴胡之意欤。是方也，与桂枝汤相仿。而柴胡之解表，逊于桂枝；黄芩之清里，重于芍药；姜、枣、甘草，微行辛甘发散之常；而人参甘温，已示虚火可补之义。且去滓再煎之法，又与他剂不同。粗工恐其闭住邪气，妄用柴、芩而屏绝人参，所以夹虚之症，不能奏功，反以速毙也。

按：本方七味，柴胡主表邪不解，甘草主里气不调，五物皆在进退之列。本方若去甘草，便名大柴胡；若去柴胡，便名泻心、黄芩、黄连等汤矣。前辈皆推柴胡为主治，卢氏又以柴胡三生半冬配半夏为主治，皆未审本方加减之义耳。本方为脾家虚热，四时疟疾之圣药，余义详少阳病解制方大法。

小柴胡设或然七症，即具加减七方。此仲景法中之法，方外之方，何可以三百九十七，一百一十三拘之。（《伤寒来苏集·伤寒论注·卷二·大青龙汤证》）

阳明中风，脉弦浮大而短气，腹部满，胁下及心痛，久按之气不通，鼻干，不得汗，嗜卧，一身及面目悉黄，小便难，有潮热，时时哕，耳前后肿。刺之小差，外不解。病过十日，脉弦浮者，与小柴胡汤……本条不言发热，看"中风"二字，便藏表热在内。"外不解"，即指表热而言，即暗伏内已解句。"病过十日"，是内已解之互文也，当在"外不解"句上。"无余证"句，接"外不解"句来。刺之，是刺足阳明，随其实而泻之。"少差"句，言内证俱减，但外证未解耳，非刺耳前后，其肿少差之谓也。脉弦浮者，向之浮大减小而弦尚存，是阳明之脉证已罢，唯少阳之表邪尚存，故可用小柴胡以解外。若脉但浮而不弦大，则非阳明少阳脉。无余证，则上文诸证悉罢，是无阳明少阳证。唯太阳之表邪未散，故可与麻黄汤以解外。所以然者，以阳明居中，其风非是太阳转属，即是少阳转属，两阳相熏灼，故病过十日而表热不退也。无余证可凭，只表热不解，法当凭脉。故弦浮者，可知少阳转属之遗风；但浮者，是太阳转属之余风也。若不尿腹满加哕，是接"耳前后肿"来。此是内不解，故小便难者，竟至不尿，腹部满者，竟不减，时时哕者，更加哕矣。非刺后所致，亦非用柴胡麻黄后变证也。太阳主表，故中风多表证；阳明主里，故中风多里证。弦为少阳脉，耳前后、胁下为少阳部。阳明中风，而脉证兼少阳者，以胆为风府故也。若不兼太阳少阳脉证，只是阳明病，而不名中风矣。参看口苦咽干，知阳明中风从少阳转属者居多。

本条多中风而不言恶风，亦不言恶热。要知始虽恶寒，二日自止，风邪未解，故不恶热。是阳明中风与太、少不同，而阳明过经留连不解之风，亦与本经初中迥别也。（《伤寒来苏集·伤寒论注·卷三·阳明脉证下》）

若胸中烦而不呕者，去半夏、人参，加栝蒌实一枚。若渴者，去半夏，加人参，合前成四两半，加栝蒌根四两。若腹中痛者，去黄芩，加芍药三两。若胁下痞硬，去大枣，加牡蛎四两。若心下悸，小便不利者，去黄芩，加茯苓四两。若不渴，外有微热者，去人参，加桂枝三两，温服，取微汗愈。若咳者，去人参、大枣、生姜，加五味子半升，干姜二两。（《伤寒来苏集·伤寒论注·卷三·柴胡汤证》）

柴胡感一阳之气而生，故能直入少阳，引清气上升而行春令，为治寒热往来之第一品药。少阳表邪不解，必需之。

半夏感一阴之气而生，故能开结气、降逆气、除痰饮，为呕家第一品药。若不呕而胸烦口渴者去之，以其散水气也。

黄芩外坚内空，故能内除烦热，利胸膈逆气。腹中痛者，是少阳相火为害，以其苦从火化，故易芍药之酸以泻之。心下悸，小便不利者，以苦能补肾，故易茯苓之淡以渗之。（《伤寒来苏集·伤寒论注·卷三·柴胡汤证》）

人参、甘草，补中气和营卫，使正胜则邪却，内邪不留，外邪勿复入也。仲景于表证不用人参，此因有半里之无形证，故用之以扶元气，使内和而外邪勿入也。身有微热是表未解，不可补；心中烦与咳，是逆气有余，不可益气，故去之。如太阳汗后身痛而脉沉迟，下后协热利而心下硬，是太阳之半表半里证也。表虽不解，因汗下后重在里，故参、桂兼用。先辈论此汤，转旋在柴、芩二味，以柴胡清表热、黄芩清里热也。卢氏以柴胡、半夏得二至之气而生，为半表半里之主治，俱似有理。然本方七味中，半夏、黄芩，俱在可去之例，唯不去柴胡、甘草。当知寒热往来，全赖柴胡解外，甘草和中。故大柴胡去甘草，便另名汤，不入加减法。（《伤寒来苏集·伤寒论注·卷三·柴胡汤证》）

伤寒则呕逆，中风则干呕。凡伤寒中风，无麻黄、桂枝证，但见喜呕一证，则发热者，便可用柴胡汤，不必寒热往来而始用也。发热而呕，则人参当去，而桂枝非所宜矣。其目赤、耳聋、胸满而烦者，用柴胡去参、夏加栝蒌实之法。脉弦细而头痛发热者，从柴胡去参加桂之法。（《伤寒来苏集·伤寒论注·卷三·柴胡汤证》）

【鉴·别】

不瘥者，小柴胡汤主之。

此条偏于半里。（《伤寒来苏集·伤寒论注·卷三·柴胡汤证》）

不瘥者，小柴胡汤主之。（《伤寒来苏集·伤寒论注·卷三·建中汤证》）

【注意事项与禁忌】

伤寒中风，有柴胡证，但见一证便是，不必悉具。

柴胡为枢机之剂，凡寒气不全在表未全入里者，皆服之。证不必悉具，故方亦无定品。(《伤寒来苏集·伤寒论注·卷三·柴胡汤证》)

第三章

【仲景原文】

小柴胡汤

柴胡半斤　黄芩　人参　甘草炙　生姜各三两切　大枣十二枚擘　半夏半升洗。

上七味，以水一斗二升，煮取六升，去滓，再煎取三升，温服一升，日三服。若胸中烦而不呕者，去半夏、人参，加栝蒌实一枚；若渴，去半夏，加人参，合前成四两半、栝蒌根四两；若腹中痛者，去黄芩，加芍药三两；若胁下痞硬，去大枣，加牡蛎四两；若心下悸、小便不利者，去黄芩，加茯苓四两；若不渴，外有微热者，去人参，加桂枝三两，温覆微汗愈；若咳者，去人参、大枣、生姜，加五味子半升、干姜二两。

○太阳病，十日以去，脉浮细而嗜卧者，外已解也。设胸满胁痛者，与小柴胡汤；脉但浮者，与麻黄汤。(《伤寒论·辨太阳病脉证并治中》)

○伤寒五六日中风，往来寒热，胸胁苦满，嘿嘿不欲饮食，心烦喜呕，或胸中烦而不呕，或渴，或腹中痛，或胁下痞硬，或心下悸、小便不利，或不渴，身有微热，或咳者，小柴胡汤主之。(《伤寒论·辨太阳病脉证并治中》)

○血弱气尽，腠理开，邪气因入，与正气相搏，结于胁下。正邪分争，往来寒热，休作有时，嘿嘿不欲饮食，脏府相连，其痛必下，邪高痛下，故使呕也(一云，脏府相违，其病必下，胁膈中痛)，小柴胡汤主之。服柴胡汤已，渴者属阳明，以法治之。(《伤寒论·辨太阳病脉证并治中》)

○伤寒四五日，身热、恶风、颈项强、胁下满、手足温而渴者，小柴胡汤主之。(《伤寒论·辨太阳病脉证并治中》)

○伤寒，阳脉涩，阴脉弦，法当腹中急痛，先与小建中汤；不瘥者，小柴胡汤主之。(《伤寒论·辨太阳病脉证并治中》)

○太阳病，过经十余日，反二三下之。后四五日，柴胡证仍在者，先与小柴胡。呕不止、心下急(一云呕止小安)、郁郁微烦者，为未解也，与大柴胡汤下之则愈。(《伤寒论·辨太阳病脉证并治中》)

○伤寒十三日不解，胸胁满而呕，日晡所发潮热，已而微利。此本柴胡证，下之以不得利，今反利者，知医以丸药下之，此非其治也。潮热者，实也。先宜服小柴胡汤以解外，后以柴胡加芒硝汤主之。（《伤寒论·辨太阳病脉证并治中》）

〇妇人中风，七八日续得寒热，发作有时，经水适断者，此为热入血室，其血必结，故使如疟状，发作有时，小柴胡汤主之。（《伤寒论·辨太阳病脉证并治下》）

〇伤寒五六日，头汗出，微恶寒，手足冷，心下满，口不欲食，大便硬，脉细者，此为阳微结，必有表，复有里也。脉沉，亦在里也。汗出，为阳微；假令纯阴结，不得复有外证，悉入在里，此为半在里半在外也。脉虽沉紧，不得为少阴病。所以然者，阴不得有汗，今头汗出，故知非少阴也，可与小柴胡汤；设不了了者，得屎而解。（《伤寒论·辨太阳病脉证并治下》）

〇阳明病，发潮热，大便溏，小便自可，胸胁满不去者，与小柴胡汤（康平本作"柴胡汤主之"）。（《伤寒论·辨阳明病脉证并治》）

〇阳明病，胁下硬满，不大便而呕，舌上白苔者，可与小柴胡汤。上焦得通，津液得下，胃气因和，身濈然汗出而解。（《伤寒论·辨阳明病脉证并治》）

〇阳明中风，脉弦浮大而短气，腹都满，胁下及心痛，久按之气不通，鼻干，不得汗，嗜卧，一身及目悉黄，小便难，有潮热，时时哕，耳前后肿，刺之小瘥，外不解。病过十日，脉续浮者，与小柴胡汤。（《伤寒论·辨阳明病脉证并治》）

〇本太阳病不解，转入少阳者，胁下硬满，干呕不能食，往来寒热，尚未吐下，脉沉紧者，与小柴胡汤。（《伤寒论·辨少阳病脉证并治》）

〇呕而发热者，小柴胡汤主之。（《伤寒论·辨厥阴病脉证并治》）

〇伤寒瘥以后，更发热，小柴胡汤主之；脉浮者，以汗解之；脉沉实（一作紧）者，以下解之。（《伤寒论·辨阴阳易差后劳复病脉证并治》）

〇阳明中风，脉弦浮大而短气，腹都满，胁下及心痛，久按之气不通，鼻干不得汗，嗜卧，一身及目悉黄，小便难，有潮热，时时哕，耳前后肿，刺之小瘥，外不解，过十日，脉续浮者，与小柴胡汤。脉但浮，无余证者，与麻黄汤。不溺、腹满加哕者，不治。（《伤寒论·辨可发汗病脉证并治》）

〇太阳病，十日以去，脉浮而细，嗜卧者，外已解也。设胸满胁痛者，与小柴胡汤，脉但浮者，与麻黄汤。（《伤寒论·辨可发汗病脉证并治》）

○中风往来寒热，伤寒五六日以后，胸胁苦满，嘿嘿不欲饮食，烦心喜呕，或胸中烦而不呕，或渴，或腹中痛，或胁下痞硬，或心下悸，小便不利，或不渴，身有微热，或咳者，属小柴胡汤证。(《伤寒论·辨可发汗病脉证并治》)

○伤寒四五日，身热恶风，颈项强，胁下满，手足温而渴者，属小柴胡汤证。(《伤寒论·辨可发汗病脉证并治》)

○伤寒十三日不解，胸胁满而呕，日晡所发潮热，已而微利。此本柴胡，下之不得利，今反利者，知医以丸药下之，此非其治也。潮热者，实也，先服小柴胡汤以解外，后以柴胡加芒硝汤主之。(《伤寒论·辨发汗吐下后病脉证并治》)

○诸黄，腹痛而呕者，宜柴胡汤。必小柴胡汤。(《金匮要略·黄疸》)

○呕而发热者，小柴胡汤主之。(《金匮要略·呕吐哕下利》)

○产妇郁冒，其脉微弱，呕不能食，大便反坚，但头汗出。所以然者，血虚而厥，厥而必冒，冒家欲解，必大汗出。以血虚下厥，孤阳上出，故头汗出。所以产妇喜汗出者，亡阴血虚，阳气独盛，故当汗出，阴阳乃复。大便坚，呕不能食，小柴胡汤主之。(《金匮要略·妇人产后病》)

○妇人中风，七八日续来寒热，发作有时，经水适断，此为热入血室，其血必结，故使如疟状，发作有时，小柴胡汤主之。(《金匮要略·妇人杂病》)

按：仲景论述小柴胡汤条文一共有24条，其中《伤寒论》有20条，《金匮要略》有4条。

大柴胡汤

【组·成】

柴胡半斤　半夏半斤　黄芩三两　生姜五两　芍药三两　枳实四枚　大枣十二枚。

按：大柴胡是半表半里气分之下药，并不言大便。其心下急与心下痞硬，是胃口之病，而不在胃中。结热在里，非结实在胃。且下利则地道已通，仲景不用大黄之意晓然。若以"下之"二字，妄加大黄，则十枣汤攻之二字，如何味乎？

大小柴胡，俱是两解表里，而有主和主攻之异。和无定体，故有加减；攻有定局，故无去取之法也。（《伤寒来苏集·伤寒论注·卷三·柴胡汤证》）

柴胡　黄芩　半夏　芍药　枳实　姜　枣。（《伤寒来苏集·伤寒附翼·卷下·少阳方总论》）

【应·用】

伤寒十余日，热结在里，复往来寒热者，与大柴胡汤。

里者对表而言，不是指胃。此热结气分，不属有形，故十余日复能往来寒热。若热结在胃，则蒸蒸发热，不复知有寒矣。往来寒热，故倍生姜佐柴胡以解表；结热在里，故去参、甘之温补，加枳、芍以破结。（《伤寒来苏集·伤寒论注·卷三·柴胡汤证》）

伤寒发热，汗出不解，心下痞硬，呕吐而下利者，大柴胡汤主之。

汗出不解，蒸蒸发热者，是调胃承气证。汗出解后，心下痞硬，下利者，是生姜泻心证。此心下痞硬，协热而利，表里不解，似桂枝人参证。然彼在妄下后而不呕，则此未经下而呕，则呕而发热者，小柴胡主之矣。然痞硬在心下而不在胁下，斯虚实补泻之所由分也，故去参、甘之甘温益气，而加枳、芍之酸苦涌泄耳。

上论大柴胡证。（《伤寒来苏集·伤寒论注·卷三·柴胡汤证》）

【仲景原文】

大柴胡汤

柴胡半斤　黄芩三两　芍药三两　半夏半升洗　生姜五两切　枳实四枚炙　大枣十二枚擘。

上七味，以水一斗二升，煮取六升，去滓，再煎，温服一升，日三服。【一方加大黄二两，若不加，恐不为大柴胡汤。】

○太阳病未解，脉阴阳俱停（一作微），必先振栗汗出而解；但阳脉微者，先汗出而解，但阴脉微（一作尺脉实）者，下之而解。若欲下之，宜调胃承气汤（一云，用大柴胡汤）。（《伤寒论·辨太阳病脉证并治中》）

○太阳病，过经十余日，反二三下之，后四五日，柴胡证仍在者，先与

小柴胡。呕不止、心下急（一云呕止小安）、郁郁微烦者，为未解也，与大柴胡汤下之则愈。（《伤寒论·辨太阳病脉证并治中》）

　　○伤寒十余日，热结在里，复往来寒热者，与大柴胡汤；但结胸，无大热者，此为水结在胸胁也；但头微汗出者，大陷胸汤主之。（《伤寒论·辨太阳病脉证并治下》）

　　○伤寒发热，汗出不解，心中痞硬、呕吐而下利者，大柴胡汤主之。（《伤寒论·辨太阳病脉证并治下》）

　　○伤寒发热，汗出不解，心中痞硬，呕吐而下利者，属大柴胡汤。（《伤寒论·辨发汗后病脉证并治》）

　　○阳明病，发热，汗多者，急下之，宜大柴胡汤（一法用小承气汤）。（《伤寒论·辨可下病脉证并治》）

　　○病腹中满痛者，此为实也，当下之，宜大承气、大柴胡汤。（《伤寒论·辨可下病脉证并治》）

　　○伤寒后脉沉，沉者，内实也，下之解，宜大柴胡汤。（《伤寒论·辨可下病脉证并治》）

　　○伤寒六七日，目中不了了，睛不和，无表里证，大便难，身微热者，此为实也，急下之，宜大承气、大柴胡汤。（《伤寒论·辨可下病脉证并治》）

　　○太阳病，未解，脉阴阳俱停（一作微），必先振栗汗出而解，但阴脉微（一作尺脉实）者，下之而解，宜大柴胡汤（一法用调胃承气汤）。（《伤寒论·辨可下病脉证并治》）

　　○病人无表里证，发热七八日，虽脉浮数者，可下之，宜大柴胡汤。（《伤寒论·辨可下病脉证并治》）

　　○得病二三日，脉弱，无太阳、柴胡证，烦躁，心下硬，至四五日，虽能食，以小承气汤少少与，微和之，令小安，至六日，与承气汤一升。若不大便六七日，小便少者，虽不大便，但初头硬，后必溏，未定成硬，攻之必溏，须小便利，屎定硬，乃可攻之，宜大承气汤（一云大柴胡汤）。（《伤寒论·辨可下病脉证并治》）

　　伤寒发热，汗出不解，心中痞硬，呕吐而下利者，属大柴胡汤。（《伤寒论·辨可下病脉证并治》）

　　○伤寒十余日，热结在里，复往来寒热者，属大柴胡汤。（《伤寒论·辨

可下病脉证并治》)

　　○太阳病，过经十余日，反二三下之，后四五日，柴胡证仍在者，先与小柴胡，呕不止，心下急（一云，呕止小安），郁郁微烦者，为未解也，与大柴胡汤，下之则愈。（《伤寒论·辨发汗吐下后病脉证并治》）

　　○按之心下满痛者，此为实也，当下之，宜大柴胡汤。（《金匮要略·腹满寒疝宿食》）

　　按：仲景论述小柴胡汤条文一共有15条，其中《伤寒论》有14条，《金匮要略》有1条。

❀ 柴胡桂枝汤 ❀

【组·成】

　　柴胡四两　黄芩　人参　生姜　芍药　桂枝各两半　甘草一两　半夏二合半　大枣六枚。

　　以水七升，煮取三升，去滓，温服一升。（《伤寒来苏集·伤寒论注·卷三·柴胡汤证》）

　　柴胡　桂枝　人参　甘草　半夏　黄芩　芍药　大枣　生姜。（《伤寒来苏集·伤寒附翼·卷下·少阳方总论》）

【应·用】

　　伤寒六七日，发热，微恶寒，肢节烦疼，微呕，心下支结，外症未去者，柴胡桂枝汤主之。

　　微恶寒，便是寒少。烦疼只在四肢骨节间，比身疼腰痛稍轻，此外症将解而未去之时也。微呕是喜呕之兆，支结是痞满之始，即阳微结之谓，是半在表半在里也。外症微，故取桂枝之半；内症微，故取柴胡之半。虽不及脉，而微弱可知；发热而烦，则热多可知。仲景制此轻剂以和解，便见无阳不可发汗，用麻黄石膏之谬矣。（《伤寒来苏集·伤寒论注·卷一·桂枝汤证上》）

　　伤寒六七日，发热微恶寒，肢节烦疼，微呕，心下支结，外证未去者，柴胡桂枝汤主之。

伤寒至六七日，正寒热当退之时，反见发热恶寒证，此表证而兼心下支结之里证，表里未解也。然恶寒微，则发热亦微。但肢节烦疼，则一身骨节不烦疼可知。支如木之支，即微结之谓也。表证微，故取桂枝之半；内证微，故取柴胡之半。此因内外俱虚，故以此轻剂和解之也。（《伤寒来苏集·伤寒论注·卷三·柴胡汤证》）

【方·论】

桂、芍、甘草，得桂枝之半；柴、参、芩、夏，得柴胡之半；姜、枣得二方之半，是二方合半非各半也。与麻黄桂枝合半汤又不同。（《伤寒来苏集·伤寒论注·卷三·柴胡汤证》）

【仲景原文】

柴胡桂枝汤

桂枝去皮　芍药一两半　黄芩一两半　人参一两半　甘草一两炙　半夏二合半洗　生姜一两半切　大枣六枚擘　柴胡四两。

上九味，以水七升，煮取三升，去滓，温服一升。

〇伤寒六七日，发热，微恶寒，肢节烦疼，微呕，心下支结，外证未去者，柴胡桂枝汤主之。（《伤寒论·辨太阳病脉证并治下》）

〇伤寒六七日，发热，微恶寒，肢节烦疼，微呕，心下支结，外证未去者，柴胡桂枝汤主之。（《伤寒论·辨可发汗病脉证并治》）

〇发汗多，亡阳谵语者，不可下，与柴胡桂枝汤，和其荣卫，以通津液，后自愈。（《伤寒论·辨发汗后病脉证并治》）

〇《外台》柴胡桂枝汤　治心腹卒中痛者。（《金匮要略·腹满寒疝宿食》）

❀ 柴胡加芒硝汤 ❀

【组·成】

柴胡二两十六铢　黄芩一两　人参一两　甘草一两炙　生姜一两切　半夏二十

铢（本云五枚洗）　大枣四枚擘　芒硝二两。

上八味，以水四升，煮取二升，去滓，内芒硝，更煮微沸，分温再服。不解，更作。臣亿等谨按《金匮玉函》，方中无芒硝。别一方云，以水七升，下芒硝二合、大黄四两、桑螵蛸五枚，煮取一升半，服五合，微下即愈。本云，柴胡再服，以解其外，余二升加芒硝、大黄、桑螵蛸也。

【应·用】

伤寒十三日，下之，胸胁满而呕，日晡所发潮热，已而微利。此本柴胡证，下之而不得利，今反利者，知医以丸药下之，非其治也。潮热者，实也，先宜小柴胡以解外，后以柴胡加芒硝汤主之。

日晡潮热，已属阳明，而微利可疑。利既不因于下药，潮热呕逆，又不因利而除，故知误不在下而在丸药也。丸药发作既迟，又不能荡涤肠胃，以此知日晡潮热，原因胃实。此少阳阳明并病，先服小柴胡二升，以解少阳之表；其一升加芒硝，以除阳明之里。不加大黄者，以地道原通；不用大柴胡者，以中气已虚也。后人有加大黄、桑螵蛸者，大背仲景法矣。（《伤寒来苏集·伤寒论注·卷三·柴胡汤证》）

【鉴·别】

太阳病，过经十余日，心下温温欲吐，而胸中痛，大便反溏，腹微满，郁郁微烦。先其时极吐下者，与调胃承气汤；若不尔者，不可与。但欲呕，胸中痛，微溏者，此非柴胡汤证。以呕，故知极吐下也。

太阳居三阳之表，其病过经不解，不转属阳明，则转少阳矣。心烦喜呕，为柴胡证。然柴胡证或胸中烦而不痛，或大便微结而不溏，或腹中痛而不满。此则胸中痛，大便溏，腹微满，皆不是柴胡证。但以欲呕一证似柴胡，当深究其欲呕之故矣。夫伤寒中风，有柴胡证，有半表证也，故呕而发热者主之。此病既不关少阳寒热往来，胁下痞硬之半表，见太阳过经而来，一切皆属里证，必十日前吐下而误之坏病也。胸中痛者，必极吐可知；腹微满，便微溏，必误下可知。是太阳转属阳明，而不属少阳矣。今胃气虽伤，而余邪未尽，故与调胃承气和之。不用枳、朴者，以胸中痛，上焦伤，即呕多虽有阳明证，不可攻之谓也。若未经吐下，是病气分而不在胃，则呕不止而郁郁微烦者，当属之大柴胡矣。

此阳明少阳疑似证。前条得坏病之虚，此条得坏病之实。

上论柴胡变证。(《伤寒来苏集·伤寒论注·卷三·柴胡汤证》)

【仲景原文】

柴胡加芒硝汤

柴胡二两十六铢　黄芩一两　人参一两　甘草一两炙　生姜一两切　半夏二十铢（本云五枚洗）　大枣四枚擘　芒硝二两。

上八味，以水四升，煮取二升，去滓，内芒硝，更微煮沸，分温再服，不解更作。臣亿等谨按《金匮玉函》，方中无芒硝。别一方云，以水七升，下芒硝二合、大黄四两、桑螵蛸五枚，煮取一升半，服五合，微下即愈。本云，柴胡再服，以解其外，余二升，加芒硝、大黄、桑螵蛸也。

○伤寒十三日不解，胸胁满而呕，日晡所发潮热，已而微利，此本柴胡证，下之以不得利，今反利者，知医以丸药下之，此非其治也。潮热者，实也，先宜服小柴胡汤以解外，后以柴胡加芒硝汤主之。(《伤寒论·辨太阳病脉证并治中》)

○伤寒十三日不解，胸胁满而呕，日晡所发潮热，已而微利。此本柴胡，下之不得利，今反利者，知医以丸药下之，此非其治也。潮热者，实也，先服小柴胡汤以解外，后以柴胡加芒硝汤主之。(《伤寒论·辨发汗吐下后病脉证并治》)

🌸 柴胡桂枝干姜汤 🌸

【组·成】

柴胡半斤　黄芩　桂枝各三两　栝蒌根四两　干姜　牡蛎　甘草各二两。

煎服同前法。(《伤寒来苏集·伤寒论注·卷三·柴胡汤证》)

柴胡　桂枝　干姜　黄芩　甘草　牡蛎　栝蒌根。(《伤寒来苏集·伤寒附翼·卷下·少阳方总论》)

【应·用】

伤寒五六日，已发汗而复下之，胸胁满微结，小便不利，渴而不呕，但头汗出，往来寒热，心烦者，此为未解也，柴胡桂枝干姜汤主之。初服微烦，复服汗出便愈。

汗下后，而柴胡证仍在者，仍用柴胡汤加减。此因增微结一证，故变其方名耳。此微结与阳微结不同：阳微结对纯阴结而言，是指大便硬，病在胃；此微结对大结胸而言，是指心下痞，其病在胸胁，与心下痞硬心下支结同义。（《伤寒来苏集·伤寒论注·卷三·柴胡汤证》）

【方·论】

伤寒五六日，发汗不解，尚在太阳界，反下之，胸胁满微结，是系在少阳矣。此微结与阳微结不同。阳微结对纯阴结言，是指结实在胃；此微结对大结胸言，是指胸胁痞硬。小便不利者，因下后下焦津液不足也。头为三阳之会，阳气不得降，故但头汗出；半表半里之寒邪未解，上下二焦之邪热已甚，故往来寒热心烦耳。此方全从柴胡加减。心烦不呕不渴，故去半夏之辛温，加栝蒌根以生津。胸胁满而微结，故减大枣之甘满，加牡蛎之咸以软之。小便不利而心下不悸，是无水可利，故不去黄芩，不加茯苓。虽渴而太阳之余邪不解，故不用参而加桂。生姜之辛，易干姜之温苦，所以散胸胁之满结也。初服烦即微者，黄芩、栝蒌之效；继服汗出周身，内外全愈者，姜、桂之功。小柴胡加减之妙，若无定法，而实有定局矣。更其名曰柴胡桂枝干姜，以柴胡证具，而太阳之表犹未解，里已微结，须此桂枝解表，干姜解结，以佐柴胡之不及耳。

此方全是柴胡加减法：心烦不呕而渴，故去参、夏加栝蒌根；胸胁满而微结，故去枣加蛎；小便虽不利而心下不悸，故不去黄芩不加茯苓；虽渴而表未解，故不用参而加桂；以干姜易生姜，散胸胁之满结也。初服烦即微者，黄芩、栝蒌之效；继服汗出周身而愈者，姜、桂之功也。小柴胡加减之妙，若无定法而实有定局矣。（《伤寒来苏集·伤寒论注·卷三·柴胡汤证》）

【仲景原文】

柴胡桂枝干姜汤

柴胡半斤　桂枝去皮三两　干姜二两　栝蒌根四两　黄芩三两　牡蛎熬

二两　甘草炙二两。

上七味，以水一斗二升，煮取六升，去滓，再煎取三升，温服一升。日三服，初服微烦，复服汗出便愈。

〇伤寒五六日，已发汗而复下之，胸胁满微结、小便不利、渴而不呕、但头汗出、往来寒热、心烦者，此为未解也，柴胡桂枝干姜汤主之。（《伤寒论·辨太阳病脉证并治下》）

柴胡加龙骨牡蛎汤

【组·成】

柴胡四两　黄芩　人参　生姜　茯苓　铅丹　桂枝去皮　龙骨　牡蛎各一两半　大黄二两　半夏一合　大枣六枚。

水八升，煮取四升，纳大黄，更煮一二沸，去滓，温服一升。（《伤寒来苏集·伤寒论注·卷三·柴胡汤证》）

柴胡　人参　黄芩　半夏　生姜　龙骨　牡蛎　桂枝　铅丹　茯苓　大黄大枣。（《伤寒来苏集·伤寒附翼·卷下·少阳方总论》）

【应·用】

伤寒八九日，下之，胸满，烦惊，小便不利，谵语，一身尽重不可转侧者，柴胡加龙骨牡蛎汤主之。

妄下后热邪内攻，烦惊谵语者，君主不明，而神明内乱也。小便不利者，火盛而水亏也；一身尽重者，阳内而阴反外也；虽以转侧者，少阳之枢机不利也。此下多亡阴，与火逆亡阳不同。（《伤寒来苏集·伤寒论注·卷三·柴胡汤证》）

【方·论】

此方取柴胡汤之半，以除胸满心烦之半里；加铅丹、龙、蛎以镇心惊；茯苓以利小便；大黄以止谵语。桂枝者，甘草之误也。身无热无表证，不得用桂枝。

去甘草则不成和剂矣。心烦谵语而不去人参者，以惊故也。(《伤寒来苏集·伤寒论注·卷三·柴胡汤证》)

柴胡加龙骨牡蛎汤

柴胡四两　龙骨　黄芩　生姜切　铅丹　人参　桂枝去皮　茯苓各一两半　半夏二合半洗　大黄二两　牡蛎一两半熬　大枣六枚擘。

上十二味，以水八升，煮取四升，内大黄，切如棋子，更煮一两沸，去滓，温服一升。【本云柴胡汤，今加龙骨等。】

○伤寒八九日下之，胸满烦惊，小便不利，谵语，一身尽重，不可转侧者，柴胡加龙骨牡蛎汤主之。(《伤寒论·辨太阳病脉证并治中》)

○伤寒八九日，下之胸满烦惊，小便不利，谵语，一身尽重，不可转侧者，属柴胡加龙骨牡蛎汤。(《伤寒论·辨发汗吐下后病脉证并治》)

茵陈蒿汤

【组·成】

茵陈蒿六两　栀子十四枚　大黄二两。

以水一斗，先煮茵陈，减六升，纳二味，煮取三升，去滓，分温三服。小便当利，尿如皂角汁状，色正赤，一宿腹减，黄从小便去。(《伤寒来苏集·伤寒论注·卷三·茵陈汤证》)

【应·用】

阳明病，发热汗出，此为热越，不能发黄也。但头汗出，身无汗，剂颈而还，腹满，小便不利，渴饮水浆，此为瘀热在里，身必发黄，茵陈蒿汤主之。

阳明多汗，此为里实表虚，反无汗，是表里俱实矣。表实则发黄，里实则腹满。但头汗出，小便不利，与麻黄连翘证同。然彼属太阳，因误下而表邪未散，热虽里而未深，故口不渴，腹不满，仍当汗解；此属阳明，未经汗下，而津液已

柯琴用经方

亡，故腹满，小便不利，渴欲饮水，此瘀热在里，非汗吐所宜矣。身无汗，小便不利，不得用白虎；瘀热发黄，内无津液，不得用五苓。故制茵陈汤以佐栀子、承气之所不及也。但头汗，则身黄而面目不黄；若中风不得汗，则一身及面目悉黄。以见发黄是津液所生病。（《伤寒来苏集·伤寒论注·卷三·茵陈汤证》）

伤寒七八日，身黄如橘子色，小便不利，腹微满者，茵陈蒿汤主之。

伤寒七八日不解，阳气重也；黄色鲜明者，汗在肌肉而不达也；小便不利，内无津液也；腹微满，胃家实也。调和二便，此茵陈之职。（《伤寒来苏集·伤寒论注·卷三·茵陈汤证》）

【方·论】

茵陈禀北方之色，经冬不凋，受霜承雪，故能除热邪留结；栀子以通水源；大黄以调胃实。令一身内外之瘀热悉从小便出，腹满自减而津液无伤，此茵陈汤为阳明利水之妙剂也。

伤寒发汗已，身目为黄，所以然者，以寒湿在里，不解故也。不可下，于寒湿中求之。（《伤寒来苏集·伤寒论注·卷三·茵陈汤证》）

发黄有因瘀热者；亦有因寒邪者；有因于燥令者；亦有因于湿化者。则寒湿在里，与瘀热在里不同，是非汗、下、清三法所可治矣。伤寒固宜发汗，发之而身目反黄者，非热不得越，是发汗不如法，热解而寒湿不解也。太阴之上，湿气主之，则身自黄而面不黄，以此知系在太阴，而非阳明病矣。当温中散寒而除湿，于真武、五苓辈求之。（《伤寒来苏集·伤寒论注·卷三·茵陈汤证》）

【仲景原文】

茵陈蒿汤

茵陈蒿六两　栀子十四枚擘　大黄二两去皮。

上三味，以水一斗二升，先煮茵陈，减六升，内二味，煮取三升，去滓，分三服。小便当利，尿如皂荚汁状，色正赤，一宿腹减，黄从小便去也。

○阳明病，发热汗出者，此为热越，不能发黄也，但头汗出，身无汗，剂颈而还，小便不利，渴引水浆者，此为瘀热在里，身必发黄，茵陈蒿汤主之。（《伤寒论·辨阳明病脉证并治》）

○伤寒七八日，身黄如橘子色，小便不利，腹微满者，茵陈蒿汤主之。

（《伤寒论·辨阳明病脉证并治》）

〇阳明病，发热汗出者，此为热越，不能发黄也，但头汗出，身无汗，剂颈而还，小便不利，渴引水浆者，以瘀热在里，身必发黄，宜下之以茵陈蒿汤。（《伤寒论·辨可下病脉证并治》）

〇伤寒七八日，身黄如橘子色，小便不利，腹微满者，属茵陈蒿汤。（《伤寒论·辨可下病脉证并治》）

〇谷疸之为病，寒热不食，食即头眩，心胸不安，久久发黄，为谷疸，茵陈蒿汤主之。（《金匮要略·黄疸》）

栀子柏皮汤

【组·成】

栀子十五枚　甘草二两　黄柏二两。

上三味，以水四升，煮取一升半，去滓，分温再服。（《伤寒来苏集·伤寒论注·卷三·栀子豉汤证》）

栀子　柏皮　甘草。（《伤寒来苏集·伤寒附翼·卷下·阳明方总论》）

【应·用】

伤寒身热发黄者，栀子柏皮汤主之。

身热汗出为阳明病，若寒邪太重，阳气怫郁在表，亦有汗不得出，热不得越而发黄者矣。黄为土色，胃火内炽，津液枯涸，故黄见于肌肉之间。与太阳误下，寒水留在皮肤者迥别，非汗吐下三法所宜也，必须苦甘之剂以调之。栀、柏、甘草，皆色黄而质润，栀子以治内烦，柏皮以治外热，甘草以和中气。形色之病，仍假形色以通之也。（《伤寒来苏集·伤寒论注·卷三·栀子豉汤证》）

【方·论】

阳明病无汗，小便不利，心中懊憹者，身必发黄。

阳明病法多汗，反无汗，则热不得越；小便不利，则热不得降；心液不支，故虽未经汗下，而心中懊侬也。无汗、小便不利，是发黄之原；心中懊侬，是发黄之兆。然口不渴，腹不满，非茵陈汤所宜，与栀子柏皮汤，黄自解矣。

阳明病被火，额上微汗出，而小便不利者，必发黄。

阳明无表证，不当发汗，况以火劫乎？额为心部，额上微汗，心液竭矣。心虚肾亦虚，故小便不利而发黄。非栀子柏皮汤，何以挽津液于涸竭之余耶？

阳明病面合赤色，不可下之，必发热色黄，小便不利也。（《伤寒来苏集·伤寒论注·卷三·栀子豉汤证》）

面色正赤者，阳气怫郁在表，当以汗解，而反下之，热不得越，故复发热，而赤转为黄也。上条因于火逆，此条因于妄下。前以小便不利而发黄，此条先黄而小便不利。总因津液枯涸，不能通调水道而然。须栀子、柏皮滋化源而致津液，非渗泄之剂所宜矣。黄未发宜栀子豉汤，已黄宜栀子柏皮汤。

仲景治太阳发黄有二法：但头汗出，小便不利者，麻黄连翘汤汗之；少腹硬，小便自利者，抵当汤下之。治阳明发黄二法：但头汗小便不利腹满者，茵陈、大黄以下之；身热发黄与误治而致者，栀子、柏皮以清之。总不用渗泄之剂。要知仲景治阳明，重在存津液，不欲利小便，唯恐胃中燥耳。所谓治病必求其本。

凡用栀子汤，病人旧微溏者，不可与服之。

向来胃气不实，即栀子亦禁用。用承气者，可不慎之欤？（《伤寒来苏集·伤寒论注·卷三·栀子豉汤证》）

此阳明半表里涌泄之和剂也。少阳之半表是寒，半里是热。而阳明之热自内达外，有热无寒，故其外症身热汗出，不恶寒反恶热，身重，或目痛、鼻干、不得眠；其内症咽燥、口苦、舌苔、烦躁，渴欲饮水，心中懊侬，腹满而喘，此热半在表半在里也。脉虽浮紧，不得为太阳病，非汗剂所宜。又病在胸腹而未入胃府，则不当下，法当涌泄以散其邪。栀子苦能泄热，寒能胜热，其形象心，又赤色通心，故主治心中上下一切症。豆形像肾，又黑色入肾，制而为豉，轻浮上行，能使心腹之浊邪，上出于口，一吐而心腹得舒，表里之烦热悉除矣。所以然者，二阳之病发心脾，以上诸症，是心热不是胃家热，即本论所云有热属脏者攻之，不令发汗之谓也。若夫热伤气者少气，加甘草以益气，虚热相搏者多呕，加生姜以散邪，此可为夹虚者立法也。若素有宿食者，加枳实以降之，地道不通者，加大黄以润之，此可为实热者立法也。叔和用以治太阳差后劳复之症，误甚矣。如妄下后，而心烦腹满起卧不安者，是热已入胃，便不当吐，故去香豉；心热未解，不宜更下，故只用栀子以除烦，佐枳、朴以泄满。此两解心腹之妙，是小承气之变局也。或以丸药下之，心中微烦，外热不去，是知寒气留中，而上焦留热，故任栀子以除烦，用干姜逐内寒以散表热，此甘草泻心之化方也。若因于伤寒而肌肉发黄者，是寒邪已解而热不得越，当两解表里之热。故用栀子以除内烦，柏皮以散外热，佐甘草以和之，是又茵陈汤之轻剂矣。此皆栀豉汤加减，以御阳明表症之变幻者。夫栀子之性，能屈曲下行，不是上涌之剂。唯豉之腐气上薰心肺，能令人吐耳。观瓜蒂散必用豉汁和服，是吐在豉而不在栀矣。观栀子干姜汤去豉用姜，是取其横散，栀子厚朴汤以枳、朴易豉，是取其下泄，皆不欲上越之义。旧本二方后俱云得吐止后服，岂不谬哉？观栀子柏皮汤与茵陈汤，方中俱有栀子，俱不言吐，又病人旧微溏者不可与，则栀子之性自明矣。

【仲景原文】

栀子柏皮汤

肥栀子十五个擘　甘草一两炙　黄柏二两。

上三味，以水四升，煮取一升半，去滓，分温再服。

〇伤寒身黄，发热，栀子柏皮汤主之。(《伤寒论·辨阳明病脉证并治》)

柯琴用经方

❀ 半夏泻心汤 ❀

【组·成】

半夏半斤　干姜二两　黄芩　人参　甘草各三两　黄连一两　大枣十二枚。

上七味，以水一斗，煮取六升，去滓，再煎取三升，温服一升，日三服。

半夏　干姜　黄连　黄芩　人参　甘草　大枣。(《伤寒来苏集·伤寒附翼·卷上·太阳方总论》)

【应·用】

伤寒吐下后，复发汗，虚烦，脉甚微，八九日，心下痞硬，胁下痛，气上冲咽喉，眩冒，经脉动惕者，久而成痿。

此以八九日吐下复汗，其脉甚微，看出是虚烦。则心下痞硬、胁下痛、经脉动惕，皆属于虚。气上冲咽喉、眩冒，皆虚烦也。此亦半夏泻心症，治之失宜，

久而成痿矣。若用竹叶石膏汤，大谬。(《伤寒来苏集·伤寒论注·卷二·泻心汤证》)

太阳病，已发汗，仍发热恶寒，复下之，心下痞，表里俱虚，阴阳气并竭。无阳则阴独，复加烧针，因胸烦，面色青黄，肤𥆧者，难治。今色微黄，手足温者，易愈。

此亦半夏泻心症。前条因吐下后复汗，以致虚烦；此因汗下后加烧针，以致虚烦。多汗伤血，故经脉动惕；烧针伤肉，故面青肤𥆧。色微黄，手足温，是胃阳渐回，故愈。(《伤寒来苏集·伤寒论注·卷二·泻心汤证》)

【鉴·别】

但满而不痛者，为痞，柴胡不中与之，宜半夏泻心汤。

注详泻心汤证中。此为柴胡坏证，故不中与之。(《伤寒来苏集·伤寒论注·卷三·柴胡汤证》)

【方·论】

但满而不痛者，此为痞，柴胡不中与之，宜半夏泻心汤。

呕而发热者，小柴胡症也。呕多，虽有阳明症，不可攻之。若有下症，亦宜大柴胡，而以他药下之，误矣。误下后有二症者，少阳为半表半里之经，不全发阳，不全发阴，故误下之变，亦因偏于半表者成结胸，偏于半里者心下痞耳。此条本为半夏泻心而发，故只以痛不痛分结胸与痞，未及他症。(《伤寒来苏集·伤寒论注·卷二·泻心汤证》)

本论云："呕而发热者，小柴胡主之。"即所云"伤寒中风有柴胡证，但见一症即是，不必悉具"者是也。又云："呕多，虽有阳明证，不可攻之。"可见少阳阳明合病，阖从枢转，故不用阳明之三承气，当从少阳之大柴胡。上焦得通，则津液得下，故大柴胡为少阳阳明之下药也。若伤寒五六日，呕而发热，是柴胡汤证，而以他药下之，枢机废弛，变症见矣。少阳居半表半里之位，其症不全发阳，不全发阴。故下后变症偏于半表者，热入而成结胸；偏于半里者，热结心下而成痞也。结胸与痞，同为硬满之症，当以痛为辨。满而硬痛为结胸热实，大陷胸下之，则痛随利减。如满而不痛者为虚热痞闷，宜清火散寒而补虚。盖泻心汤方，即小柴胡去柴胡加黄连、干姜汤也。不往来寒热，是无半表症，故不用柴胡。痞因寒热之气互结而成，用黄连、干姜之大寒大热者，为之两解，且取其苦先入心，辛以散邪耳。此痞本于呕，故君以半夏。生姜能散水气，干姜善散寒气。凡呕后痞硬，是上焦津液已干，寒气留滞可知，故去生姜而倍干姜。痛本于心火内郁，故仍用黄芩佐黄连以泻心也。干姜助半夏之辛，黄芩协黄连之苦，痞硬自散。用参、甘、大枣者，调既伤之脾胃，且以壮少阳之枢也。

（内经）曰："腰以上为阳。"故三阳俱有心胸之病。仲景立泻心汤，以分治三阳。在太阳以生姜为君者，以未经误下而心下成痞，虽汗出表解，水气犹未散，故微寓解肌之义也。在阳明用甘草为君者，以两番妄下，胃中空虚，其痞益甚，故倍甘草以建中，而缓客邪之上逆，是亦从乎中治之法也。在少阳用半夏为君者，以误下而成痞，邪已去半表，则柴胡汤不中与之，又未全入里，则黄芩汤亦不中与之矣。未经下而胸胁苦满，是里之表症，用柴胡汤解表。心下满而胸胁不满，是里之半里症，故制此汤和里，稍变柴胡半表之治，推重少阳半里之意耳。名曰泻心，实以泻胆也。（《伤寒来苏集·伤寒附翼·卷上·太阳方总论》）

【仲景原文】

半夏泻心汤

半夏半升洗　黄芩　干姜　人参　甘草炙各三两　黄连一两　大枣十二枚擘。

上七味，以水一斗，煮取六升，去滓，再煎取三升，温服一升，日三服。

〇伤寒五六日，呕而发热者，柴胡汤证具，而以他药下之，柴胡证仍在者，复与柴胡汤，此虽已下之，不为逆，必蒸蒸而振，却发热汗出而解，若心下满而硬痛者，此为结胸也，大陷胸汤主之，但满而不痛者，此为痞，柴胡不中与之，宜半夏泻心汤。（《伤寒论·辨太阳病脉证并治下》）

〇伤寒五六日，呕而发热者，柴胡汤证具，而以他药下之，柴胡证仍在者，复与柴胡汤，此虽已下之不为逆，必蒸蒸而振，却发热汗出而解，若心下满而硬痛者，此为结胸也，大陷胸汤主之，用前方，但满而不痛者，此为痞，柴胡不中与之，属半夏泻心汤。（《伤寒论·辨发汗吐下后病脉证并治》）

〇呕而肠鸣，心下痞者，半夏泻心汤主之。（《金匮要略·呕吐哕下利》）

❀ 生姜泻心汤 ❀

【组·成】

生姜四两　人参　黄芩　甘草各三两　半复半升　干姜　黄连各一两　大枣十二枚。

上八味，以水一斗，煮取六升，去滓，再煎至二升，温服一升，日三服。（《伤寒来苏集·伤寒论注·卷二·泻心汤证》）

人参　甘草　黄连　黄芩　干姜　半夏　生姜　大枣。（《伤寒来苏集·伤寒附翼·卷上·太阳方总论》）

【应·用】

伤寒汗出解之后，胃中不和，心下痞硬，干呕食臭，胁下有水气，腹中雷鸣下利者，生姜泻心汤主之。

汗出而解，太阳症已罢矣。胃中不和，是太阳之余邪与阴寒之水气杂处其中故也。阳邪居胃之上口，故心下痞硬，干呕而食臭；水邪居胃之下口，故腹中雷鸣而下利也；火用不宣则痞硬；水用不宣则干呕；邪热不杀谷则食臭；胁下即腹中也，土虚不能制水，故肠鸣。此太阳寒水之邪，侵于形躯之表者已罢，而入于形躯之里者未散，故病虽在胃而不属阳明，仍属太阳寒水之变耳。（《伤寒来苏集·伤寒论注·卷二·泻心汤证》）

【方·论】

按：心下痞是太阳之里症。太阳之上，寒气主之，中见少阴。少阴者心也，心为阳中之太阳，必其人平日心火不足，胃中虚冷，故太阳寒水得以内侵，虚阳郁而不舒，寒邪凝而不解，寒热交争于心下，变症蜂起，君主危矣。用热以攻寒，恐不戢而自焚；用寒以胜热，恐召寇而自卫。故用干姜、芩、连之苦入心化痞；人参、甘草之甘泻心和胃；君以生姜，佐以半夏，倍辛甘之发散，兼苦寒之涌泄，水气有不散者乎？名曰泻心，止戈为武之意也。（《伤寒来苏集·伤寒论注·卷二·泻心汤证》）

此小柴胡汤去柴胡加干姜、黄连，又即黄连汤去桂易芩。伤寒汗出，外已解，胃中不和，心下痞硬，干呕食臭，胁下有水气，腹中雷鸣下利者，是阳不足而阴乘之也。凡外感风寒而阳盛者，汗出不解，多转属阳明而成胃实。此心下痞硬而下利者，病虽在胃，不是转属阳明；下利不因误下，肠鸣而不满痛，又非转属太阴矣。夫心为阳中太阳，则心下是太阳之宫城，而心下痞是太阳之里也。君主之火用不宣，汗出不彻，内之水气不得越。水气不得散，所以痞硬，邪热不杀谷，故干呕食臭。胁下为少阳之位，太阳之阳气不盛，少阳之相火不支，故水气得支胁下。土虚不能制水，水气从胁入胃，泛溢中州，故腹中雷鸣而下利也。病势已在腹中，病根犹在心下，总因寒热交结于内，以致胃中不和。若用热散寒，则热势猖獗；用寒攻热，则水势横行。法当寒热并举，攻补兼施，以和胃气。故用芩、连除心下之热，干姜散心下之痞，生姜、半夏去胁下之水，参、甘、大枣培腹中之虚。因太阳之病为在里，故不从标本，从乎中治也。且芩、连之苦，必得干姜之辛，始能散痞；人参得甘、枣之甘，协以保心。又君生姜佐半夏，全以辛散甘苦之枢，而水气始散。名曰泻心，实以安心也。

此与十枣症，皆表解而里不和，见心下痞硬，干呕下利。然后因于中风之阳邪，故外症尚有余热，是痞硬下利属于热，故可用苦寒峻利之剂以直攻之。此因于伤寒之阴邪，故内症反有郁逆，是痞硬下利属于虚，故当用寒温兼补之剂以和解之。是治病各求其本也。按：泻心本名理中黄连人参汤，此以病在上焦，故名泻心耳。世徒知膀胱为太阳之里，热入膀胱为犯本，不知心下痞硬为犯本，因有传足不传手之谬。

【仲景原文】

生姜泻心汤

生姜四两切　甘草三两炙　人参三两　干姜一两　黄芩三两　半夏半升洗　黄连一两　大枣十二枚擘。

上八味，以水一斗，煮取六升，去滓，再煎取三升，温服一升，日三服。

○伤寒汗出，解之后，胃中不和，心下痞硬，干噫食臭，胁下有水气，腹中雷鸣，下利者，生姜泻心汤主之。（《伤寒论·辨太阳病脉证并治下》）

○伤寒汗出解之后，胃中不和，心下痞硬，干噫食臭，胁下有水气，腹中雷鸣下利者，属生姜泻心汤。（《伤寒论·辨发汗后病脉证并治》）

❀ 甘草泻心汤 ❀

【组·成】

甘草一两　黄芩三两　半夏半升　干姜二两　黄连一两　大枣十二枚。

生姜泻心汤去人参、生姜，加甘草一两、干姜二两。余同前法。(《伤寒来苏集·伤寒论注·卷二·泻心汤证》)

甘草　黄连　黄芩　干姜　半夏　大枣。(《伤寒来苏集·伤寒附翼·卷上·太阳方总论》)

【应·用】

伤寒中风，医反下之，其人下利日数十行，谷不化，腹中雷鸣，心下痞硬而满，干呕，心烦不得安。医见心下痞，谓病不尽，复下之，其痞益甚。此非结热，但以胃中空虚，客气上逆，故使硬也，甘草泻心汤主之。

上条是汗解后水气下攻症，此条是误下后客气上逆症，总是胃虚而稍有分别矣。上条腹鸣下利，胃中犹寒热相半，故云不和；此腹鸣而完谷不化，日数十行，则痞为虚痞，硬为虚硬，满为虚满也明矣。上条因水气下趋，故不烦不满。此虚邪逆上，故心烦而满。盖当汗不汗，其人心烦，故于前方去人参，而加甘草；下利清谷，又不可攻表，故去生姜而加干姜。不曰理中仍名泻心者，以心烦痞硬，病本于心耳。

伤寒中风，是病发于阳，误下热入而其人下利，故不结胸。若心下痞硬干呕心烦，此为病发于阴矣，而复下之，故痞益甚也。(《伤寒来苏集·伤寒论注·卷二·泻心汤证》)

伤寒中风，初无下症，下之，利日数十行，完谷不化，腹中雷鸣，其人胃气素虚可知。则心下痞硬而满非有形之结热。以胃中空虚，客气上逆于胃口，故干呕、心烦不得安。所云当汗不汗，其人心烦耳。若认为实热而复下之，则痞益甚矣。本方君甘草者，一以泻心而除烦，一以补胃中之空虚，一以缓客气之上逆也。倍加干姜者，本以散中宫下药之寒，且以行芩、连之气而消痞硬。佐半夏以除呕，协甘草以和中，是甘草得位而三善备，干姜任重而四美具矣。中虚而不用人参者，以未经发汗，热不得越，上焦之余邪未散，与用小柴胡汤有胸中烦者去人参同一例也。干呕而不用生姜者，以上焦之津液已虚，毋庸再散耳。此病已在胃，亦不曰理中，仍名泻心者，以心烦痞硬，病在上焦，犹未离乎太阳也。心烦是太阳里症，即是阳明之表症，故虽胃中空虚，完谷不化，而不用人参。因心烦是胃实之根，太阳转属阳明之捷路也。凡伤寒中风，下利清谷属于寒，下利完谷属于热。《内经》所云"暴注下迫属于热"者是也。仲景之去人参，预以防胃家之实欤！

柯琴用经方

【仲景原文】

甘草泻心汤

甘草四两炙　干姜三两　黄芩三两　半夏半升洗　黄连一两　大枣十二枚擘。

上六味，以水一斗，煮取六升，去滓；再煎取三升，温服一升，日三服，按：上生姜泻心汤法，本云理中人参黄芩汤，今详泻心以疗痞。痞气因发阴而生，是半夏、生姜、甘草泻心汤三方皆本于理中也，其方必各有人参，今甘草泻心汤中无者，脱落之也，又按《千金》并《外台秘要》，治伤寒食用此方，皆有人参。知脱落无疑。

〇伤寒中风，医反下之，其人下利日数十行，谷不化，腹中雷鸣，心下痞硬而满，干呕，心烦不得安，医见心下痞，谓病不尽，复下之，其痞益甚，此非结热，但以胃中虚，客气上逆，故使硬也，甘草泻心汤主之。（《伤寒论·辨太阳病脉证并治下》）

〇伤寒中风，医反下之，其人下利，日数十行，谷不化，腹中雷鸣，心下痞硬而满，干呕，心烦不得安，医见心下痞，谓病不尽，复下之，其痞益甚，此非结热，但以胃中虚，客气上逆，故使硬也，属甘草泻心汤。（《伤寒论·辨不可下病脉证并治》）

〇伤寒中风，医反下之，其人下利，日数十行，谷不化，腹中雷鸣，心下痞硬而满，干呕心烦不得安，医见心下痞，谓病不尽，复下之，其痞益甚，此非结热，但以胃中虚，客气上逆，故使硬也，属甘草泻心汤。（《伤寒论·辨发汗吐下后病脉证并治》）

〇狐惑之为病，状如伤寒，默默欲眠，目不得闭，卧起不安。蚀于喉为惑，蚀于阴为狐。不欲饮食，恶闻食臭，其面目乍赤、乍黑、乍白。蚀于上部则声喝（一作嗄），甘草泻心汤主之。（《金匮要略·百合狐惑阴阳毒》）

❀ 黄连汤 ❀

【组•成】

黄连三两　干姜三两　炙甘草二两　桂枝三两　人参二两　半夏半升　大枣十二枚擘。

水一斗，煮取六升，去滓，温服一升，日三夜二服。（《伤寒来苏集·伤寒论注·卷三·黄连汤证》）

黄连　人参　甘草　桂枝　干姜　半夏　大枣。（《伤寒来苏集·伤寒附翼·卷下·少阳方总论》）

【应•用】

伤寒胸中有热，胃中有邪气，腹中痛，欲呕吐者，黄连汤主之。

此热不发于表而在胸中，是未伤寒前所蓄之热也。邪气者即寒气。夫阳受气于胸中，胸中有热，上形头面，故寒邪从胁入胃。《内经》所谓："中于胁则下少阳"者是也。今胃中寒邪阻隔，胸中之热不得降，故上炎作呕；胃脘之阳不外散，故腹中痛也。热不在表，故不发热；寒不在表，故不恶寒。胸中为里之表，腹中为里之里。此病在焦府之半表里，非形驱之半表里也。往来寒热者，此邪由颊入经，在形身之半表里。如五六日而胸胁苦满，心烦喜呕，此伤于寒而转为热，非素有之热。或腹中痛者，是寒邪自胸入腹，与此由胁入胸胃不同。故君以黄连，亦以佐柴胡之不及也。

欲呕而不得呕，腹痛而不下利，似乎今人所谓干霍乱、绞肠痧等症。（《伤寒来苏集·伤寒论注·卷三·黄连汤证》）

【方•论】

此亦柴胡加减方也。表无热，腹中痛，故不用柴、芩。君黄连以泻胸中积热，姜、桂以驱胃中寒邪，佐甘枣以缓腹痛，半夏除呕，人参补虚。虽无寒热往来于外，而有寒热相持于中，仍不离少阳之治法耳。

此与泻心汤大同，而不名泻心者，以胸中素有之热，而非寒热相结于心下也。看其君臣更换处，大有分寸。（《伤寒来苏集·伤寒论注·卷三·黄连汤证》）

伤寒表不发热，而胸中有热，是其人未伤寒时素有蓄热也。热在胸中，必上形头面，故寒邪不得上干；上焦实，必中气虚，故寒邪得从胁而入胃。《内经》云："中于胁则入少阳，"此类是已。凡邪在少阳，法当柴胡主治。此不往来寒热，病不在半表，则柴胡不中与之。胸中为君主之宫城，故用半夏泻心加减。胸中之热不得降，故炎上而欲呕；胃因邪气之不散，故腹中痛也。用黄连泻心胸之热，姜、桂祛胃中之寒，甘、枣缓腹中之痛，半夏除呕，人参补虚。虽无寒热往来于外，而有寒热相搏于中，所以寒热并用，攻补兼施，仍不离少阳和解之治法耳。此症在太阴、少阳之间，此方兼泻心、理中之剂。（《伤寒来苏集·伤寒附翼·卷下·少阳方总论》）

【仲景原文】

黄连汤

黄连三两　甘草三两炙　干姜三两　桂枝三两去皮　人参二两　半夏半升洗　大枣十二枚擘。

上七味，以水一斗，煮取六升，去滓，温服，昼三夜二。疑非仲景方（康平本作"疑非仲景法"）。

○伤寒，胸中有热，胃中有邪气，腹中痛，欲呕吐者，黄连汤主之。（《伤寒论·辨太阳病脉证并治下》）

❀ 黄芩汤 ❀

【组·成】

黄芩三两　甘草二两炙　芍药三两　大枣十二枚。

水一斗，煮取二升，去滓，温服一升，日再服，夜一服。呕者加半夏半升、生姜三两。

此小柴胡加减方也，热不在半表，已入半里，故以黄芩主之。虽非胃实，亦非胃虚，故不须人参补中也。（《伤寒来苏集·伤寒论注·卷三·黄芩汤证》）

黄芩　芍药　甘草　大枣。（《伤寒来苏集·伤寒附翼·卷下·少阳方总论》）

【方·论】

阳明少阳合病，必自下利，其脉不负者，顺也。负者，失也，互相克贼，名为负。若少阳负趺阳者为顺也。

两阳合病，必见两阳之脉，阳明脉大，少阳脉弦，此为顺脉。若大而不弦，负在少阳；弦而不大，负在阳明。是互相克贼，皆不顺之候矣。然木克土，是少阳为贼邪。若少阳负而阳明不负，亦负中之顺脉。（《伤寒来苏集·伤寒论注·卷三·黄芩汤证》）

太阳阳明合病，是寒邪初入阳明之经，胃家未实，移寒于脾，故自下利。此阴盛阳虚，与葛根汤辛甘发散以维阳也。太阳少阳合病，是热邪陷入少阳之里，胆火肆逆，移热于脾，故自下利。此阳盛阴虚，与黄芩汤苦甘相淆以存阴也。凡太少合病，邪在半表者，法当从柴胡桂枝加减。此则热淫于内，不须更顾表邪，故用黄芩以泄大肠之热，配芍药以补太阴之虚，用甘、枣以调中州之气。虽非胃实，亦非胃虚，故不必人参以补中也。若呕是上焦之邪未散，故仍加姜、夏。此柴胡桂枝汤去柴桂人参方也。凡两阳之表病，用两阳之表药；两阳之半表病，用两阳之半表药。此两阳之里病，用两阳之里药。逐条细审，若合符节。然凡正气稍虚，表虽在而预固其里。邪气正盛，虽下利而不须补中。此又当着眼处。《内经·热病论》云："太阳主气，阳明主肉，少阳主胆。伤寒一日太阳，二日阳明，三日少阳。"冬不藏精，则精不化气，故先气病，次及肉之病而及胆，仍自外之内。此病本虽因于内，而病因为伤于寒，故一病两名耳。胆汁最苦最寒，乃相火中之真味。火旺之水亏，胆汁上溢而口苦，故用芩、连之品以滋胆汁而清相火也。（《伤寒来苏集·伤寒附翼·卷下·少阳方总论》）

【鉴·别】

伤寒脉迟，六七日而反与黄芩汤彻其热。脉迟为寒，今与黄芩汤，复除其热，腹中应冷，当不能食。今反能食，此名除中，必死。

凡首揭阳明病者，必身热汗出，不恶寒反恶热也。此言伤寒则恶寒可知；言彻其热，则发热可知。脉迟为无阳，不能作汗，必服桂枝汤啜稀热粥，令汗生于谷耳。黄芩汤本为协热下利而设，不为脉迟表热而设。今不知脉迟为里寒，但知清表之余热。热去寒起，则不能食者为中寒，反能食者为除中矣。除中者，胃阳不支，假谷气以自救，凡人将死而反强食者是也。

阳明病，初欲食，小便反不利，大便自调，其人骨节疼，翕然如有热状，奄然狂发，濈然汗出而解者，此水不胜谷气，与汗共并，脉紧则愈。

初欲食，则胃不虚冷。小便不利，是水气不宣矣；大便反调，胃不实可知；骨节疼者，湿流关节也；翕翕如有热而不甚热者，燥化不行，而湿在皮肤也；其人胃本不虚，因水气怫郁，郁极而发，故忽狂。汗生于谷，濈然汗出者，水气与谷气并出而为汗出。脉紧者，对迟而言，非紧则为寒之谓。

若脉迟，至六七日不欲食，此为晚发，水停故也，为未解，食自可者，为欲解。

初能食，至六七日阳气来复之时，反不欲食，是胃中寒冷，因水停而然，名曰晚发，因痼瘕谷疸等为未除也。食自可，则胃阳已复，故欲解。

伤寒，大吐、大下之，极虚，复极汗者，以其人外气怫郁，复与之水，以发其汗，因得哕。所以然者，胃中虚冷故也。（《伤寒来苏集·伤寒论注·卷三·阳明脉证下》）

【仲景原文】

黄芩汤

黄芩三两　芍药二两　甘草二两炙　大枣十二枚擘。

上四味，以水一斗，煮取三升，去滓，温服一升，日再，夜一服。

○太阳与少阳合病，自下利者，与黄芩汤；若呕者，黄芩加半夏生姜汤主之。（《伤寒论·辨太阳病脉证并治下》）

○伤寒脉迟六七日，而反与黄芩汤彻其热，脉迟为寒，今与黄芩汤复除其热，腹中应冷，当不能食，今反能食，此名除中，必死。（《伤寒论·辨厥阴病脉证并治》）

○《外台》黄芩汤　治干呕下利。（《金匮要略·呕吐哕下利》）

❀ 黄芩加半夏生姜汤 ❀

【组·成】

黄芩三两　芍药二两　甘草二两炙　大枣十二枚擘。

水一斗，煮取三升，去滓，温服一升，日再服，夜一服。呕者加半夏半升、生姜三两。

【应·用】

太阳与少阳合病，自下利者，与黄芩汤；若呕者，黄芩加半夏生姜汤主之。

两阳合病，阳盛阴虚，阳气下陷入阴中，故自下利。太阳与阳明合病，是邪初入阳明之里，与葛根汤辛甘发散，以从阳也，又"下者举之"之法。太阳与少阳合病，是邪已入少阳之里，与黄芩汤酸苦涌泄，以为阴也，又通因通用之法。（《伤寒来苏集·伤寒论注·卷三·黄芩汤证》）

【仲景原文】

黄芩加半夏生姜汤

黄芩三两　芍药二两　甘草炙二两　大枣擘十二枚　半夏洗半升　生姜切一两半（一方三两）。

上六味，以水一斗，煮取三升，去滓，温服一升，日再，夜一服。

○太阳与少阳合病，自下利者，与黄芩汤；若呕者，黄芩加半夏生姜汤主之。（《伤寒论·辨太阳病脉证并治下》）

○干呕而利者，黄芩加半夏生姜汤主之。（《金匮要略·呕吐哕下利病脉证治》）

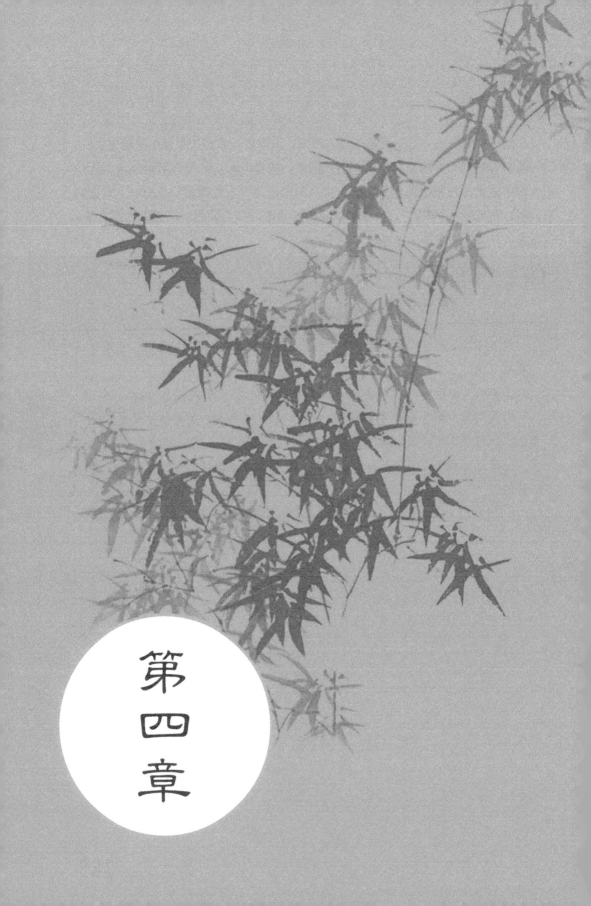

第四章

🏵 小建中汤 🏵

【组·成】

桂枝去粗皮　生姜各三两　芍药六两　炙甘草二两　大枣十二枚　胶饴一升。

水七升，煮取三升，去滓，纳胶饴，更上微火消解，温服一升，日三服。（《伤寒来苏集·伤寒论注·卷三·建中汤证》）

桂枝　芍药　甘草　生姜　大枣　饴糖。（《伤寒来苏集·伤寒附翼·卷下·厥阴方总论》）

【应·用】

伤寒二三日，心中悸而烦者，小建中汤主之。

伤寒二三日，无阳明证，是少阳发病之期，不见寒热、头痛、胸胁苦满之表，又无腹痛、苦呕、或咳、或渴之里，但心悸而烦，是少阳中枢受寒，而木邪挟相火为患。相火旺则君火虚，离中真火不藏，故悸；离中真火不足，故烦。非辛甘以助阳，酸苦以维阴，则中气亡矣。故制小建中以理少阳，佐小柴胡之不及。心烦、心悸原属柴胡证而不用柴胡者，首揭伤寒不言发热，则无热而恶寒可知。心悸而烦，是寒伤神、热伤气矣。二三日间，热已发里，寒犹在表，原是半表半里证，然不往来寒热，则柴胡不中与也。心悸当去黄芩，心烦不呕当去参、半，故君桂枝通心而散寒，佐甘草、枣、饴助脾安悸，倍芍药泻火除烦，任生姜佐金平木。此虽桂枝加饴而倍芍药，不外柴胡加减之法。名建中，寓发汗于不发之中。曰小者，以半为解表，不全固中也。少阳妄汗后，胃不和，因烦而致躁，宜小柴胡清之；未发汗，心已虚，因悸而致烦，宜小建中和之。（《伤寒来苏集·伤寒论注·卷三·建中汤证》）

尺、寸俱弦，少阳受病也。今阳脉涩而阴脉弦，是寒伤厥阴，而不在少阳也。寸为阳，阳主表，阳脉涩者，阳气不舒，表寒不解也。弦为木邪，必挟相火，相火不能御寒，必还入厥阴而为患。厥阴抵少腹，挟胃属肝络胆，则腹中皆厥阴部也。尺为阴，尺主里。今阴脉弦，为肝脉，必当腹中急痛矣。肝苦急，甘以缓之，酸以泻之，辛以散之，此小建中为厥阴驱寒发表平肝逐邪之先着也。然邪在厥阴，腹中必痛，原为险症，一剂建中，未必成功。设或不差，当更用柴胡，令邪走少阳，使有出路，所谓阴出之阳则愈。又以小柴胡佐小建中之不及也。前条辨证，此条辨脉。前条是少阳相火犯心而烦，其证显；此条是厥阴相火攻腹而痛，其证隐。若腹痛而非相火，不得用芍药之寒。《内经》："暴注胀大，皆属于热。"此腹痛用芍药之义。（《伤寒来苏集·伤寒论注·卷三·建中汤证》）

或问腹痛前以小建中温之，后以小柴胡凉之，仲景岂姑试之乎？曰非也。不差者，但未愈，非更甚也。先以建中解肌而发表，止痛在芍药；继以柴胡补中而达邪，止痛在人参。按柴胡加减法，腹中痛者去黄芩加芍药，其功倍于建中，岂有温凉之异乎？阳脉仍涩，故用人参以助桂枝；阴脉仍弦，故用柴胡以助芍药。若一服差，又何必更用人参之温补、柴胡之升降乎？仲景有一证用两方者，如用麻黄汗解，半日复烦，用桂枝更汗同法。然皆设法御病，非必然也。先麻黄继桂枝，是从外之内法；先建中继柴胡，是从内之外法。（《伤寒来苏集·伤寒论注·卷三·建中汤证》）

【方·论】

厥阴为阖，外伤于寒，肝气不舒，热郁于下，致伤中气，故制此方以主之。凡六经外感未解者，皆用桂枝汤解外。如太阳误下，而阳邪下陷于太阴者，桂枝汤倍加芍药，以泻木邪之干脾也。此肝火上逼于心脾，于桂枝加芍药汤中更加饴糖，取酸苦以平肝藏之火，辛甘以调脾家之急，又资其谷气以和中也。此方安内攘外，泻中兼补，故名曰建；外症未除，尚资姜、桂以散表，不全主中，故称曰小。所谓中者有二：一曰心中，一曰腹中。如伤寒二三日，心中悸而烦者，是厥阴之气逆上冲于心也。比心中疼热者稍轻，而有虚实之别：疼而热者为实，当用苦寒以泻心火；悸而烦者为虚，当用甘温以保心气。是建腹中之宫城也。伤寒阳脉涩，阴脉弦，腹中急痛者，是厥阴之逆气上侵脾胃也。比饥不欲食，食则吐蛔者，为更重，而有形气之别：食即吐蛔为有形，当用酸苦以安蛔；腹中急痛为无形，当用辛寒以止痛。是建腹中之都会也。世不明厥阴之为病，便不知仲景所以制建中之理。不知胆藏肝内，则不明仲景先里后表之法。盖寒虽外来，而热从中发。必先开厥阴之阖，始得转少阴之枢；先平厥阴阴脉之弦，始得通少阳阳脉之涩。此腹中痛者，先与小建中汤，不差者，继用小柴胡汤之理也。凡腹痛而用芍药者，因相火为患。若因于虚寒者，大非所宜，故有建中、理中之别。或问：腹痛既与小建中温之，更用小柴胡凉之，先热后寒，仲景亦姑试之乎？曰：不差者，但未愈，非更甚也。先之以建中，是解肌而发表，止痛在芍药；继之以柴胡，是补中以逐邪，止痛在人参。按柴胡加减法，腹中痛者，去黄芩加芍药，其功倍于建中。可知阳脉仍涩，故用人参以助桂枝；阴脉仍弦，故用柴胡以助芍药。若一服建中而即差，则不必人参之补，亦不须柴胡之散矣。

【鉴·别】

伤寒，阳脉涩，阴脉弦，法当腹中急痛，先用小建中汤。

前条偏于半表。(《伤寒来苏集·伤寒论注·卷三·少阳汤证》)

【注意事项与禁忌】

呕家不可用建中汤，以甘故也。

此建中汤禁，与酒客不可与桂枝同义。心烦喜呕，呕而发热，柴胡证也；胸中有热，腹痛欲呕，黄连汤证也；太、少合病，自利而呕，黄芩汤证也。(《伤寒来苏集·伤寒论注·卷三·小建汤证》)

【仲景原文】

小建中汤

桂枝三两去皮　甘草二两炙　大枣十二枚擘　芍药六两　生姜三两切　胶饴一升。

上六味，以水七升，煮取三升，去滓，内饴，更上微火消解，温服一升，日三服，呕家不可用建中汤，以甜故也。

○伤寒，阳脉涩，阴脉弦，法当腹中急痛，先与小建中汤，不瘥者，小柴胡汤主之。

○伤寒二三日，心中悸而烦者，小建中汤主之。(《伤寒论·辨太阳病脉证并治中》)

○虚劳里急，悸，衄，腹中痛，梦失精，四肢酸疼，手足烦热，咽干口燥，小建中汤主之。(《金匮要略·血痹虚劳》)

○男子黄，小便自利，当与虚劳小建中汤。(《金匮要略·黄疸》)

○妇人腹中痛，小建中汤主之。(《金匮要略·妇人杂病》)

❀ 桂枝人参汤 ❀

【组·成】

桂枝四两　人参四两　甘草四两炙　白术三两　干姜五两。

水九升，先煮四味，取五升，纳桂，煮三升，温服。日再服，夜一服。(《伤寒来苏集·伤寒论注·卷一·桂枝汤证下》)

桂枝　甘草　干姜　白术　人参。(《伤寒来苏集·伤寒附翼·卷上·太阳方总论》)

【应·用】

太阳病，外症未除，而数下之，遂协热而利，利下不止，心下痞硬，表里不解者，桂枝人参汤主之。

此明下利之治也。外热未除，是表不解；利下不止，是里不解，此之谓有表里症。然病根在心下，非辛热何能化痞而软硬？非甘温无以止利而解表。(《伤寒来苏集·伤寒论注·卷一·桂枝汤证下》)

【方·论】

故用桂枝、甘草为君，佐以干姜、参、术，先煎四物，后纳桂枝，使和中之力饶，而解肌之气锐，于以奏双解表里之功。又一新加法也。(《伤寒来苏集·伤寒论注·卷一·桂枝汤证下》)

【仲景原文】

桂枝人参汤

桂枝四两别切　甘草四两炙　白术三两　人参三两　干姜三两。

上五味，以水九升，先煮四味，取五升，内桂，更煮取三升，去滓，温服一升，日再夜一服。

○太阳病，外证未除，而数下之，遂协热而利，利下不止，心下痞硬，表里不解者，桂枝人参汤主之。(《伤寒论·辨太阳病脉证并治下》)

○太阳病，外证未除，而数下之，遂协热而利，利下不止，心下痞硬，表里不解者，属桂枝人参汤。(《伤寒论·辨发汗吐下后病脉证并治》)

桂枝加芍药汤

【组·成】

桂枝二两去粗皮　芍药五两　甘草二两炙　生姜二两　大枣十二枚。

本方（指桂枝汤，编者注）加芍药三两。(《伤寒来苏集·伤寒论注·卷一·桂枝汤证下》)

【应·用】

本太阳病，医反下之，因而腹满时痛者，属太阴也，桂枝加芍药汤主之。(《伤寒来苏集·伤寒论注·卷一·桂枝汤证下》)

【方·论】

腹满时痛，因于下后，是阳邪转属，非太阴本病。表症未罢，故仍用桂枝汤解外。满痛既见，故倍加芍药以和里。此病本于阳，故用阴以和阳。(《伤寒来苏集·伤寒论注·卷一·桂枝汤证下》)

【仲景原文】

桂枝加芍药汤

桂枝三两去皮　芍药六两　甘草二两炙　生姜三两切　大枣十二枚擘。

上五味，以水七升，煮取三升，去滓，温分三服。

〇本太阳病，医反下之，因尔腹满时痛者，属太阴也，桂枝加芍药汤主之，大实痛者，桂枝加大黄汤主之。(《伤寒论·辨太阴病脉证并治》)

〇本太阳病，医反下之，因尔腹满，时痛者，属太阴也，属桂枝加芍药汤。(《伤寒论·辨发汗吐下后病脉证并治》)

❈ 桂枝加大黄汤 ❈

【组·成】

桂枝三两去皮　芍药六两　甘草二两炙　生姜三两切　大枣十二枚擘。

上五味，以水七升，煮取三升，去滓，温分三服。

【应·用】

大实痛者，桂枝加大黄汤主之。（《伤寒来苏集·伤寒论注·卷一·桂枝汤证下》）

【方·论】

桂枝加大黄，太阳转属阳明之下药。（柯琴《伤寒来苏集·伤寒论翼·卷下·制方大法第七》）

腹满时痛，因于下后，是阳邪转属，非太阴本病。表症未罢，故仍用桂枝汤解外。满痛既见，故倍加芍药以和里。此病本于阳，故用阴以和阳。

若因下后而腹大实痛，是太阳转属阳明而胃实，尚未离乎太阳，此之谓有表里症。仍用桂枝汤加大黄，以除实痛，此双解表里法也。凡妄下必伤胃气，胃气虚则阳邪袭阴，故转属太阴；胃气实则两阳相搏，故转属阳明。太阴则满痛不实，阴道虚也；阳明则大实而痛，阳道实也。满而时痛，下利之兆；大实而痛，是燥屎之征。桂枝加芍药，即建中之方；桂枝加大黄，即调胃之剂。（《伤寒来苏集·伤寒论注·卷一·桂枝汤证下》）

妄下后，外不解，而腹满时痛，是太阳太阴并病。若大实痛，是太阳阳明并病。此皆因妄下而转属，非太阴阳明之本证也。脾胃同处中宫，位同而职异。太阴主出，太阴病则秽腐之出不利，故腹时痛；阳明主纳，阳明病则秽腐燥结而不行，故大实而痛。仍主桂枝汤者，是桂枝证未罢，不是治病求本，亦不是升举阳邪。仲景治法，只举目前，不拘前症，如二阳并病，太阳证罢，但潮热汗出，大便难而谵语者，即用大承气矣。此因表症未罢，而阳邪已陷入太阴，故倍芍药以滋脾阴而除满痛。此用阴和阳法也。若表邪未解，而阳邪陷入于阳明，则加大黄以润胃燥，而除其大实痛。此双解表里法也。凡妄下必伤胃气，胃阳虚即阳邪袭阴，故转属太阴；胃液涸则两阳相搏，故转属阳明。属太阴则腹满时痛而不实，阴道虚也；属阳明则腹大实而痛，阳道实也。满而时痛，下利之兆；大实而痛，

是燥屎之征。桂枝加芍药，小试建中之剂；桂枝加大黄，微示调胃之方。(《伤寒来苏集·伤寒附翼·卷上·太阳方总论》)

桂枝加大黄汤

桂枝去皮三两　大黄二两　芍药六两　生姜切三两　甘草炙二两　大枣擘十二枚。

上六味，以水七升，煮取三升，去滓，温服一升，日三服。

〇本太阳病，医反下之，因尔腹满时痛者，属太阴也，桂枝加芍药汤主之；大实痛者，桂枝加大黄汤主之。(《伤寒论·辨太阴病脉证并治》)

🏵 旋覆代赭汤 🏵

【组·成】

旋覆　代赭　人参　甘草　半夏　生姜　大枣。(《伤寒来苏集·伤寒附翼·卷上·太阳方总论》)

【方·论】

此生姜泻心去芩、连、干姜加旋覆、代赭石方也。以心虚不可复泻心，故制此剂耳。心主夏，旋覆花生于夏末，咸能补心，能软硬，能消结气。半夏生于夏初，辛能散邪，能消痞，能行结气。代赭禀南方之火色，入通于心，散病硬而镇虚热。参、甘、大枣之甘，佐旋覆以泻虚火；生姜之辛，佐半夏以散水结。斯痞硬消，噫气自除矣。若用芩、连以泻心，能保微阳之不灭哉？（柯琴《伤寒来苏集·伤寒论注·卷二·泻心汤证》）

旋覆代赭汤

旋覆花三两　人参二两　生姜五两　代赭一两　甘草三两炙　半夏半升洗

大枣十二枚擘。

上七味，以水一斗，煮取六升，去滓，再煎取三升，温服一升，日三服。

○伤寒发汗，若吐，若下，解后，心下痞硬，噫气不除者，旋覆代赭汤主之。(《伤寒论·辨太阳病脉证并治下第七》)

○伤寒发汗，若吐若下，解后，心下痞硬，噫气不除者，属旋覆代赭汤。(《伤寒论·辨发汗吐下后病脉证并治》)

❀ 厚朴生姜半夏甘草人参汤 ❀

【组·成】

厚朴半斤去皮，炙　生姜半斤切　半夏半斤洗　甘草二两炙　人参一两。

上五味，以水一斗，煮取三升，温服一升，日三服。(《伤寒来苏集·伤寒论注·卷二·麻黄汤证下》)

【方·论】

此太阴调胃承气之方也。凡治病必分表里，而表里偏有互呈之证。如麻黄之喘，桂枝之自汗，大青龙之烦躁，小青龙之咳，皆病在表而夹里症也。用杏仁以治喘，芍药以止汗，石膏以治烦躁，五味、干姜以治咳，是于表剂中兼治里也。若下利腹胀满者，太阴里症而兼身体疼痛之表症，又有先温其里，后解其表之法。若下利清谷，而兼脉浮表实者，又有只宜治里，不可攻表之禁。是知仲景重内轻外之中，更有浅深之别也。夫汗为阳气，而腰以上为阳。发汗只可散上焦营卫之寒，不能治下焦藏府之湿。若病在太阴，寒湿在肠胃而不在营卫，故阴不得有汗。妄发其汗，则胃脘之微阳随而达于表，肠胃之寒湿入经络，而留于腹中，下利或止，而清谷不消，所以汗出必胀满也。凡太阳汗后胀满，是阳实于里，将转属阳明。太阴汗后而腹满，是寒实于里，而阳虚于内也。邪气盛则实，故用厚朴、姜、夏散邪而除胀满；正气夺则虚，故用人参、甘草补中而益元气。此亦理中之剂软！若用之于太阳汗后，是抱薪救火，如此症而妄作太阳治之，如水益深矣。（《伤寒来苏集·伤寒附翼·卷下·太阴方总论》）

伤寒发汗，若吐若下，表解后，心下痞硬，噫气不除者，此心气大虚，余邪结于心下，心气不得降而然也。心为君主，寒为贼邪，表寒虽解而火不得位，故使闭塞不通，而心下痞硬；君主不安，故噫气不除耳。此方乃泻心之变剂，以心虚不可复泻心，故去芩、连、干姜辈苦寒辛热之品。心为太阳，通于夏气，旋覆花开于夏，咸能补心而软痞硬；半夏根成于夏，辛能散结气而止噫。二味得夏气之全，故用之以通心气。心本苦缓，此为贼邪伤残之后，而反苦急，故加甘草以缓之；心本欲收，今因余邪留结，而反欲散，故倍生姜以散之。虚气上逆，非得金石之重为之镇坠，则痞硬不能遽消，而噫气无能顿止。代赭秉南方之赤色，入通于心，坚可除痞，重可除唯，用以为佐，急治其标也。人参、大枣，补虚于余邪未平之时，预治其本也。扶正驱邪，神自安。若用芩、连以泻心，能保微阳之不灭哉？旋覆、半夏作汤，调代赭末，治顽痰结于胸隔，或涎沫上涌者最佳。挟虚者加人参甚效。

发汗后，水药不得入口为逆。若更发汗，必吐不止。

阳重之人，大发其汗，有升无降，故水药拒膈而不得入也。若认为中风之干呕，伤寒之呕逆，而更汗之，则吐不止，胃气大伤矣。此热在胃口，须用栀子汤、瓜蒂散，因其势而吐之，亦通因通用法也。五苓散亦下剂，不可认为水逆而妄用之。（《伤寒来苏集·伤寒论注·卷二·麻黄汤证下》）

【仲景原文】

厚朴生姜半夏甘草人参汤

厚朴半斤炙，去皮　生姜半斤切　半夏半升洗　甘草炙二两　人参一两。

上五味，以水一斗，煮取三升，去滓，温服一升，日三服。

〇发汗后，腹胀满者，浓朴生姜半夏甘草人参汤主之。（《伤寒论·辨太阳病脉证并治中》）

〇发汗后，腹胀满者，属厚朴生姜半夏甘草人参汤。（《伤寒论·辨发汗后病脉证并治》）

❀ 甘草干姜汤 ❀

【组·成】

炙草四两　干姜二两。

水三升，煮一升五合，分温再服。（《伤寒来苏集·伤寒论注·卷一·桂枝汤证下》）

【应·用】

伤寒，脉浮，自汗出，小便数，心烦，微恶寒，脚挛急，反与桂枝汤欲攻其表，此误也。得之便厥，咽中干，烦躁吐逆者，作甘草干姜汤与之，以复其阳。（《伤寒来苏集·伤寒论注·卷一·桂枝汤证下》）

【方·论】

问曰："仲景每用桂、附以回阳，此只用芍药、干姜者何？"曰："斯正仲景治阳明之大法也。太阳少阴，从本从标。其标在上；其本在下。其标在外；其本在内。所谓亡阳者，亡肾中之阳也，故用桂附之下行者回之，从阴引阳也。阳明居中，故不从标本，从乎中治。所谓阳者，胃阳也，用甘草、干姜以回之，从乎中也。然太少之阳不易回，回则诸症悉解。阳明之阳虽易回，回而诸症仍在，变症又起，故更作芍药甘草汤继之，少与调胃承气和之，是亦从乎中也。此两阳合明，气血俱多之部，故不妨微寒之而微利之，与他经亡阳之治不同，此又用阴和阳之法。"

桂枝辛甘，走而不守，即佐以芍药，亦能亡阳；干姜辛苦，守而不走，故君以甘草，便能回阳。以芍药之酸收，协甘草之平降，位同力均，则直走阴分，故脚挛可愈。甘草干姜汤得理中之半，取其守中，不须其补中；芍药甘草汤得桂枝之半，用其和里，不许其攻表。（柯琴《伤寒来苏集·伤寒论注·卷一·桂枝汤证下》）

仲景回阳，每用附子，此用干姜、甘草者，正以见阳明之治法。夫太阳少阴所谓亡阳者，先天之元阳也，故必用附子之下行者回之，从阴引阳也。阳明所谓亡阳者，后天胃脘之阳也，取甘草、干姜以回之，从乎中也。盖桂枝之性辛散，走而不守，即佐以芍药，尚能亡阳；干姜之味苦辛，守而不走，故君以甘草，便能回阳。然先天太、少之阳不易回，回则诸症悉解。后天阳明之阳虽易回，既回而前症仍在，变症又起，故更作芍药甘草汤继之。盖脾主四肢，胃主津液。阳盛阴虚，脾不能为胃行津液以灌四旁，故足挛急。用甘草以生阳明之津，芍药以和太阴之液，其脚即伸，此亦用阴和阳法也。或因姜、桂之遗热，致胃热而谵语，少与调胃承气以和之，仗硝、黄以对待姜、桂，仍不失为阳明从乎中治之法。只以两阳合明之位，气血俱多之经，故不妨微寒之而微利之，与他经亡阳调理不同耳。甘草干姜汤，得理中之半，取其守中，不须其补中；芍药甘草汤，减桂枝之半，用其和里，不取其攻表。是仲景加减法之隐而不宜者。(《伤寒来苏集·伤寒附翼·卷下·阳明方总论》)

肾液入心而为汗，汗出不能遍身，故不解。所以然者，太阳阳微，不能卫外而为固；少阴阴虚，不能藏精而起亟也。仍发热而心下悸，坎阳外亡而肾水凌心耳。头眩身𥉹，因心下悸所致；振振欲擗地，形容身𥉹动之状。凡水从火发，肾火上炎，水邪因得上侵。若肾火归原，水气自然下降，外热因之亦解。此条用真武者，全在降火利水，重在发热而心下悸，并不在头眩身𥉹动也。如伤寒厥而心下悸，宜先治水，亦重在悸，不重在厥。但彼本于太阳寒水内侵，故用桂枝；此则少阴邪水泛溢，故用附子。仲景此方，为少阴治水而设。附会三纲之说者，本为误服青龙而设。不知服大青龙而厥逆筋惕肉𥉹，是胃阳外亡，轻则甘草干姜汤，重则建中、理中辈，无暇治肾。即欲治肾，尚有附子汤之大温补，而乃用真武耶？要知小便自利，心下不悸，便非真武汤证。(《伤寒来苏集·伤寒论注·卷四·真武汤证》)

按伤寒脉浮，自汗出，微恶寒，是阳明表症；心烦，小便数，脚挛急，是阳明里之表症。斯时用栀子豉汤吐之，则胃阳得升，恶寒自罢，心烦得止，汗自不出矣；上焦得通，津液得下，小便自利，其脚自伸。反用桂枝发表，所以亡阳，其咽中干、烦躁、吐逆，是栀子生姜豉汤症。只以亡阳而厥，急当回阳。其改用甘草干姜汤，阳复后，仍作芍药甘草以和阴，少与调胃承气以和里，皆因先时失用栀豉，如此挽回费力耳。(《伤寒来苏集·伤寒论翼·卷下·阳明病解第二》)

【鉴·别】

二方（芍药甘草汤、甘草干姜汤。编者注）为阳明半表半里症，误服桂枝之变症而设也。桂枝汤本为中风自汗而设，若阳明病汗出多微恶寒而无里症者，为表未解，故可用桂枝汤发汗。其脉迟，犹中风之缓，与脉浮而弱者同义。若但浮之脉，在太阳必无汗，在阳明必盗汗出，则伤寒之脉浮而自汗出者，是阳明之热淫于内，而非太阳之浮为在表矣。心烦是邪中于膺，心脉络小肠，心烦则小肠亦热，故小便数。微恶寒而脚挛急，知恶寒将自罢。趺阳脉因热甚而血虚筋急，故脚挛也。此病在半表半里，服栀豉汤而可愈。反用桂枝攻表，汗多所以亡阳。胃脘之阳不至于四肢，故厥。虚阳不归其部，故咽中干、呕吐逆而烦躁也。势不得不用热因热用之法，救桂枝之误以回阳。然阳亡实因于阴虚而无所附，又不得不用益津敛血之法以滋阴，故与甘草干姜汤而厥愈，更与芍药甘草汤脚伸矣。且芍药酸寒，可以止烦、敛自汗而利小便，甘草甘平，可以解烦和肝血而缓筋急，是又内调以解外之一法也。（柯琴《伤寒来苏集·伤寒附翼·卷下·阳明方总论》）

【仲景原文】

甘草干姜汤

甘草四两炙　干姜二两。

上二味，以水三升，煮取一升五合，去滓，分温再服。

○伤寒脉浮，自汗出，小便数，心烦，微恶寒，脚挛急，反与桂枝，欲攻其表，此误也，得之便厥，咽中干，烦躁吐逆者，作甘草干姜汤与之，以复其阳。若厥愈，足温者，更作芍药甘草汤与之，其脚即伸；若胃气不和，谵语者，少与调胃承气汤；若重发汗，复加烧针者，四逆汤主之。（《伤寒论·辨太阳病脉证并治上》）

○问曰：证象阳旦，按法治之而增剧，厥逆，咽中干，两胫拘急而谵语。师曰：言夜半手足当温，两脚当伸。后如师言，何以知此？答曰：寸口脉浮而大，浮为风，大为虚，风则生微热，虚则两胫挛。病形象桂枝，因加附子参其间，增桂令汗出，附子温经，亡阳故也。厥逆咽中干，烦躁，阳明内结，谵语烦乱，更饮甘草干姜汤，夜半阳气还，两足当热，胫尚微拘急，重与芍药甘草汤，尔乃胫伸，以承气汤微溏，则止其谵语，故知病可愈。（《伤寒论·辨太阳病脉证并治上》）

○伤寒脉浮，自汗出，小便数，心烦，微恶寒，脚挛急，反与桂枝，欲攻其表，此误也，得之便厥，咽中干，烦躁吐逆者，作甘草干姜汤与之，以复其阳。若厥愈足温者，更作芍药甘草汤与之，其脚即伸，若胃气不和，谵语者，少与调胃承气汤，若重发汗，复加烧针者，与四逆汤。（《伤寒论·辨

发汗后病脉证并治》)

　　○肺痿吐涎沫而不咳者，其人不渴，必遗尿，小便数。所以然者，以上虚不能制下故也。此为肺中冷，必眩，多涎唾，甘草干姜汤以温之。若服汤已渴者，属消渴。(《金匮要略·肺痿肺痈咳嗽上气》)

理中丸/人参汤

【组·成】

　　人参　甘草　白术　干姜。

　　捣筛为末，蜜和丸，如鸡黄大。以沸汤数合，和一丸，研碎，温服之。日三四，夜二服。腹中未热，加至三四丸，然不及汤。汤以水八升，煮取三升，去滓，温服一升，日三服。(《伤寒来苏集·伤寒论注·卷四·理中丸证》)

　　人参　白术　干姜　甘草。(《伤寒来苏集·伤寒附翼·卷下·太阴方总论》)

【应·用】

　　病发热头痛，身疼恶寒，上吐下利者，名曰霍乱。热多欲饮水者，五苓散主之；寒多不用水者，理中丸主之。(《伤寒来苏集·伤寒论注·卷四·理中丸证》)

【方·论】

　　若脐上筑者，肾气动也，去术加桂；吐多者，去术加生姜三两；下多者，还用术；悸者，加茯苓；腹中痛，虚者，加人参；腹满者，去术，加附子一枚。(《伤寒来苏集·伤寒论注·卷四·理中丸证》)

　　太阴病，以吐利腹满痛为提纲，是遍及三焦矣。然吐虽属上，而由于腹满，利虽属下，而由于腹满，皆因中焦不治以致之也。其来由有三：有因表虚而风寒自外入者，有因下虚而寒湿自下上者，有因饮食生冷而寒邪由中发者，总不出于虚寒。法当温补以扶胃脘之阳，一理中而满痛吐利诸症悉平矣。故用白术培脾土之虚，人参益中宫之气，干姜散胃中之寒，甘草缓三焦之急也。且干姜得白术，能除满而止吐，人参得甘草，能疗痛而止利。或汤或丸，随机应变，此理中确为之主剂欤！夫理中者理中焦，此仲景之明训，且加减法中又详其吐多下多腹痛满等法。而叔和录之于大病差后治真吐一症，是坐井观天者乎。

按：太阴伤寒，手足自温者，非病由太阳，必病关阳明。此阴中有阳，必无吐利交作之患，或暴烦下利，或发黄便硬，则腹满腹痛，是脾家实，而非虚热，而非寒矣。又当于茵陈、调胃辈求之。

【仲景原文】

理中丸

人参　干姜　甘草炙　白术各三两。

上四味，捣筛，蜜和为丸，如鸡子黄大，以沸汤数合，和一丸，研碎，温服之，日三四、夜二服，腹中未热，益至三四丸，然不及汤。汤法：以四物依两数切，用水八升，煮取三升，去滓，温服一升，日三服。若脐上筑者，肾气动也，去术加桂四两；吐多者，去术加生姜三两，下多者还用术；悸者，加茯苓二两；渴欲得水者，加术，足前成四两半；腹中痛者，加人参，足前成四两半；寒者，加干姜，足前成四两半；腹满者，去术，加附子一枚。服汤后，如食顷，饮热粥一升许，微自温，勿发揭衣被。

○霍乱，头痛发热，身疼痛，热多欲饮水者，五苓散主之，寒多不用水者，理中丸主之。（《伤寒论·辨霍乱病脉证并治》）

○大病瘥后，喜唾，久不了了，胸上有寒，当以丸药温之，宜理中丸。（《伤寒论·辨阴阳易瘥后劳复病脉证并治》）

🌸 吴茱萸汤 🌸

【组•成】

吴茱萸一升汤洗七次　人参三两　生姜六两　大枣十二枚。

水七升，煮取二升，温服七合。日三服。（《伤寒来苏集·伤寒论注·卷四·吴茱萸汤证》）

吴茱萸　人参　生姜　大枣。（《伤寒来苏集·伤寒附翼·卷下·少阴方总论》）

【应·用】

少阴病，吐利，手足厥冷，烦躁欲死者，吴茱萸汤主之。（《伤寒来苏集·伤寒论注·卷四·吴茱萸汤证》）

少阴病吐利，烦躁、四逆者死。四逆者，四肢厥冷，兼臂胫而言。此云手足，是指指掌而言，四肢之阳犹在。岐伯曰："四末阴阳之会，气之大路也。四街者，气之经络也。络绝则经通，四末解则气从合。"故用吴茱萸汤以温之，吐利止而烦躁除。阴邪入于合者，更得从阳而出乎井矣。（《伤寒来苏集·伤寒论注·卷四·吴茱萸汤证》）

食谷欲呕者，属阳明也，吴茱萸汤主之。得汤反剧者，属上焦也。

胃热则消谷善饥，胃寒则水谷不纳。食谷欲呕，固是胃寒；服汤反剧者，以痰饮在上焦为患，呕尽自愈，非谓不宜服也。此与阳明不大便，服柴胡汤胃气因和者不同。（《伤寒来苏集·伤寒论注·卷四·吴茱萸汤证》）

【鉴·别】

干呕，吐涎沫，头痛者，吴茱萸汤主之。（《伤寒来苏集·伤寒论注·卷四·吴茱萸汤证》）

【方·论】

吴萸温中散寒，则吐利可除；人参安神定志，则烦躁可止；姜、枣调和营卫，则手足自温，头痛自瘳矣。（《伤寒来苏集·伤寒论注·卷四·吴茱萸汤证》）

少阴吐利，手足厥冷，烦躁欲死者，此方主之。按少阴病吐利，烦躁四逆者死，此何复出治方？要知欲死是不死之机，四逆是兼胫臂言，手足只指指掌言，稍甚微甚之别矣。岐伯曰："四末阴阳之会，气之大路也。四街者，气之经络也。络绝则经通，四末解则气合从。"合在肘膝之间，即四街也，又谓之四关。夫四郊扰攘，而关中犹固，知少阴生气犹存。然五藏更相生，不生即死。少阴之生气注于肝，阴盛水寒，则肝气不舒而木郁，故烦躁；肝血不荣于四末，故厥冷；水欲出地而不得出，则中土不宁，故吐利耳。病本在肾而病机在肝，不得相生之机，故欲死。势必温补少阴之少火，以开厥阴之出路，生死关头，非用气味之雄猛者，不足以当绝处逢生之任也。吴茱萸辛苦大热，禀东方之气色，入通于肝，肝温则木得遂其生矣。苦以温肾，则水不寒，辛以散邪，则土不扰。佐人参固元气而安神明，助姜、枣调营卫以补四末。此拨乱反正之剂，与麻黄附子之拔帜先登，附子、真武之固守社稷者，鼎足而立也。若命门火衰，不能腐熟水谷，故食谷欲呕。若干呕吐涎沫而头痛，是脾肾虚寒，阴寒上乘阳位也。用此方鼓动先天之少火，而后天之土自生；培植下焦之真阳，而上焦之寒自散。开少阴之关，而三阴得位者，此方是欤？

【仲景原文】

吴茱萸汤

吴茱萸一升洗　人参三两　生姜六两切　大枣十二枚擘。

上四味，以水七升，煮取二升，去滓，温服七合，日三服。

○食谷欲呕，属阳明也，吴茱萸汤主之，得汤反剧者，属上焦也。(《伤寒论·辨阳明病脉证并治》)

○少阴病，吐利，手足逆冷，烦躁欲死者，吴茱萸汤主之。(《伤寒论·辨少阴病脉证并治》)

○干呕，吐涎沫，头痛者，吴茱萸汤主之。(《伤寒论·辨厥阴病脉证并治》)

○呕而胸满者，吴茱萸汤主之。(《金匮要略·呕吐哕下利》)

○干呕，吐涎沫，头痛者，吴茱萸汤主之。(《金匮要略·呕吐哕下利》)

❀ 桂枝去桂加茯苓白术汤 ❀

【组·成】

芍药　生姜　白术　茯苓各三两　甘草二两炙　大枣十二枚。

水八升，煮三升，温服一升。(《伤寒来苏集·伤寒论注·卷一·桂枝汤证下》)

【应·用】

服桂枝汤，或下之，仍头项强痛，翕翕发热，无汗，心下满微痛，小便不利者，桂枝去桂加茯苓白术汤主之。小便利则愈。

汗出不彻而遽下之，心下之水气凝结，故反无汗而外不解，心下满而微痛也。然病根在心下，而病机在膀胱。若小便利，病为在表，仍当发汗；如小便不利，病为在里，是太阳之本病，而非桂枝症未罢也。故去桂枝，而君以苓、术，则姜、芍即散邪行水之法，佐甘、枣效培土制水之功，此水结中焦，只可利而不可散，所以与小青龙、五苓散不同法。但得膀胱水去，而太阳表里症悉除，所谓治病必求其本也。（《伤寒来苏集·伤寒论注·卷一·桂枝汤证下》）

【方·论】

服桂枝汤已，桂枝症仍在者，当仍用桂枝如前法。而或妄下之，下后，其本症仍头痛项强，翕翕发热，而反无汗，其变症心下满微痛，而小便不利，法当利小便则愈矣。凡汗下之后，有表里症兼见者，见其病机向里，即当救其里症。心下满而不硬，痛而尚微，此因汗出不彻，有水气在心下也。当问其小便，若小便利者，病仍在表仍须发汗；如小便不利者，病根虽在心下，而病机实在膀胱。由膀胱之水不行，致中焦之气不运，营卫之汗反无，乃太阳之府病，非桂枝症未罢也。病不在经，不当发汗；病已入府，法当利水。故于桂枝汤去桂而加苓、术，则姜、芍即为利水散邪之佐，甘、枣得效培土制水之功，非复辛甘发散之剂矣。盖水结中焦，可利而不可散。但得膀胱水去，而太阳表里之邪悉除，所以与小青龙、五苓散不同法。《经》曰："血之与汗，异名而同类。"又曰："膀胱津液气化而后能出。"此汗由血化，小便由气化也。桂枝为血分药，但能发汗，不能利水。观五苓方末云：多服暖水出汗愈。此云：小便利则愈。比类二方，可明桂枝去桂之理矣。今人不审，概用五苓以利水，岂不悖哉。（《伤寒来苏集·伤寒附翼·卷上·太阳方总论》）

【仲景原文】

桂枝去桂加茯苓白术汤

芍药三两　甘草二两炙　生姜切　白术　茯苓各三两　大枣十二枚擘。

上六味，以水八升，煮取三升，去滓，温服一升，小便利则愈。【本云桂枝汤。今去桂枝加茯苓白术。】

〇服桂枝汤，或下之，仍头项强痛，翕翕发热无汗，心下满，微痛，小便不利者，桂枝去桂加茯苓白术汤主之。（《伤寒论·辨太阳病脉证并治上》）

〇服桂枝汤，或下之，仍头项强痛，翕翕发热，无汗，心下满微痛，小便不利者，属桂枝去桂加茯苓白术汤。（《伤寒论·辨发汗吐下后病脉证并治》）

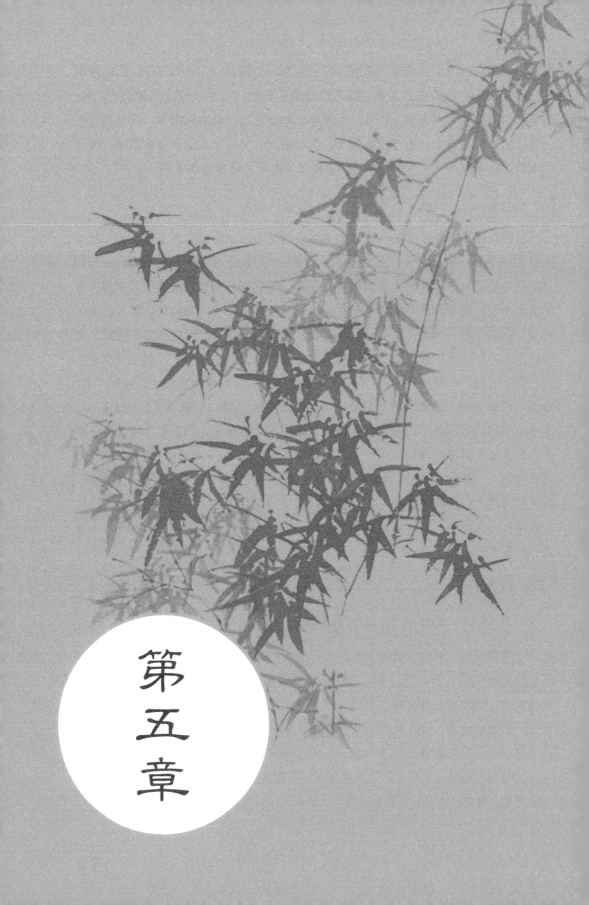

第五章

桂枝甘草汤

【组·成】

桂枝四两_{去皮}　甘草二两_炙。

水二升，煮一升，顿服。（《伤寒来苏集·伤寒论注·卷一·桂枝汤证下》）

【应·用】

发汗过多，其人叉手自冒心，心下悸，欲得按者，桂枝甘草汤主之。（《伤寒来苏集·伤寒论注·卷一·桂枝汤证下》）

汗多则心液虚、心气馁，故悸。叉手自冒，则外有所卫，得按则内有所凭，则望之而知其虚矣。（《伤寒来苏集·伤寒论注·卷一·桂枝汤证下》）

【方·论】

桂枝为君，独任甘草为佐，去姜之辛散，枣之泥滞，并不用芍药，不藉其酸收，且不欲其苦泄，甘温相得，气血和而悸自平。与心中烦、心下有水气而悸者迥别。（《伤寒来苏集·伤寒论注·卷一·桂枝汤证下》）

此补心之峻剂也。发汗过多，则心液虚，心气馁，故心下悸。叉手冒心则外有所卫，得按则内有所依。如此不堪之状，望之而知其虚矣。桂枝本营分药，得麻黄、生姜，则令营气外发而为汗，从辛也；得芍药，则收敛营气而止汗，从酸也；得甘草，则内补营气而养血，从甘也。此方用桂枝为君，独任甘草为佐，以补心之阳，则汗出多者，不至于亡阳矣。姜之辛散，枣之泥滞，固非所宜，并不用芍药者，不欲其苦泄也。甘温相得，气和而悸自平，与心中悸而烦、心下有水气而悸者迥别。（《伤寒来苏集·伤寒附翼·卷上·太阳方总论》）

> ### 【仲景原文】
>
> #### 桂枝甘草汤
>
> 桂枝四两_{去皮}　甘草二两_炙。

上二味，以水三升，煮取一升，去滓，顿服。

○发汗过多，其人叉手自冒心，心下悸，欲得按者，桂枝甘草汤主之。（《伤寒论·辨太阳病脉证并治中》）

○发汗过多，其人叉手自冒心，心下悸，欲得按者，属桂枝甘草汤。（《伤寒论·辨发汗后病脉证并治》）

❀ 桂枝甘草龙骨牡蛎汤 ❀

柯琴用经方

【组·成】

桂枝一两　甘草炙　龙骨　牡蛎熬各二两。

水五升，煮二升半，温服八合。（《伤寒来苏集·伤寒论注·卷一·桂枝汤证下》）

【应·用】

火逆，下之，因烧针，烦躁者，桂枝甘草龙骨牡蛎汤主之。（《伤寒来苏集·伤寒论注·卷一·桂枝汤证下》）

三番误治，阴阳俱虚竭矣。烦躁者，惊狂之渐，起卧不安之象也，急用此方，以安神救逆。（《伤寒来苏集·伤寒论注·卷一·桂枝汤证下》）

火逆下之，因烧针烦躁者，桂枝甘草龙骨牡蛎汤主之。（《伤寒来苏集·伤寒论注·卷二·火逆诸证》）

【方·论】

火逆又下之，因烧针而烦躁，即惊狂之渐也。急用桂枝、甘草以安神，加龙骨、牡蛎以救逆，比前方简而切当。近世治伤寒者，无火熨之法，而病伤寒者，多烦躁、惊狂之变，大抵用白虎、承气辈，作有余治之。然此症属实热者固多，而属虚寒者间有，则温补安神之法不可发也。更有阳盛阴虚而见此症者，当用炙甘草加减，用枣仁、远志、茯苓、当归等味，又不可不知。（《伤寒来苏集·伤寒附翼·卷上·太阳方总论》）

【仲景原文】

桂枝甘草龙骨牡蛎汤

桂枝一两去皮　甘草二两炙　牡蛎二两熬　龙骨二两。

上四味，以水五升，煮取二升半，去滓，温服八合，日三服。

○火逆，下之因烧针烦躁者，桂枝甘草龙骨牡蛎汤主之。(《伤寒论·辨太阳病脉证并治中》)

○火逆下之，因烧针烦躁者，属桂枝甘草龙骨牡蛎汤。(《伤寒论·辨发汗吐下后病脉证并治》)

❀ 桂枝加桂汤 ❀

【组·成】

桂枝五两去皮　芍药三两　生姜三两切　甘草二两炙　大枣十二枚擘。

【应·用】

烧针令其汗，针处被寒，核起而赤者，必发奔豚。气从小腹上冲心者，灸其核上各一壮，与桂枝加桂汤。(《伤寒来苏集·伤寒论注·卷一·桂枝汤证下》)

寒气不能外散，发为赤核，是奔豚之兆也。从小腹冲心，是奔豚之气象也。此阳气不舒，阴气反胜，必灸其核，以散寒邪。

烧针令其汗，针处被寒，核起而赤者，必发奔豚。气从少腹上冲者，灸其核上各一壮，与桂枝加桂汤。方注详桂枝篇。(《伤寒来苏集·伤寒论注·卷二·火逆诸证》)

【方·论】

服桂枝以补心气。更加桂者，不特益火之阳，且以制木邪而逐水气耳。前条发汗后，脐下悸，是水邪欲乘虚而犯心，故君茯苓以正治之，则奔豚自不发。此表寒未解而小腹气冲，是木邪挟水气以凌心，故于桂枝汤倍加桂以平肝气，而奔豚自除。前在里而未发，此在表而已发，故治有不同。(《伤寒来苏集·伤寒论烧针令其汗，针处被寒，核起而赤者，必发奔豚。气从少腹上冲心者，先灸其核上各一壮，乃与此汤。寒气外束，火邪不散，发为赤核，是将作奔豚之兆也。从少腹上冲心，是奔豚已发之象也。此因当汗不发汗，阳气不舒，阴气上逆，必灸其核以散寒，仍用桂枝以解外。更加桂者，补心气以益火之阳，而阴自平也。前条发汗后，脐下悸，是水邪乘阳虚而犯心，故君茯苓以清水之源。此表寒未解，而少腹上冲，是水邪挟阴气以凌心，故加肉桂以温水之主。前症已在里而奔豚未发，此症尚在表而奔豚已发，故治有不同。桂枝不足以胜风，先刺风池、风府，复与桂枝以祛风；烧针不足以散寒，先灸其核，与桂枝加桂以散寒。皆内外夹攻法，又先治其外后治其内之理也。桂枝加芍药，治阳邪下陷；桂枝更加桂，治阴邪上攻。只在一味中加分两，不于本方外求他味，不即不离之妙如此。(《伤寒来苏集·伤寒附翼·卷上·太阳方总论》)

【仲景原文】

桂枝加桂汤

桂枝五两去皮　芍药三两　生姜三两切　甘草二两炙　大枣十二枚擘。

上五味，以水七升，煮取三升，去滓，温服一升。【本云桂枝汤。今加桂满五两所以加桂者。以能泄奔豚气也。】

○烧针令其汗，针处被寒，核起而赤者，必发奔豚，气从少腹上冲心者，灸其核上各一壮，与桂枝加桂汤，更加桂二两也。(《伤寒论·辨太阳病脉证并治中》)

○烧针令其汗，针处被寒，核起而赤者，必发奔豚，气从少腹上冲心者，灸其核上各一壮，与桂枝加桂汤。(《伤寒论·辨可发汗病脉证并治》)

○发汗后，烧针令其汗，针处被寒，核起而赤者，必发奔豚，气从少腹上至心，灸其核上各一壮，与桂枝加桂汤主之。(《金匮要略·奔豚气病》)

❀ 炙甘草汤 ❀

【组·成】

甘草四两炙　桂枝　生姜各三两　麦门冬半升　枣仁半升旧本用麻仁者误　人参

阿胶各二两　大枣三十枚　生地黄一斤。

上九味，以酒七升，水八升，先煮八味，取三升，去滓，纳胶，得令温，服一升，日三服。（《伤寒来苏集·伤寒论注·卷四·复脉汤证》）

【应·用】

伤寒，脉结代，心动悸者，炙甘草汤主之。

寒伤心主，神明不安，故动悸；心不主脉，失其常度，故结代也。结与代皆为阴脉，伤寒有此，所谓阳证见阴脉者死矣。不忍坐视，姑制炙甘草汤，以欲挽回于已去之候耳。收检余烬，背城借一，犹胜于束手待毙乎？（《伤寒来苏集·伤寒论注·卷四·复脉汤证》）

【方·论】

一百十三方，未有用及地黄、麦冬者，恐亦叔和所附。然以二味已载《神农本经》，为滋阴之上品，因伤寒一书，故置之不用耳。此或阳亢阴竭而然，复出补阴制阳之路，以开后学滋阴一法乎？地黄、麦冬、阿胶滋阴；人参、桂枝、清酒以通脉；甘草、姜、枣以和营卫；酸枣仁以安神，结代可和而悸动可止矣。所谓补心之阳，寒亦通行者欤！（《伤寒来苏集·伤寒论注·卷四·复脉汤证》）

脉来缓，时一止复来者，名曰结；脉来数，时一止复来者，名曰促。阳盛则促，阴盛则结，此皆病脉。

持其脉口五十动而不一止者，五藏皆受气。呼吸闰息，脉以五至为平，太过不及，是阴阳偏胜失其常度矣。偏胜之脉，更为邪阻，则止而不前。阳邪盛而数中见止，名曰促，有急趋忽蹶之象也；阴邪盛而缓中见止，名曰结，有绵绵泻漆之状也。阳盛，可知为阴虚之病脉；阴盛，可知为阳虚之病脉矣。（《伤寒来苏集·伤寒论注·卷四·复脉汤证》）

又脉来动而中止，更来小数中有还者反动，名曰结，阴也；脉来动而中止，不能自还，因而复动者，名曰代，阴也。得此脉者难治。

阴阳相搏而脉动，伤寒见此，是形冷恶寒，三焦皆伤矣。况有动中见止，更来小数中有还者反动，宛如雀啄之状，不以名促，反从结名者，以其为心家真藏之阴脉也。更有动而中止，不能自还，因而复动，宛如虾游之状，不可名结，因得代名者，以乍疏乍数为脾家将绝之阴脉也。

脉瞥瞥如羹上肥者，阳气衰也，脉萦萦如蜘蛛丝者，阴气衰也；浮而虚大者，阳已无根，沉而虚细者，阴已无根。

其脉浮而汗出如流珠者，卫气衰也；脉绵绵如泻漆之绝者，亡其血也。

脉浮为阳盛，法当无汗，而反汗出如流珠，是阳虚不能卫外而为固，绝汗出矣。阴虚不能藏精而主血，绵绵其去如泻漆矣。（《伤寒来苏集·伤寒论注·卷四·复脉汤证》）

伤寒，咳逆上气，其脉散者死，谓其形损故也。

外寒伤形，内热伤气，咳逆不止，气升而不下，脉散而不朝，心肺之气已绝矣。原其咳逆之故，因于寒伤形，形气不相保耳。

脉浮而洪，身汗如油，喘而不休，水浆不下，形体不仁，乍静乍乱，此为命绝也。

脉浮而洪，不是死脉。而汗出如油，是心液尽脱，阳反独留之脉也。治节不行，仓廪不纳，形神无主，无生理矣。

又未知何藏先受其灾。若汗出发润，喘不休者，此为肺先绝也；阳反独留，形体如烟熏，直视摇头者，此为心绝也；唇吻反青，四肢絷习者，此为肝绝也；环口黧黑，柔汗发黄者，此为脾绝也；溲便遗失，狂言，目反视者，此为肾绝也。

又未知何藏阴阳先绝者。阳气前绝，阴气后竭者，其人死，身色必青；阴气前绝，阳气后竭者，其人死，身色必赤，腋下温，心下热也。

五藏相生，一藏受灾，四藏不救；阴阳相须，彼气先绝，此气不存。有司命之责者，可不调于未灾未绝之先乎？（《伤寒来苏集·伤寒论注·卷四·复脉汤证》）

【仲景原文】

炙甘草汤

甘草四两炙　生姜三两切　人参二两　桂枝三两去皮　生地黄一斤　阿胶二两　麦门冬半升去心　麻子仁半升　大枣三十枚擘。

上九味，以清酒七升，水八升，先煮八味，取三升，去滓，内胶烊消尽，温服一升，日三服，一名复脉汤。

○伤寒，脉结代，心动悸，炙甘草汤主之。（《伤寒论·辨太阳病脉证并治下》）

○《千金翼》炙甘草汤（一云复脉汤）。治虚劳不足，汗出而闷，脉结悸，行动如常，不出百日，危急者，十一日死。（《金匮要略·血痹虚劳》）

○《外台》炙甘草汤，治肺痿涎唾多，心中温温液液者。（《金匮要略·肺痿肺痈咳嗽上气》）

❀ 四逆汤 ❀

【组·成】

甘草二两炙　干姜一两半　附子一枚生用去皮破八片。

上三味，以水三升，煮取一升二合，去滓，分温再服。强人可大附子一枚，干姜三两。（《伤寒来苏集·伤寒论注·卷四·四逆汤证上》）

干姜　附子　甘草。（《伤寒来苏集·伤寒附翼·卷下·太阴方总论》）

【应·用】

少阴证，饮食入口则吐，心中温温欲吐，复不能吐。始得之，手足寒，脉弦迟者，此胸中实，不可下也，当吐之。若膈上有寒饮，干呕者，不可吐也，当温之，宜四逆汤。（《伤寒来苏集·伤寒论注·卷三·瓜蒂散证》）

少阴病，脉沉者，急温之，宜四逆汤。

自利不渴者，属太阴，以其藏有寒故也。当温之，宜四逆辈。

吐利汗出，发热恶寒，四肢拘急，手足厥冷者，四逆汤主之。

病发热，头疼，脉反沉，若不差，身体疼痛，当救其里，宜四逆汤。

大汗出，热不去，内拘急，四肢疼，又下利，厥逆而恶寒者，四逆汤主之。

呕而脉弱，小便复利，身有微热，见厥者难治，四逆汤主之。

既吐且利，小便复利，而大汗出，下利清谷，内寒外热，脉微欲绝者，四逆汤主之。

若膈上有寒饮者，当温之，宜四逆汤。

伤寒下之后，续得下利清谷不止，身疼痛者，急当救里，宜四逆汤。

大汗，若大下利，而厥冷者，四逆汤主之。（《伤寒来苏集·伤寒论注·卷四·四逆汤证上》）

此里症既急，当舍表而救里，四逆汤自不容缓。（《伤寒来苏集·伤寒论注·卷一·桂枝汤证上》）

若重发汗，复加烧针者，四逆汤主之。（《伤寒来苏集·伤寒论注·卷二·火逆诸证》）

【方·论】

大汗则亡阳,大下则亡阴,阴阳俱虚,故厥冷。但利非清谷,急温之,阳回而生可望也。(《伤寒来苏集·伤寒论注·卷四·四逆汤证上》)

此太阳麻黄汤证。病为在表,脉当浮而反沉,此为逆也。若汗之不差,即身体疼痛不罢,当凭其脉之沉而为在里矣。阳证见阴脉,是阳消阴长之兆也。热虽发于表,为虚阳,寒反据于里,是真阴矣。必有里证伏而未见,借其表阳之尚存,乘其阴之未发,迎而夺之,庶无吐利厥逆之患,里和而表自解矣。(《伤寒来苏集·伤寒论注·卷四·四逆汤证上》)

邪之所凑,其气必虚,故脉有余而证不足,则从证;证有余而脉不足,则从脉。有余可假,而不足为真,此仲景心法。(《伤寒来苏集·伤寒论注·卷四·四逆汤证上》)

重发汗而病不解,则不当汗矣。复加烧针,以迫其汗,寒气内侵,当救其里。烧针后宜有脱文。(《伤寒来苏集·伤寒论注·卷二·火逆诸证》)

欲吐而不吐者,少阴虚证。此饮食入口即吐,非胃寒矣。心下温即欲吐,温止则不欲吐矣。复不能吐者,寒气在胸中,似有形而实无形,非若饮食有形而可直拒之也。此病升而不降,宜从"高者抑之"之法,下之则愈矣。而不敢者,以始得病时手足寒,脉弦迟,疑其为寒。今以心下温证之,此为热实,然实不在胃而在胸中,则不可下也。当因其势而利导之,不出"高者越之"之法。然病在少阴,呕吐多属于虚寒,最宜细究。若膈上有寒饮,与心下温者不同;而反干呕者,与饮食即吐者不同矣。瓜蒂散不中与也。气上冲,满而烦,心下温,皆是瓜蒂散着眼处。

手足寒,脉弦迟,有心温、膈寒二证,须着眼。(《伤寒来苏集·伤寒论注·卷三·瓜蒂散证》)

脉浮而迟,表热里寒,下利清谷者,四逆汤主之。

脉浮为在表,迟为在藏。浮中见迟,是浮为表虚,迟为藏寒。未经妄下而利清谷,是表为虚热,里有真寒矣。仲景凡治虚证,以里为重,协热下利脉微弱者,便用人参;汗后身疼脉沉迟者,便加人参。此脉迟而利清谷,且不烦不咳,中气大虚,元气已脱,但温不补,何以救逆乎?观茯苓四逆之烦躁,且用人参,况通脉四逆,岂得无参?是必因本方之脱落而成之耳。(《伤寒来苏集·伤寒论注·卷四·四逆汤证上》)

此是伤寒证。然脉浮表热,亦是病发于阳,世所云漏底伤寒也。必其人胃气本虚，寒邪得以直入脾胃，不犯太、少二阳，故无口苦、咽干、头眩、项强痛之表证。然全赖此表热，尚可救其里寒。

下利清谷，不可攻表，汗出必胀满。

里气大虚，不能藏精而为阳之守，幸表阳之尚存，得以卫外而为固。攻之更虚其表，汗生于谷，汗出阳亡，藏寒而生满病也。

下利腹胀满，身体疼痛，先温其里。

下利是里寒，身痛是表寒。表宜温散，里宜温补。先救里者，治其本也。

呕而发热者，小柴胡证，此脉弱而微热，非相火明矣。内无热，故小便利；表寒虚，故见厥；是膈上有寒饮，故呕也。伤寒以阳为主，阳消阴长，故难治。（《伤寒来苏集·伤寒论注·卷四·四逆汤证上》）

吐利交作，中气大虚，完谷不化，脉微欲绝，气血丧亡矣。小便复利而大汗出，是门户不要，玄府不闭矣。所幸身热未去，手足不厥，则卫外之阳，诸阳之本犹在，脉尚未绝，有一线之生机，急救其里，正胜而邪可却也。

此吐利非清谷，汗出不大，而脉不微弱，赖此发热之表阳，助以四逆而温里，尚有可生之望。（《伤寒来苏集·伤寒论注·卷四·四逆汤证上》）

【鉴·别】

救里，宜四逆汤；救表，宜桂枝汤。（《伤寒来苏集·伤寒论注·卷一·桂枝汤证上》）

温里，宜四逆汤，攻表，宜桂枝汤。（《伤寒来苏集·伤寒论注·卷一·桂枝汤证上》）

治之失宜，虽大汗出而热不去，恶寒不止，表未除也。内拘急而下利，里寒已发；四肢疼而厥冷，表寒又见矣。可知表热里寒者，即表寒亡阳者矣。（《伤寒来苏集·伤寒论注·卷四·四逆汤证上》）

【仲景原文】

四逆汤

甘草二两炙　干姜一两半　附子一枚生用，去皮，破八片。

上三味，以水三升，煮取一升二合，去滓，分温再服，强人可大附子一枚、干姜三两。

〇伤寒脉浮，自汗出，小便数，心烦，微恶寒，脚挛急，反与桂枝，欲攻其表，此误也，得之便厥，咽中干，烦躁吐逆者，作甘草干姜汤与之，以复其阳，若厥愈，足温者，更作芍药甘草汤与之，其脚即伸，若胃气不和。谵语者，少与调胃承气汤，若重发汗，复加烧针者，四逆汤主之。(《伤寒论·辨太阳病脉证并治上》)

○伤寒，医下之，续得下利，清谷不止，身疼痛者，急当救里，后身疼痛，清便自调者，急当救表，救里宜四逆汤，救表宜桂枝汤。(《伤寒论·辨太阳病脉证并治中》)

○病发热，头痛，脉反沉，若不瘥，身体疼痛，当救其里，四逆汤方。(《伤寒论·辨太阳病脉证并治中》)

○脉浮而迟，表热里寒，下利清谷者，四逆汤主之。(《伤寒论·辨阳明病脉证并治》)

○少阴病，脉沉者，急温之，宜四逆汤。(《伤寒论·辨少阴病脉证并治》)

○少阴病，饮食入口则吐，心中温温欲吐，复不能吐。始得之，手足寒，脉弦迟者，此胸中实，不可下也，当吐之，若膈上有寒饮，干呕者，不可吐也，当温之，宜四逆汤。(《伤寒论·辨少阴病脉证并治》)

○大汗出，热不去，内拘急，四肢疼，又下利厥逆而恶寒者，四逆汤主之。(《伤寒论·辨厥阴病脉证并治》)

○大汗，若大下利而厥冷者，四逆汤主之。(《伤寒论·辨厥阴病脉证并治》)

○下利腹胀满，身体疼痛者，先温其里，乃攻其表，温里宜四逆汤，攻表宜桂枝汤。(《伤寒论·辨厥阴病脉证并治》)

○呕而脉弱，小便复利，身有微热，见厥者难治，四逆汤主之。(《伤寒论·辨厥阴病脉证并治》)

○吐利汗出，发热恶寒，四肢拘急，手足厥冷者，四逆汤主之。(《伤寒论·辨霍乱病脉证并治》)

○既吐且利，小便复利而大汗出，下利清谷，内寒外热，脉微欲绝者，四逆汤主之。(《伤寒论·辨霍乱病脉证并治》)

○下利腹胀满，身体疼痛者，先温其里，乃攻其表，温里宜四逆汤，攻表宜桂枝汤。(《伤寒论·辨可发汗病脉证并治》)

○伤寒脉浮自汗出，小便数，心烦，微恶寒，脚挛急，反与桂枝，欲攻其表，此误也，得之便厥，咽中干，烦躁吐逆者，作甘草干姜汤与之，以复其阳。若厥愈足温者，更作芍药甘草汤与之，其脚即伸。若胃气不和，谵语者，少与调胃承气汤，若重发汗，复加烧针者，与四逆汤。（《伤寒论·辨发汗后病脉证并治》）

○大汗出，热不去，内拘急，四肢疼，又下利厥逆而恶寒者，属四逆汤。（《伤寒论·辨发汗后病脉证并治》）

○大汗，若大下而厥冷者，属四逆汤。（《伤寒论·辨发汗吐下后病脉证并治》）

○伤寒医下之，续得下利，清谷不止，身疼痛者，急当救里，后身疼痛，清便自调者，急当救表，救里宜四逆汤，救表宜桂枝汤。（《伤寒论·辨发汗吐下后病脉证并治》）

○呕而脉弱，小便复利，身有微热，见厥者难治，四逆汤主之。（《金匮要略·呕吐哕下利》）

○下利，腹胀满，身体疼痛者，先温其里，乃攻其表。温里宜四逆汤，攻表宜桂枝汤。（《金匮要略·呕吐哕下利》）

❀ 通脉四逆汤 ❀

【组·成】

甘草二两炙　附子大者一枚生用破八片　干姜三两强人可四两。

上三味，以水三升，煮取二升二合，去滓，分温再服。其脉即出者愈。（《伤寒来苏集·伤寒论注·卷四·四逆汤证上》）

甘草　干姜　附子　葱。（《伤寒来苏集·伤寒附翼·卷下·少阴方总论》）

【应·用】

少阴病，下利清谷，里寒外热，手足厥逆，脉微欲绝，身反不恶寒，其人面色赤，或腹痛、或干呕、或咽痛、或利止、脉不出者，通脉四逆汤主之。

此寒热相伴证。下利清谷，阴盛于里也；手足厥逆，寒盛于外也。身不恶寒面赤，阳郁在表也；咽痛利止，阳回于内也；腹痛干呕，寒热交争也。温里通脉，乃扶阳之法。脉为司命，脉出则从阳而生，厥逆则从阴而死。（《伤寒来苏集·伤寒论注·卷四·四逆汤证上》）

下利清谷，里寒外热，汗出而厥者，通脉四逆汤主之。下利脉沉而迟，其人面少赤，身有微热，下利清谷者，必郁冒汗出而解，病人必微厥。所以然者，其面戴阳，下虚故也。

此比上条脉证皆轻，故能自作郁冒汗出而解。面赤为戴阳，阳在上也。因其戴阳，故郁冒而汗出；因其下虚，故下利清谷而厥逆；热微厥亦微，故面亦少赤。此阴阳相等，寒热自和，故易愈。（《伤寒来苏集·伤寒论注·卷四·四逆汤证上》）

吐已下断，汗出而厥，四肢拘急不解，脉微欲绝者，通脉四逆加猪胆汁汤主之。

此必有阴盛格阳之证，故加胆汁为反佐，阅白通证可知。

吐利止而脉平，小烦者，以新虚不胜谷气故也。（《伤寒来苏集·伤寒论注·卷四·四逆汤证上》）

【方·论】

面色赤者，加葱九茎；腹中痛者，去葱，加芍药二两；呕者，加生姜二两；咽痛，去芍药，加桔梗一两；利止脉不出者，去桔梗，加人参二两。（《伤寒来苏集·伤寒论注·卷四·四逆汤证上》）

脉浮而迟，表热里寒二句，是立方之大旨。脉浮为在表，迟为在脏，浮中见迟，是浮为表虚，迟为脏寒矣。腹满吐利，四肢厥逆，为太阴症。姜、附、甘草，本太阴药，诸条不冠以太阴者，以此方为太阳并病立法也。按四逆诸条，皆是太阳坏病转属太阴之症。太阳之虚阳留于表而不罢，太阴之阴寒与外来之寒邪相得而益深。故外症则恶寒发热，或大汗出，身体痛，四肢疼，手足冷，或脉浮而迟，或脉微欲绝。内症则腹满腹胀，下利清谷，小便自利，或吐利交作。此阴邪猖獗，真阳不归，故云逆也。本方是用四物以救逆之谓，非专治四肢厥冷而为名。盖仲景凡治虚症，以补中为主。观协热下利，脉微弱者，用人参。汗后身疼，脉沉迟者，加人参。此脉微欲绝，下利清谷，且不烦不咳，中气大虚。元气已虚，若但温不补，何以救逆乎？观茯苓四逆之治烦躁，且用人参，其冠以茯苓而不及参，则本方有参可知。夫人参通血脉者也，通脉四逆，岂得无参？是必因本方之脱落而仍之耳。薛新甫用三生饮，加人参两许，而驾驭其邪。则仲景用生附，安得不用人参以固其元气耶？叔和以太阴之吐利四逆，混入厥阴，不知厥阴之厥利，是木邪克土为实热，太阴之厥利，是脾土自病属虚寒，径庭自异。若以姜、附治相火，岂不逆哉？按理中、四逆二方，在白术、附子之别。白术为中宫培土益气之品，附子为坎宫扶阳生气之剂。故理中只理中州脾胃之虚寒，四逆能佐理三焦阴阳之厥逆也。后人加附子于理中，名曰附子理中汤，不知理中不须附子，而附子之功不专在理中矣。盖脾为后天，肾为先天，少阴之火所以生太阴之土。脾为五藏之母，少阴更太阴之母，与四逆之为剂，重于理中也。不知其义者，谓生附配干姜，补中有发。附子得生姜而能发散，附子非干姜则不热，得甘草则性缓。是只知以药性上论寒热攻补，而不知于病机上分上下浅深也，所以不入仲景之门也哉！

下利清谷，里寒外热，手足厥逆，脉微欲绝。此太阴坏症，转属少阴之症，四逆汤所主也。而但欲寐，是系在少阴。若反不恶寒，或咽痛干呕，是为亡阳。其人面赤色，是为戴阳。此下焦虚极矣，恐四逆之剂，不足以起下焦之元阳，而续欲绝之脉，故倍加其味，作为大剂，更加葱以通之。葱禀东方之色，能行少阳生发之机，体空味辛，能入肺以行营卫之气。姜、附、参、甘，得此以奏捷于经络之间，而脉自通矣。脉通则虚阳得归其部，外热自除，而里寒自解，诸症无虞矣。按：本方以阴症似阳而设。症之异于四逆者，在不恶寒而面色赤；方之异于四逆者，若无葱，当与桂枝加桂加芍同矣。何更加以通脉之名？夫人参所以通血脉，安有脉欲绝而不用者？旧本乃于方后云：面赤色者加葱，利止脉不出者加参。岂非抄录之疏失于本方，而蛇足于加法乎？且减法所云去者，去本方之所有也。而此云去葱、芍、桂者，是后人之加减可知矣。（《伤寒来苏集·伤寒附翼·卷下·少阴方总论》）

【鉴·别】

手足厥逆之症，有寒热表里之各异。四逆散解少阴之里热，当归四逆汤解厥阴之表寒，通脉四逆汤挽少阴真阳之将亡，茯苓四逆汤留太阴真阴之欲脱。四方更有各经轻重浅深之别也。（《伤寒来苏集·伤寒论翼·卷下·制方大法第七》）

【仲景原文】

通脉四逆汤

甘草二两炙　附子大者一枚生用，去皮，破八片　干姜三两强人可四两。

上三味，以水三升，煮取一升二合，去滓，分温再服，其脉即出者愈。面色赤者，加葱九茎，腹中痛者，去葱，加芍药二两；呕者，加生姜二两；咽痛者，去芍药，加桔梗一两；利止脉不出者，去桔梗，加人参二两。病皆与方相应者，乃服之。

少阴病，下利清谷，里寒外热，手足厥逆，脉微欲绝，身反不恶寒，其人面色赤，或腹痛，或干呕，或咽痛，或利止脉不出者，通脉四逆汤主之。（《伤寒论·辨少阴病脉证并治》）

○下利清谷，里寒外热，汗出而厥者，通脉四逆汤主之。（《伤寒论·辨厥阴病脉证并治》）

○下利清谷，里寒外热，汗出而厥者，通脉四逆汤主之。（《金匮要略·呕吐哕下利》）

❀ 通脉四逆加猪胆汁汤 ❀

【组·成】

甘草二两炙　附子大者一枚生用去皮破八片　干姜三两强人可四两，加猪胆汁一合，余同前法。（《伤寒来苏集·伤寒论注·卷四·四逆汤证上》）

【应·用】

吐已下断，汗出而厥，四肢拘急不解，脉微欲绝者，通脉四逆加猪胆汁汤主之。（《伤寒来苏集·伤寒论注·卷四·四逆汤证上》）

【方·论】

少阴病，下利清谷，里寒外热，手足厥逆，脉微欲绝，身反不恶寒，其人面色赤，或腹痛、或干呕、或咽痛、或利止、脉不出者，通脉四逆汤主之。

此寒热相伴证。下利清谷，阴盛于里也；手足厥逆，寒盛于外也。身不恶寒面赤，阳郁在表也；咽痛利止，阳回于内也；腹痛干呕，寒热交争也。温里通脉，乃扶阳之法。脉为司命，脉出则从阳而生，厥逆则从阴而死。

此必有阴盛格阳之证，故加胆汁为反佐，阅白通证可知。（《伤寒来苏集·伤寒论注·卷四·四逆汤证上》）

通脉四逆加猪胆汁汤

　　甘草二两炙　附子大者一枚生去皮,破八片　干姜三两强人可四两　猪胆汁半合。

　　上四味，以水三升，煮取一升二合，去滓，内猪胆汁，分温再服，其脉即来。无猪胆，以羊胆代之。

　　○吐已，下断，汗出而厥，四肢拘急不解，脉微欲绝者，通脉四逆加猪胆汁汤主之。（《伤寒论·辨霍乱病脉证并治》）

❀ 白通汤 ❀

【组·成】

　　葱白四茎　干姜一两　附子一枚去皮生用。

　　上三味，以水三升，煮取一升，去滓，分温再服。（《伤寒来苏集·伤寒论注·卷四·白通汤证》）

　　葱白　干姜　附子。（《伤寒来苏集·伤寒附翼·卷下·少阴方总论》）

【应·用】

　　少阴病，下利，脉微者，与白通汤。（《伤寒来苏集·伤寒论注·卷四·白通汤证》）

【方·论】

　　下利脉微，是下焦虚寒不能制水故也。与白通汤以通其阳，补虚却寒而制水。服之利仍不止，更厥逆，反无脉，是阴盛格阳也。如干呕而烦，是阳欲通而不得通也。猪者水畜，属少阴也；胆者甲木，从少阳也；法当取猪胆汁之苦寒为反佐，加入白通汤中，从阴引阳，则阴盛格阳者，当成水火既济矣。脉暴出者，

孤阳独行也，故死；微续者，少阳初生也，故生。（《伤寒来苏集·伤寒论注·卷四·白通汤证》）

【仲景原文】

白通汤

葱白四茎　干姜一两　附子一枚生，去皮，破八片。

上三味，以水三升，煮取一升，去滓，分温再服。

○少阴病，下利，白通汤主之。（《伤寒论·辨少阴病脉证并治》）

○少阴病，下利，脉微者，与白通汤，利不止，厥逆无脉，干呕烦者，白通加猪胆汁汤主之。服汤，脉暴出者死，微续者生。（《伤寒论·辨少阴病脉证并治》）

❀ 白通加猪胆汁汤 ❀

【组·成】

葱白四茎　干姜一两　附子一枚去皮生用，加人尿五合　猪胆汁一合。

和合相得，分温再服。无猪胆汁亦可服。

葱辛温而茎白，通肺以行营卫阴阳，故能散邪而通阳气。率领姜、附，入阳明而止利，入少阴而生脉也。附子生用，亦取其勇气耳。论中不及人尿，而方后反云无猪胆汁亦可服者，以人尿咸寒，直达下焦，亦能止烦除呕矣。（《伤寒来苏集·伤寒论注·卷四·白通汤证》）

【应·用】

利不止，厥逆，无脉，干呕，烦者，白通加猪胆汁汤主之。服汤后脉暴出者死；微续者生。

下利脉微，是下焦虚寒不能制水故也。与白通汤以通其阳，补虚却寒而制水。服之利仍不止，更厥逆，反无脉，是阴盛格阳也。如干呕而烦，是阳欲通而不得通也。猪者水畜，属少阴也；胆者甲木，从少阳也。法当取猪胆汁之苦寒为反佐，加入白通汤中，从阴引阳，则阴盛格阳者，当成水火既济矣。脉暴出者，

孤阳独行也，故死；微续者，少阳初生也，故生。(《伤寒来苏集·伤寒论注·卷四·白通汤证》)

下利，手足逆冷，无脉者，灸之不温，若脉不还，反微喘者死。

下利后，脉绝，手足厥冷，晬时脉还，手足温者生；脉不还者死。

此不呕不烦，不须反佐而服白通，外灸少阴及丹田、气海，或可救于万一。(《伤寒来苏集·伤寒论注·卷四·白通汤证》)

白通加猪胆汁汤

葱白四茎　干姜一两　附子一枚生，去皮，破八片　人尿五合　猪胆汁一合。

上五味，以水三升，煮取一升，去滓，内胆汁、人尿，和令相得，分温再服。若无胆，亦可用。

○少阴病，下利，脉微者，与白通汤，利不止，厥逆无脉，干呕烦者，白通加猪胆汁汤主之。服汤，脉暴出者死，微续者生。(《伤寒论·辨少阴病脉证并治》)

❁ 干姜附子汤 ❁

【组·成】

干姜一两　附子一枚去皮生用切八片。

上二味，以水三升，煮取一升，去滓顿服。(《伤寒来苏集·伤寒论注·卷四·四逆汤证下》)

【应·用】

下后，复发汗，昼日烦躁不得眠，夜而安静，不呕，不渴，无表证，脉沉微，身无大热者，干姜附子汤主之。

当发汗而反下之，下后不解，复发其汗，汗出而里阳将脱，故烦躁也。昼日不得眠，虚邪独据于阳分也。夜而安静，知阴不虚也。不呕渴，是无里热；不恶寒头痛，是无表证。脉沉微，是纯阴无阳矣。身无大热，表阳将去矣。幸此微热未除，烦躁不宁之际，独任干姜、生附，以急回其阳，此四逆之变剂也。(《伤寒来苏集·伤寒论注·卷四·四逆汤证下》)

下之后复发汗，必振寒，脉微细。所以然者，内外俱虚故也。

内阳虚，故脉微细；外阳虚，故振栗恶寒，即干姜附子证。

上论四逆加减证。(《伤寒来苏集·伤寒论注·卷四·四逆汤证下》)

【仲景原文】

干姜附子汤

干姜一两　附子一枚生用，去皮，切八片。

上二味，以水三升，煮取一升，去滓，顿服。

○下之后，复发汗，昼日烦躁不得眠，夜而安静，不呕不渴，无表证，脉沉微，身无大热者，干姜附子汤主之。(《伤寒论·辨太阳病脉证并治中》)

○下之后，复发汗，昼日烦躁不得眠，夜而安静，不呕不渴，无表证，脉沉微，身无大热者，属干姜附子汤。(《伤寒论·辨发汗吐下后病脉证并治》)

❀ 茯苓四逆汤 ❀

【组·成】

茯苓四两　人参一两　附子一枚去皮用切八片　甘草二两炙　干姜一两五钱。

上五味，以水五升，煮取三升，去滓，温服七合，日二服。(《伤寒来苏集·伤寒论注·卷四·四逆汤证下》)

茯苓　人参　甘草　干姜　附子。(《伤寒来苏集·伤寒附翼·卷下·少阴方总论》)

【应·用】

发汗，若下之，病仍不解，烦躁者，茯苓四逆汤主之。

未经汗下而烦躁，为阳盛；汗下后而烦躁，是阳虚。汗多既亡阳，下多又亡阴，故热仍不解。姜、附以回阳，参、苓以滋阴，则烦躁止而外热自除，此又阴阳双补法。(《伤寒来苏集·伤寒论注·卷四·四逆汤证下》)

【鉴•别】

手足厥逆之症，有寒热表里之各异。四逆散解少阴之里热，当归四逆汤解厥阴之表寒，通脉四逆汤挽少阴真阳之将亡，茯苓四逆汤留太阴真阴之欲脱。四方更有各经轻重浅深之别也。(《伤寒来苏集·伤寒论翼·卷下·制方大法第七》)

【仲景原文】

茯苓四逆汤

茯苓四两　人参一两　附子一枚生用，去皮，破八片　甘草二两炙　干姜一两半。

上五味，以水五升，煮取三升，去滓，温服七合，日二服。

○发汗，若下之，病仍不解，烦躁者，茯苓四逆汤主之。(《伤寒论·辨太阳病脉证并治中》)

❀ 四逆加人参汤 ❀

【组•成】

甘草二两炙　附子一枚生，去皮，破八片　干姜一两半　人参一两。

【应•用】

恶寒脉微而复利，亡血也，四逆加人参汤主之。方注见四逆汤注中。

上论太阴伤寒脉证。(《伤寒来苏集·伤寒论注·卷四·太阴脉证》)

恶寒脉微而复利，利止亡血也，四逆加人参汤主之。

利虽止而恶寒未罢，仍宜四逆；以其脉微为无血，当仍加人参以通之也。

上论四逆脉证。(《伤寒来苏集·伤寒论注·卷四·四逆汤证上》)

四逆加人参汤

甘草二两炙　附子一枚生，去皮，破八片　干姜一两半　人参一两。

上四味，以水三升，煮取一升二合，去滓，分温再服。(《伤寒论·辨霍乱病脉证并治》)

○恶寒，脉微而复利，利止，亡血也，四逆加人参汤主之。

❀ 附子汤 ❀

【组•成】

附子二枚炮　白术四两　人参二两　芍药　茯苓各三两。

水八升，煮取三升，去滓，温服一升，日三服。(《伤寒来苏集·伤寒论注·卷四·附子汤证》)

人参　白术　附子　茯苓　芍药。(《伤寒来苏集·伤寒附翼·卷下·少阴方总论》)

【应•用】

少阴病，身体痛，手足寒，骨节痛，脉沉者，附子汤主之。

少阴病，得之一二日，口中和，其背恶寒者，当灸之，附子汤主之。(《伤寒来苏集·伤寒论注·卷四·附子汤证》)

少阴主水，于象为坎，一阳居其中，故多热证。是水中有火，阴中有阳也。此纯阴无阳，阴寒切肤，故身疼；四肢不得禀阳气，故手足寒；寒邪自经入藏，藏气实而不能入，则从阴内注于骨，故骨节疼。此身疼骨痛，虽与麻黄证同，而阴阳寒热彼此判然。脉沉者，少阴不藏，肾气独沉也。口中兼咽与舌言，少阴之脉循喉咙，挟舌本，故少阴有口干、舌燥、咽痛等证。此云和者，不燥干而渴，火化几于息矣。人之生也，负阴而抱阳，故五藏之俞，皆系于背。背恶寒者，俞气化薄，阴寒得以乘之也，此阳气凝聚而成阴，必灸其背俞，使阴气流行而为阳。急温以附子汤，壮火之阳，而阴自和矣。(《伤寒来苏集·伤寒论注·卷

四·附子汤证》)

【方·论】

此伤寒温补第一方也，与真武汤似同而实异。倍术、附去姜加参，是温补以壮元阳，真武汤还是温散而利肾水也。(《伤寒来苏集·伤寒论注·卷四·附子汤证》)

【仲景原文】

附子汤

附子二枚炮，去皮，破八片　茯苓三两　人参二两　白术四两　芍药三两。

上五味，以水八升。煮取三升，去滓，温服一升，日三服。

〇少阴病，得之一二日，口中和，其背恶寒者，当灸之，附子汤主之。(《伤寒论·辨少阴病脉证并治》)

〇少阴病，身体痛，手足寒，骨节痛，脉沉者，附子汤主之。(《伤寒论·辨少阴病脉证并治》)

〇妇人怀娠六七月，脉弦发热，其胎愈胀，腹痛恶寒者，少腹如扇。所以然者，子脏开故也，当以附子汤温其脏。方未见。(《金匮要略·妇人妊娠病》)

❀ 真武汤 ❀

【组·成】

茯苓　芍药　生姜各三两　白术二两　附子一枚炮。

水八升，煮取三升，温服七合，日三服。(《伤寒来苏集·伤寒论注·卷四·真武汤证》)

附子　生姜　白术　茯苓　芍药。(《伤寒来苏集·伤寒附翼·卷下·少阴方总论》)

【应•用】

少阴病，二三日不已，至四五日，腹痛，小便不利，四肢沉重疼痛，自下利者，此为有水气。其人或咳，或小便利、或下利，呕者，真武汤主之。

为有水气，是立真武汤本意。小便不利是病根，腹痛下利，四肢沉重疼痛，皆水气为患，因小便不利所致。然小便不利，实由坎中之无阳。坎中火用不宣，故肾家水体失职，是下焦虚寒，不能制水故也。法当壮元阳以消阴翳，逐留垢以清水源，因立此汤。末句语意，直接"有水气"来。后三项是真武加减证，不是主证。若虽有水气而不属少阴，不得以真武主之也。(《伤寒来苏集•伤寒论注•卷四•真武汤证》)

太阳病发汗，汗出不解，其人仍发热，心下悸，头眩，身𥆧动，振振欲擗地者，真武汤主之。(《伤寒来苏集•伤寒论注•卷四•真武汤证》)

【方•论】

咳者，加五味半升，细辛一两。小便利而下利者，去芍药、茯苓，加干姜一两。呕者，去附子，加生姜，足前成半斤。(《伤寒来苏集•伤寒论注•卷四•真武汤证》)

真武，主北方水也。坎为水，而一阳居其中，柔中之刚，故名真武。是阳根于阴，静为动本之义。盖水体本静，动而不息者，火之用也。火失其位，则水逆行。君附子之辛温，以奠阴中之阳；佐芍药之酸寒，以收炎上之用；茯苓淡渗，以正润下之体；白术甘苦，以制水邪之溢。阴平阳秘，少阴之枢机有主，开阖得宜，小便自利，腹痛下利自止矣。生姜者，用以散四肢之水气，与肤中之浮热也。(《伤寒来苏集•伤寒论注•卷四•真武汤证》)

咳者，是水气射肺所致。加五味子之酸温，佐芍药以收肾中水气；细辛之辛温，佐生姜以散肺中水气。小便自利而下利者，胃中无阳，则腹痛不属相火，四肢困于脾湿，故去芍药之酸寒，加干姜之辛热，即茯苓之甘平亦去之。此为温中之剂，而非利水之剂矣。呕者是水气在中，故中焦不治。四肢不利者，不涉少阴，由于太阴湿化不宣也，与水气射肺不同。法不须附子之温肾，倍加生姜以散邪，此和中之剂，而非下焦之药矣。

附子、芍药、茯苓、白术，皆真武所重，若去一，即非真武汤。(《伤寒来苏集•伤寒论注•卷四•真武汤证》)

肾液入心而为汗，汗出不能遍身，故不解。所以然者，太阳阳微，不能卫外

柯琴用经方

而为固；少阴阴虚，不能藏精而起亟也。仍发热而心下悸，坎阳外亡而肾水凌心耳。头眩身瞤，因心下悸所致；振振欲擗地，形容身瞤动之状。凡水从火发，肾火上炎，水邪因得上侵。若肾火归原，水气自然下降，外热因之亦解。此条用真武者，全在降火利水，重在发热而心下悸，并不在头眩身瞤动也。如伤寒厥而心下悸，宜先治水，亦重在悸，不重在厥。但彼本于太阳寒水内侵，故用桂枝；此则少阴邪水泛溢，故用附子。仲景此方，为少阴治水而设。附会三纲之说者，本为误服青龙而设。不知服大青龙而厥逆筋惕肉瞤，是胃阳外亡，轻则甘草干姜汤，重则建中、理中辈，无暇治肾。即欲治肾，尚有附子汤之大温补，而乃用真武耶？要知小便自利，心下不悸，便非真武汤证。(《伤寒来苏集·伤寒论注·卷四·真武汤证》)

真武，主北方水也。坎为水，而一阳居其中，柔中之刚，故名真武。取此名方者，所以治少阴水气为患也。盖水体本静，其动而不息者，火之用耳。若坎宫之火用不宣，则肾家之水体失职，不润下而逆行，故中宫四肢俱病。此腹痛下利，四肢沉重疼痛，小便不利者，由坎中阳虚，下焦有寒不能制水故也。法当壮元阳以消阴翳，培土泄水，以消留垢。故君大热之附子，以奠阴中之阳；佐芍药之酸苦，以收炎上之气；茯苓淡渗，止润下之体；白术甘温，制水邪之溢；生姜辛温，散四肢之水。使少阴之枢机有主，则开阖得宜，小便得利，下利自止，腹中四肢之邪解矣。若兼咳者，是水气射肺所致，加五味之酸温，佐芍药以收肾中水气，细辛之辛温，佐生姜以散肺中水气，而咳自除。若兼呕者，是水气在胃，因中焦不和，四肢亦不治，此病不涉少阴，由于太阴湿化不宣也。与治肾水射肺者不同法，不须附子以温肾水，倍加生姜以散脾湿，此为和中之剂，而非治肾之剂矣。若大便自利而下利者，是胃中无物，此腹痛因于胃寒，四肢因于脾湿。故去芍药之阴寒，加干姜以佐附子之辛热，即茯苓之甘平者亦去之，此为温中之剂，而非利水之剂矣。要知真武加减，与小柴胡不同，小柴胡为少阳半表之剂，只不去柴胡一味，便可名柴胡汤。真武以五物成方，为少阴治本之剂，去一味便不成真武。故去姜加参，即名附子汤。于此见制方有阴阳动静之别也。

此大温大补之方，乃正治伤寒之药，为少阴固本御邪之剂也。夫伤则宜补，寒则宜温，而近世治伤寒者，皆以寒凉克伐相为授受，其不讲于伤寒二字之名实久矣。少阴为阴中之阴，又为阴水之藏，故伤寒之重者，多入少阴。所以少阴一经，最多死症。如少阴病，身体痛，手足寒，骨节痛，口中和，恶寒脉沉者，是纯阴无阳之症。方中用生附二枚，取其力之锐，且以重其任也。盖少火之阳，鼓肾间动气以御外侵之阴翳，则守邪之神有权，而呼吸之门有锁钥，身体骨节之痛自除，手足自温，恶寒自罢矣。以人参固生气之原，令五脏六腑之有本，十二经脉之有根，肾脉不独沉矣。三阴以少阴为枢，设使扶阳而不益阴，阴虚而阳无所附，非治法之善也。故用白术以培太阴之土，芍药以滋厥阴之木，茯苓以利少阴之水。水利则精自藏，土安则水有所制，木润则火有所生矣。扶阳以救寒，益阴以固本，此万全之术。其畏而不敢用，束手待毙者，曷可胜计耶？此与麻黄附子汤，皆治少阴表症而大不同。彼因病从外来，表有热而里无热，故当温而兼散；此因病自内出，表里俱寒而上虚，故大温大补。然彼发热而用附子，此不热而用芍药，是又阴阳互根之理欤！此与真武汤似同而实异。此倍术、附去姜而用参，全是温补以壮元阳。彼用姜而不用参，尚是温散以逐水气。补散之分歧，只在一味之旋转欤！（《伤寒来苏集·伤寒附翼·卷下·少阴方总论》）

【仲景原文】

真武汤

茯苓　芍药　生姜切各三两　白术二两　附子炮,去皮,破八片一枚。

上五味，以水八升，煮取三升，去滓，温服七合。日三服。

○太阳病发汗，汗出不解，其人仍发热，心下悸、头眩、身瞤动，振振欲擗（一作僻）地者，真武汤主之。（《伤寒论·辨太阳病脉证并治中》）

○少阴病，二三日不已，至四五日，腹痛、小便不利，四肢沉重疼痛，自下利者，此为有水气。其人或咳，或小便利，或下利，或呕者，真武汤主之。（《伤寒论·辨少阴病脉证并治》）

❀ 甘草附子汤 ❀

【组·成】

甘草炙　白术各二两　桂枝四两　附子二枚。

上四味，水六升，煮取三升，去滓，温服一升，日三。初服得微汗则解，能食；汗复烦者，服三合。（《伤寒来苏集·伤寒论注·卷二·痉湿暑证》）

甘草　附子　白术　桂枝。（《伤寒来苏集·伤寒附翼·卷上·太阳方总论》）

【方•论】

治风湿相搏，骨节疼痛，不得屈伸，近之则痛剧，汗出短气，小便不利，恶风不欲去衣，或身微肿者。此即桂枝附子汤加白术去姜、枣者也。前症得之伤寒，有表无里。此症因于中风，故兼见汗出、身肿之表，短气、小便不利之里。此《内经》所谓"风气胜者为行痹"之症也。然上焦之化源不清，总因在表之风湿相搏，故于前方仍重用桂枝，而少减术、附。去姜、枣者，以其短气，而辛散湿泥之品，非所宜耳。（《伤寒来苏集•伤寒附翼•卷上•太阳方总论》）

甘草附子汤

甘草二两炙　附子二枚炮，去皮，破　白术二两　桂枝四两去皮。

上四味，以水六升，煮取三升，去滓，温服一升，日三服。初服得微汗则解，能食，汗止复烦者，将服五合，恐一升多者，宜服六七合为始。

〇风湿相搏，骨节疼烦，掣痛不得屈伸，近之则痛剧，汗出短气，小便不利，恶风不欲去衣，或身微肿者，甘草附子汤主之。（《伤寒论•辨太阳病脉证并治下》）

〇风湿相搏，骨节疼烦，掣痛不得屈伸，近之则痛剧，汗出短气，小便不利，恶风不欲去衣，或身微肿者，甘草附子汤主之。（《金匮要略•痉湿暍》）

麻黄附子细辛汤

【组•成】

麻黄　细辛各三两　附子一枚炮，去皮。

水一斗，先煮麻黄，减二升，去沫沸，纳诸药，煮取三升，去滓，温服一升，日三服。（《伤寒来苏集•伤寒论注•卷四•麻黄附子汤证》）

【方•论】

风本阳邪，虽在少阴中而即发，不拘于五六日之期。用细辛、麻黄者，所以治风,非以治寒也;用附子者,所以固本,非热因热用也。寒本阴邪,即在太阳,热不遽发,故有或未发之辞。麻黄、桂枝,长于治风,而非治寒之主剂,故主治在发热恶寒。若无热恶寒者,虽有头项强痛之表急,当以四逆、真武辈救其里矣。盖病发于阴,便已亡阳,不得以汗多亡阳一语为谈柄也。少阴制麻附细辛方,犹太阳之麻黄汤,是急汗之峻剂;制麻附甘草汤,犹太阳之桂枝汤,是缓汗之和剂。盖太阳为阳中之阳而主表,其汗易发,其邪易散,故初用麻黄、甘草而助以桂枝,次用桂枝、生姜而反佐以芍药,少阴为阴中之阴而主里,其汗最不易发,其邪最不易散,故用麻黄、附子而助以细辛,其次亦用麻黄、附子而缓以甘草。则少阴中风,脉阳微阴浮者,为欲愈,非必须阴出之阳而解耶。然必细审其脉沉而无里症者,可发汗,即知脉沉而症为在里者,不可发汗矣。此等机关,必须看破。人皆谓麻黄治太阳之伤寒,而不知仲景用以治少阴之中风。且麻黄在太阳,只服八合,不必尽剂,妙在更发汗,则改用桂枝。在少阴始得之与二三日,皆可温服一升,日三服。则《汤液本草》分麻黄为太阳经药,犹掘井得泉,而曰水专在是矣。(《伤寒来苏集·伤寒论注·卷四·麻黄附子汤证》)

【仲景原文】

麻黄附子细辛汤

麻黄二两去节　细辛二两　附子一枚炮,去皮,破八片。

上三味,以水一斗,先煮麻黄,减二升,去上沫,内诸药,煮取三升,去滓,温服一升,日三服。

○少阴病,始得之,反发热脉沉者,麻黄附子细辛汤主之。(《伤寒论·辨少阴病脉证并治》)

麻黄附子甘草汤

【组·成】

麻黄二两去节　甘草二两炙　附子一枚炮,去皮,破八片。

【应·用】

少阴病,始得之二三日,麻黄附子甘草汤微发汗。以二三日无里证,故微发

柯琴用经方

汗也。

言无里证，则有表证可知。以甘草易细辛，故曰微发汗。要知此条是微恶寒微发热，故微发汗也。《皮部论》云："少阴之阴，其入于经也，从阳部注于经；其出者，从阴内注于骨。"此证与附子汤证，皆是少阴表证。发热脉沉无里证者，从阳部注于经也；身体骨节痛，手足寒，背恶寒，脉沉者，从阴内注于骨也。从阳注经，故用麻黄、细辛；从阴注骨，故用参、苓、术、芍。口中和，枢无热，皆可用附子。（《伤寒来苏集·伤寒论注·卷四·麻黄附子汤证》）

【方·论】

少阴病八九日，一身手足尽热者，以热在膀胱，必便血也。

此藏病传府，阴乘阳也；气病而伤血，阳乘阴也。亦见少阴中枢之象。发于阴者六日愈，到七日其人微发热手足温者，此阴出之阳则愈也。到八日以上，反大发热者，肾移热于膀胱，膀胱热则太阳经皆热。太阳主一身之表，为诸阳主气，手足者诸阳之本，故一身手足尽热。太阳经多血，血得热则行。阳病者，上行极而下，故尿血也。此里传表证，是自阴转阳则易解，故身热虽甚不死。轻则猪苓汤，重则黄连阿胶汤可治。与太阳热结膀胱血自下者，证同而来因则异。

少阴传阳证者有二：六七日腹胀不大便者，是传阳明；八九日一身手足尽热者，是传太阳。

下利便脓血，指大便言；热在膀胱而便血，是指小便言。

少阴病，咳而下利谵语者，被火气劫故也。小便必难，以强责少阴汗也。（《伤寒来苏集·伤寒论注·卷四·麻黄附子汤证》）

上咳下利，津液丧亡，而谵语非转属阳明。肾主五液，入心为汗，少阴受病，液不上升，所以阴不得有汗也。少阴发热，不得已用麻黄发汗，即用附子以固里，岂可以火气劫之而强发汗也？少阴脉入肺，出络心。肺主声，心主言，火气迫心肺，故咳而谵语也。肾主二便，治下焦，济泌别汁，渗入膀胱。今少阴受邪，复受火侮，枢机无主，大肠清浊不分，膀胱水道不利，故下利而小便难也。小便利者，其人可治。此阴虚，故小便难。

少阴病，但厥无汗，而强发之，必动其血。未知从何道出，或从口鼻，或从目出，是名下厥上竭，为难治。

阳气不达于四肢，故厥。厥为无阳，不能作汗，而强发之。血之与汗，异名同类，不夺其汗，必动其血矣。上条火劫发汗，上伤心肺，下竭膀胱，犹在气分，其害尚轻。峻剂发汗，伤经动血。若阴络伤而下行，犹或可救；若阳络伤而上溢，不

可复生矣。妄汗之害如此。（《伤寒来苏集·伤寒论注·卷四·麻黄附子汤证》）

　　少阴主里，应无表症；病发于阴，应无发热。今始受风寒即便发热，似乎太阳而属之少阴者，以头不痛而但欲寐也。《内经》曰："逆冬气而少阴不藏，肾气独沉。"故少阴之发热而脉沉者，必于表剂中加附子，以预固其里。盖肾为坎象，二阴不藏，则一阳无蔽，阴邪因得以内侵，孤阳无附而外散耳。夫太阳为少阴之表，发热无汗，太阳之表不得不开，沉为在里，少阴之本不得不固。设用麻黄开腠理，细辛散浮热，而无附子以固元气，则少阴之津液越出，太阳之微阳外亡，去生远矣。唯附子与麻黄并用，内外咸调，则风寒散而阳自归，精得藏而阴不扰。此里病及表，脉沉而当发汗者，与表病及里脉浮而可发汗者径庭矣。若得之二三日，表热尚未去，里症亦未见，麻黄未可去，当以甘草之和中，易细辛之辛散。佐使之任不同，则麻黄之势亦减，取微汗而痊，是又少阴发表之轻剂矣。二方皆少阴中风托里解外法。（《伤寒来苏集·伤寒附翼·卷下·少阴方总论》）

　　风本阳邪，虽在少阴中而即发，不拘于五六日之期。用细辛、麻黄者，所以治风，非以治寒也；用附子者，所以固本，非热因热用也。寒本阴邪，即在太阳，热不遽发，故有或未发之辞。麻黄、桂枝，长于治风，而非治寒之主剂，故主治在发热恶寒。若无热恶寒者，虽有头项强痛之表急，当以四逆、真武辈救其里矣。盖病发于阴，便已亡阳，不得以汗多亡阳一语为谈柄也。少阴制麻附细辛方，犹太阳之麻黄汤，是急汗之峻剂；制麻附甘草汤，犹太阳之桂枝汤，是缓汗之和剂。盖太阳为阳中之阳而主表，其汗易发，其邪易散，故初用麻黄、甘草而助以桂枝，次用桂枝、生姜而反佐以芍药，少阴为阴中之阴而主里，其汗最不易发，其邪最不易散，故用麻黄、附子而助以细辛，其次亦用麻黄、附子而缓以甘草。则少阴中风，脉阳微阴浮者，为欲愈，非必须阴出之阳而解耶。然必细审其脉沉而无里症者，可发汗，即知脉沉而症为在里者，不可发汗矣。此等机关，必须看破。人皆谓麻黄治太阳之伤寒，而不知仲景用以治少阴之中风。且麻黄在太阳，只服八合，不必尽剂，妙在更发汗，则改用桂枝。在少阴始得之与二三日，皆可温服一升，日三服。则《汤液本草》分麻黄为太阳经药，犹掘井得泉，而曰水专在是矣。

【仲景原文】

麻黄附子甘草汤

麻黄二两去节　甘草二两炙　附子一枚炮，去皮，破八片。

柯琴用经方

上三味，以水七升，先煮麻黄一两沸，去上沫，内诸药，煮取三升，去滓，温服一升，日三服。

○少阴病，得之二三日，麻黄附子甘草汤微发汗。以二三日无证，故微发汗也。（康平本作"无里证"）（《伤寒论·辨少阴病脉证并治》）

○少阴病，得之二三日，麻黄附子甘草汤，微发汗，以二三日无证，故微发汗也。（《伤寒论·辨可发汗病脉证并治》）

❀ 甘草汤 ❀

【组·成】

甘草二两。

上一味，以水三升，煮取一升半，去滓，分温再服。（《伤寒来苏集·伤寒论注·卷四·猪肤汤证》）

甘草。（《伤寒来苏集·伤寒附翼·卷下·少阴方总论》）

【应·用】

少阴病，二三日，咽痛者，可与甘草汤。（《伤寒来苏集·伤寒论注·卷四·猪肤汤证》）

【方·论】

但咽痛，而无下利胸满心烦等证，但甘以缓之足矣。不差者，配以桔梗，辛以散之也。其热微，故用此轻剂耳。（《伤寒来苏集·伤寒论注·卷四·猪肤汤证》）

四方（甘草汤、桔梗汤、半夏汤、苦酒汤。编者注）皆因少阴咽痛而设也。少阴之脉循喉咙，挟舌本，故有咽痛症。若因于他症而咽痛者，不必治其咽。如脉阴阳俱紧，反汗出而吐利者，此亡阳也。只回其阳，则吐利止而咽痛自除。如下利而胸满心烦者，是下焦虚而上焦热也。升水降火，上下和调而痛自止。若无他症而但咽痛者，又有寒热之别。见于二三日，是阴火上冲，可与甘草汤，甘凉泻火以缓其热。不瘥者，配以桔梗，兼辛以散之，所谓奇之不去而偶之也。二方为正治之轻剂，以少阴为阴中之阴，脉微细而但欲寐，不得用苦寒之剂也。若其阴症似阳，恶寒而欲吐者，非甘、桔所能疗，当用半夏之辛温，散其上逆之邪；桂枝之甘温，散其阴寒之气；缓以甘草之甘平；和以白饮之谷味，或为散，或为汤，随病之意也。如咽中因痛而且伤，生疮不能言，语声不出者，不得即认为热症。必因呕而咽痛，胸中之痰饮未散，仍用半夏之辛温，取苦酒之酸以敛疮，鸡子白之清以发声。且三味相合，而半夏减辛烈之猛，苦酒缓收敛之骤，取鸡子白之润滋其咽喉，又不令泥痰饮于胸膈也。故其法以鸡子连壳置刀环中，安火上，只三沸即去滓，此意在略见火气，不欲尽出半夏之味也明矣。二方皆少少含咽，是从治缓剂。按鸡卵法太极之形，含阴阳两气，其黄走血分，故心烦不卧者用之。此仲景用药法象之义也。(《伤寒来苏集·伤寒附翼·卷下·少阴方总论》)

【仲景原文】

甘草汤

甘草二两。

上一味，以水三升，煮取一升半，去滓，温服七合，日二服。

〇少阴病二三日，咽痛者，可与甘草汤；不瘥者，与桔梗汤。(《伤寒论·辨少阴病脉证并治》)

桔梗汤

【组·成】

甘草、桔梗各二两。

余同前法。(《伤寒来苏集·伤寒论注·卷四·猪肤汤证》)

甘草　桔梗。(《伤寒来苏集·伤寒附翼·卷下·少阴方总论》)

半夏　鸡子白　苦酒。(《伤寒来苏集·伤寒附翼·卷下·少阴方总论》)

【应·用】

不瘥者，与桔梗汤。(《伤寒来苏集·伤寒论注·卷四·猪肤汤证》)

但咽痛，而无下利胸满心烦等证，但甘以缓之足矣。不瘥者，配以桔梗，辛

以散之也。其热微，故用此轻剂耳。(《伤寒来苏集·伤寒论注·卷四·猪肤汤证》)

【方·论】

取苦酒以敛疮，鸡子以发声。而兼半夏者，必因呕而咽伤，胸中之痰饮尚在，故用之。且以散鸡子、苦酒之酸寒，但令滋润其咽，不令泥痰于胸膈也。置刀镶中放火上，只三沸即去滓，此略见火气，不欲尽出其味，意可知矣。

鸡子黄走血分，故心烦不卧者宜之；其白走气分，故声不出者宜之。(《伤寒来苏集·伤寒论注·卷四·猪肤汤证》)

【鉴·别】

四方（甘草汤、桔梗汤、半夏汤、苦酒汤。编者注）皆因少阴咽痛而设也。少阴之脉循喉咙，挟舌本，故有咽痛症。若因于他症而咽痛者，不必治其咽。如脉阴阳俱紧，反汗出而吐利者，此亡阳也。只回其阳，则吐利止而咽痛自除。如下利而胸满心烦者，是下焦虚而上焦热也。升水降火，上下和调而痛自止。若无他症而但咽痛者，又有寒热之别。见于二三日，是阴火上冲，可与甘草汤，甘凉泻火以缓其热。不瘥者，配以桔梗，兼辛以散之，所谓奇之不去而偶之也。二方为正治之轻剂，以少阴为阴中之阴，脉微细而但欲寐，不得用苦寒之剂也。若其阴症似阳，恶寒而欲吐者，非甘、桔所能疗，当用半夏之辛温，散其上逆之邪；桂枝之甘温，散其阴寒之气；缓以甘草之甘平；和以白饮之谷味，或为散，或为汤，随病之意也。如咽中因痛而且伤，生疮不能言，语声不出者，不得即认为热症。必因呕而咽痛，胸中之痰饮未散，仍用半夏之辛温，取苦酒之酸以敛疮，鸡子白之清以发声。且三味相合，而半夏减辛烈之猛，苦酒缓收敛之骤，取鸡子白之润滋其咽喉，又不令泥痰饮于胸膈也。故其法以鸡子连壳置刀环中，安火上，只三沸即去滓，此意在略见火气，不欲尽出半夏之味也明矣。二方皆少少含咽，是从治缓剂。按鸡卵法太极之形，含阴阳两气，其黄走血分，故心烦不卧者用之。此仲景用药法象之义也。（柯琴《伤寒来苏集·伤寒附翼·卷下·少阴方总论》)

【仲景原文】

桔梗汤

桔梗一两　甘草二两。

上二味，以水三升，煮取一升，去滓，温分再服。

○少阴病二三日，咽痛者，可与甘草汤，不差者，与桔梗汤。(《伤寒论·辨少阴病脉证并治》)

○咳而胸满，振寒脉数，咽干不渴，时出浊唾腥臭，久久吐脓如米粥者，为肺痈，桔梗汤主之。(《金匮要略·肺痿肺痈咳嗽上气》)

❧ 苦酒汤 ❧

【组·成】

半夏十四枚_{洗破浇碱如枣核大}　鸡子一枚_{去黄存白留壳中}。

上二味，纳半夏、苦酒著鸡子内。以鸡子置刀镮中，安火上，令三沸，去滓，少少含咽之。不差，更作三剂。(《伤寒来苏集·伤寒论注·卷四·猪肤汤证》)

【应·用】

少阴病，呕而咽中伤，生疮不能语，声不出者，苦酒汤主之。(《伤寒来苏集·伤寒论注·卷四·猪肤汤证》)

【方·论】

取苦酒以敛疮，鸡子以发声。而兼半夏者，必因呕而咽伤，胸中之痰饮尚在，故用之。且以散鸡子、苦酒之酸寒，但令滋润其咽，不令泥痰于胸膈也。置刀镮中放火上，只三沸即去滓，此略见火气，不欲尽出其味，意可知矣。

鸡子黄走血分，故心烦不卧者宜之；其白走气分，故声不出者宜之。(《伤寒来苏集·伤寒论注·卷四·猪肤汤证》)

【仲景原文】

苦酒汤

半夏十四枚洗，破如枣核　鸡子一枚去黄，内上苦酒，着鸡子壳中。

上二味，内半夏，著苦酒中，以鸡子壳置刀环中，安火上，令三沸，去滓，少少含咽之，不差，更作三剂。

〇少阴病，咽中伤，生疮，不能语言，声不出者，苦酒汤主之。（《伤寒论·辨少阴病脉证并治》）

❀ 禹余粮丸 ❀

【应·用】

汗家重发汗，必恍惚心乱，小便已阴疼，与禹余粮丸。

【方·论】

汗家，平素多汗人也。心液大脱，故恍惚心乱，甚于心下悸矣。心虚于上，则肾衰于下，故阴疼。余粮，土之精气所融结，用以固脱而镇怯，故为丸以治之。

上论汗后虚症。（《伤寒来苏集·伤寒论注·卷二·麻黄汤证下》）

【仲景原文】

禹余粮丸（佚）

〇汗家，重发汗，必恍惚心乱，小便已阴疼，与禹余粮丸。（方本阙）（《伤寒论·辨太阳病脉证并治中》）

〇汗家不可发汗，发汗必恍惚心乱，小便已，阴疼，宜禹余粮丸。（方本阙）（《伤寒论·辨不可发汗病脉证并治》）

❀ 赤石脂禹余粮汤 ❀

【组·成】

赤石脂　禹余粮各一斤。

上二味，以水六升，煮取二升，去滓，分温三服。(《伤寒来苏集·伤寒论注·卷二·泻心汤证》)

【应·用】

伤寒服汤药，下利不止，心下痞硬。服泻心汤已，复以他药下之，利不止。医以理中与之，利益甚。理中者理中焦，此利在下焦，赤石脂禹余粮汤主之。复利不止者，当利其小便。(《伤寒来苏集·伤寒论注·卷二·泻心汤证》)

【方·论】

服汤药而利不止，是病在胃；复以他药下之而利不止，则病在大肠矣。理中非不善，但迟一着耳。石脂、余粮，助燥金之令，涩以固脱，庚金之气收，则戊土之湿化。若复利不止者，以肾主下焦，为胃之关也，关门不利，再利小便，以分消其湿。盖谷道既寒，水道宜通，使有出路，此理下焦之二法也。

利在下焦，水气为患也，唯土能制水。石者，土之刚也。石脂、禹粮，皆土之精气所结。石脂色赤入丙，助火以生土；余粮色黄入戊，实胃而涩肠。虽理下焦，实中宫之剂也。且二味皆甘，甘先入脾，能坚固堤防而平水气之亢，故功胜于甘、术耳。(《伤寒来苏集·伤寒论注·卷二·泻心汤证》)

下后下利不止，与理中汤而痢益甚者，是胃关不固，下焦虚脱也。夫甘、姜、参、术，可以补中宫大气之虚，而不足以固大肠脂膏之脱。故利在下焦者，概不得以理中之理收功矣。夫大肠之不固，仍责在胃；关门之不闭，仍责在脾。土虚不能制水，仍当补土。然芳草之气，禀甲乙之化，土之所畏，必择夫禀戊土之化者，以培土而制水，乃克有成。石者，土之刚也。二石皆土之精气所结，味甘归脾，气冲和而性凝静，用以固堤防而平水土，其功胜于草木耳。且石脂色赤入丙，助火以生土；余粮色黄入戊，实胃而涩肠，用以治下焦之标，实以培中宫之本也。此症土虚而火不虚，故不宜于姜、附。本条云："复利不止者，当利其小便。"可知与桃花汤异局矣。凡下焦虚脱者，以二物为本，参汤调服最效。(《伤寒来苏集·伤寒附翼·卷上·太阳方总论》)

【仲景原文】

赤石脂禹余粮汤

赤石脂一斤碎　太一禹余粮一斤碎。

上二味，以水六升，煮取二升，去滓，分温三服。

〇伤寒，服汤药，下利不止，心下痞硬，服泻心汤已，复以他药下之，利不止，医以理中与之，利益甚，理中者，理中焦，此利在下焦，赤石脂禹余粮汤主之。复不止者，当利其小便。（《伤寒论·辨太阳病脉证并治下》）

〇伤寒，服汤药，下利不止，心下痞硬，服泻心汤已，复以他药下之，利不止，医以理中与之，利益甚，理中者，理中焦，此利在下焦，赤石脂禹余粮汤主之。复不止者，当利其小便。（《伤寒论·辨发汗吐下后病脉证并治》）

🌸 桃花汤 🌸

【组·成】

赤石脂一斤一半全用一半筛用　干姜一两　粳米一升。（《伤寒来苏集·伤寒论注·卷四·桃花汤证》）

【应·用】

少阴病，二三日至四五日，腹痛，小便不利，下利不止，便脓血者，桃花汤主之。

【方·论】

石脂性涩以固脱，色赤以和血，味甘而酸，甘以补元气，酸以收逆气，辛以散邪气，故以为君。半为块而半为散，使浊中清者，归心而入营；浊中浊者，入肠而止利。火曰炎上，又火空则发，得石脂以涩肠，可以遂其炎上之性矣。炎上作苦，佐干姜之苦温，以从火化，火郁则发之也。火亢则不生土，臣以粳米之甘，使火有所生，遂成有用之火。土中火用得宜，则水中火体得位，下陷者上达，妄行者归原，火自升而水自降矣。

少阴病，腹痛下利，是坎中阳虚。故真武有附子，桃花用干姜，不可以小便不利作热治。真武是引火归原法，桃花是升阳散火法。（《伤寒来苏集·伤寒论坎阳有余，能出形躯之表而发热，麻黄附子汤是矣。坎阳不虚，尚能发热于躯内之上焦，如口燥、舌干、咽痛、心烦、胸满、心痛等证是矣。坎阳不足，不能发热于腰以上之阳，仅发热于腰以下之阴，如小便不利、下利便脓血者是矣。此为伏阳屈伏之火，与升阳之火不同。

少阴病，便脓血者，可刺。

便脓血，亦是热入血室所致，刺期门以泻之。病在少阴而刺厥阴，实则泻其子也。（《伤寒来苏集·伤寒论注·卷四·桃花汤证》）

【鉴·别】

本证与真武不同，彼以四肢沉重疼痛，是为有水气；此便脓血，是为有火气矣。盍不清火，反用温补？盖治下焦水气，与心下水气不同法。下焦便脓血，与心下痛，心中烦，亦应异治也。心为离火，而真水居其中，法当随其势之润下，故用苦寒以泄之；坎为水而真火居其中，法当从其性之炎上，故用苦温以发之。火郁于下，则克庚金；火炎于上，则生戊土。五行之理，将来者进，已往者退。土得其令，则火退位矣；水归其职，腹痛自除，脓血自清，小便自利矣。故制此方，不清火，不利水，一唯培土，又全赖干姜转旋，而石脂、杭米，得收平成之绩也。名桃花者，取春和之义，非徒以色育耳。（《伤寒来苏集·伤寒论注·卷四·桃花汤证》）

【仲景原文】

桃花汤

赤石脂一斤一半全用一半筛末　干姜一两　粳米一升。

上三味，以水七升，煮米令熟，去滓，温服七合，内赤石脂末方寸匕，日三服，若一服愈，余勿服。

○少阴病，下利，便脓血者，桃花汤主之。（《伤寒论·辨少阴病脉证并治》）

○少阴病，二三日至四五日，腹痛，小便不利，下利不止，便脓血者，桃花汤主之。（《伤寒论·辨少阴病脉证并治》）

○下利，便脓血者，桃花汤主之。（《金匮要略·呕吐哕下利》）

❧ 芍药甘草汤 ❧

【组·成】

芍药四两　炙草四两。

法如前。(《伤寒来苏集·伤寒论注·卷一·桂枝汤证下》)

【应·用】

彼脚挛急在未汗前，是阴虚；此四肢急在汗后，是阳虚。自汗因心烦，其出微；遂漏因亡阳，故不止。小便数尚未难，恶寒微不若恶风之甚，挛急在脚，尚轻于四肢不利，故彼用芍药甘草汤，此用桂枝加附子，其命剂悬殊矣。(《伤寒来苏集·伤寒论注·卷一·桂枝汤证下》)

若厥愈足温者，更作芍药甘草汤与之。(《伤寒来苏集·伤寒论注·卷一·桂枝汤证下》)

【方·论】

问曰："仲景每用桂、附以回阳，此只用芍药、干姜者何？"曰："斯正仲景治阳明之大法也。太阳少阴，从本从标。其标在上；其本在下。其标在外；其本在内。所谓亡阳者，亡肾中之阳也，故用桂附之下行者回之，从阴引阳也。阳明居中，故不从标本，从乎中治。所谓阳者，胃阳也，用甘草、干姜以回之，从乎中也。然太少之阳不易回，回则诸症悉解。阳明之阳虽易回，回而诸症仍在，变症又起，故更作芍药甘草汤继之，少与调胃承气和之，是亦从乎中也。此两阳合明，气血俱多之部，故不妨微寒之而微利之，与他经亡阳之治不同，此又用阴和阳之法。"

桂枝辛甘，走而不守，即佐以芍药，亦能亡阳；干姜辛苦，守而不走，故君以甘草，便能回阳。以芍药之酸收，协甘草之平降，位同力均，则直走阴分，故脚挛可愈。甘草干姜汤得理中之半，取其守中，不须其补中；芍药甘草汤得桂枝之半，用其和里，不许其攻表。(《伤寒来苏集·伤寒论注·卷一·桂枝汤证下》)

二方为阳明半表半里症，误服桂枝之变症而设也。桂枝汤本为中风自汗而设，若阳明病汗出多微恶寒而无里症者，为表未解，故可用桂枝汤发汗。其脉迟，犹中风之缓，与脉浮而弱者同义。若但浮之脉，在太阳必无汗，在阳明必盗汗出，则伤寒之脉浮而自汗出者，是阳明之热淫于内，而非太阳之浮为在表矣。心烦是邪中于膺，心脉络小肠，心烦则小肠亦热，故小便数。微恶寒而脚挛急，知恶寒将自罢。趺阳脉因热甚而血虚筋急，故脚挛也。此病在半表半里，服栀豉汤而可愈。反用桂枝攻表，汗多所以亡阳。胃脘之阳不至于四肢，故厥。虚阳不归其部，故咽中干、呕吐逆而烦躁也。势不得不用热因热用之法，救桂枝之误以回阳。然阳亡实因于阴虚而无所附，又不得不用益津敛血之法以滋阴，故与甘草干姜汤而厥愈，更与芍药甘草汤脚伸矣。且芍药酸寒，可以止烦、敛自汗而利小便，甘草甘平，可以解烦和肝血而缓筋急，是又内调以解外之一法也。（《伤寒来苏集·伤寒附翼·卷下·阳明方总论》）

仲景回阳，每用附子，此用干姜、甘草者，正以见阳明之治法。夫太阳少阴所谓亡阳者，先天之元阳也，故必用附子之下行者回之，从阴引阳也。阳明所谓亡阳者，后天胃脘之阳也，取甘草、干姜以回之，从乎中也。盖桂枝之性辛散，走而不守，即佐以芍药，尚能亡阳；干姜之味苦辛，守而不走，故君以甘草，便能回阳。然先天太、少之阳不易回，回则诸症悉解。后天阳明之阳虽易回，既回而前症仍在，变症又起，故更作芍药甘草汤继之。盖脾主四肢，胃主津液。阳盛阴虚，脾不能为胃行津液以灌四旁，故足挛急。用甘草以生阳明之津，芍药以和太阴之液，其脚即伸，此亦用阴和阳法也。或因姜、桂之遗热，致胃热而谵语，少与调胃承气以和之，仗硝、黄以对待姜、桂，仍不失为阳明从乎中治之法。只以两阳合明之位，气血俱多之经，故不妨微寒之而微利之，与他经亡阳调理不同耳。甘草干姜汤，得理中之半，取其守中，不须其补中；芍药甘草汤，减桂枝之半，用其和里，不取其攻表。是仲景加减法之隐而不宜者。（《伤寒来苏集·伤寒附翼·卷下·阳明方总论》）

【仲景原文】

芍药甘草汤

白芍药　甘草各四两炙。

上二味，以水三升，煮取一升五合，去滓，分温再服。

〇伤寒脉浮，自汗出，小便数，心烦，微恶寒，脚挛急，反与桂枝，欲攻其表，此误也，得之便厥，咽中干，烦躁吐逆者，作甘草干姜汤与之，以复其阳。若厥愈，足温者，更作芍药甘草汤与之，其脚即伸；若胃气不和，

谵语者，少与调胃承气汤；若重发汗，复加烧针者，四逆汤主之。（《伤寒论·辨太阳病脉证并治上》）

〇问曰：证象阳旦，按法治之而增剧，厥逆，咽中干，两胫拘急而谵语。师曰：言夜半手足当温，两脚当伸。后如师言，何以知此？答曰：寸口脉浮而大；浮为风，大为虚，风则生微热，虚则两胫挛。病形象桂枝，因加附子参其间，增桂令汗出，附子温经，亡阳故也，厥逆，咽中干，烦躁，阳明内结，谵语烦乱，更饮甘草干姜汤，夜半阳气还，两足当热，胫尚微拘急，重与芍药甘草汤，尔乃胫伸，以承气汤微溏，则止其谵语。故知病可愈。（《伤寒论·辨太阳病脉证并治上》）

〇伤寒脉浮，自汗出，小便数，心烦，微恶寒，脚挛急，反与桂枝，欲攻其表，此误也，得之便厥，咽中干，烦躁吐逆者，作甘草干姜汤与之，以复其阳。若厥愈足温者，更作芍药甘草汤与之，其脚即伸；若胃气不和，谵语者，少与调胃承气汤；若重发汗，复加烧针者，四逆汤主之。（《伤寒论·辨太阳病脉证并治》）

❀ 芍药甘草附子汤 ❀

【组·成】

芍药　甘草炙各二两　附子一枚炮，去皮，破八片。

水五升，煮一升五合，分温三服。（《伤寒来苏集·伤寒论注·卷一·桂枝汤证下》）

【应·用】

发汗病不解，反恶寒者，虚故也，芍药甘草附子汤主之。

发汗后反恶寒，里虚也，表虽不解，急当救里，若反与桂枝攻表，此误也。（《伤寒来苏集·伤寒论注·卷一·桂枝汤证下》）

【方·论】

故于桂枝汤去桂、姜、枣，加附子以温经散寒，助芍药、甘草以和中耳。

脚挛急与芍药甘草汤，本治阴虚，此阴阳俱虚，故加附子，皆仲景治里不治表之义。（《伤寒来苏集·伤寒论注·卷一·桂枝汤证下》）

发汗而病不解，反恶寒，其里虚可知也。夫发汗所以逐寒邪，故只有寒去而热不解者。今恶寒比未汗时反甚，表虽不解，急当救里矣。盖太阳有病，本由少阴之虚，不能藏精而为阳之守。若发汗以扶阳，寒邪不从汗解，是又太阳阳虚，不能卫外，令阴邪得以久留。亡阳之兆，已见于此，仍用姜、桂以攻里，非以扶阳，而反以亡阳矣。故于桂枝汤去桂枝、姜、枣，取芍药收少阴之精，甘草缓阴邪之逆，加附子固坎中之火，但使肾中元阳得位，表邪不治而自解矣。按：少阴亡阳之症，未曾立方，本方恰与此症相合。芍药止汗，收肌表之余津；甘草和中，除咽痛而止吐利；附子固少阴而招失散之阳，温经络而缓脉中之紧。此又仲景隐而未发之旨欤！作芍药甘草汤治脚挛急，因其阴虚。此阴阳俱虚，故加附子，皆治里不治表之义。（《伤寒来苏集·伤寒附翼·卷上·太阳方总论》）

【仲景原文】

芍药甘草附子汤

芍药　甘草炙各三两　附子一枚炮，去皮，破八片。

上三味，以水五升，煮取一升五合，去滓，分温三服。【疑非仲景方。】

〇发汗，病不解，反恶寒者，虚故也，芍药甘草附子汤主之。（《伤寒论·辨太阳病脉证并治》）

〇发汗病不解，反恶寒者，虚故也，属芍药甘草附子汤。（《伤寒论·辨发汗后病脉证并治》）

❀ 猪肤汤 ❀

【组·成】

猪肤一两。

上一味，以水一斗，煮取五升，去滓，加白蜜一升，白粉五合，熬香，和合相得，温分六服。（《伤寒来苏集·伤寒论注·卷四·猪肤汤证》）

猪肤　白蜜　花粉。（《伤寒来苏集·伤寒附翼·卷下·少阴方总论》）

【应·用】

少阴病，下利，咽痛，胸满，心烦者，猪肤汤主之。

【方·论】

少阴下利，下焦虚矣。少阴脉循喉咙，其支者，出络心注胸中。咽痛、胸满、心烦者，肾火不藏，循经而上走于阳分也。阳并于上，阴并于下，火不下交于肾，水不上承于心，此未济之象。猪为水畜，而津液在肤。君其肤以除上浮之虚火，佐白蜜、白粉之甘，泻心润肺而和脾，滋化源，培母气，水升火降，上热自除而下利止矣。（《伤寒来苏集·伤寒论注·卷四·猪肤汤证》）

少阴病多下利，以下焦之虚也。阴虚则阳无所附，故下焦虚寒者，反见上焦之实热。少阴脉循喉咙，挟舌本，其支者，出络心，注胸中。凡肾精不足，肾火不藏，必循经上走于阳分咽也。痛胸满心烦者，因阴并于下，而阳并于上，承不上承于心，火不下交于肾，此未济之象。猪为水畜，而津液在肤，取其肤以治上焦虚浮之火，和白蜜、花粉之甘，泻心润肺而和脾。滋化原，培母气，水升火降，上热下行，虚阳得归其部，不治利而利自止矣。三味皆食物，不藉于草，所谓随手拈来，尽是道矣。

【仲景原文】

猪肤汤

猪肤一斤　白蜜　白粉（即大米粉）。

上一味，以水一斗，煮取五升，去滓，加白蜜一升、白粉五合，熬香，和令相得，温，分六服。

〇少阴病，下利，咽痛，胸满，心烦，猪肤汤主之。（《伤寒论·辨少阴病脉证并治》）

❀ 黄连阿胶汤 ❀

【组·成】

黄连四两　阿胶三两　黄芩　芍药各二两　鸡子黄三枚。

上五味，以水六升，先煮三物，取二升，去滓，纳阿胶，烊尽少冷，纳鸡子黄搅令相得。温服七合，日三服。（《伤寒来苏集·伤寒论注·卷四·黄连阿胶汤证》）

黄连　阿胶　黄芩　芍药　鸡子黄。（《伤寒来苏集·伤寒附翼·卷下·少阴方总论》）

【应·用】

少阴病，得之二三日，心中烦，不得卧，黄连阿胶汤主之。

【方·论】

此病发于阴，热为在里，与二三日无里证，而热在表者不同。按少阴受病，当五六日发，然发于二三日居多。二三日背恶寒者，肾火衰败也，必温补以益阳；反发热者，肾水不藏也，宜微汗以固阳。口燥咽干者，肾火上走空窍，急下之以存津液。此心中烦不得卧者，肾火上攻于心也，当滋阴以凉心肾。（《伤寒来苏集·伤寒论注·卷四·黄连阿胶汤证》）

鸡感异化，得心之母气者也。黄禀南方火色，率芍药之酸，入心而敛神明；引芩连之苦，入心而清壮火。驴皮被北方水色，入通于肾，济水性急趋下，内合于心，与之相溶而成胶，是火位之下，阴精承之。凡位以内为阴，外为阳。色以黑为阴，赤为阳。鸡黄赤而居内，驴皮黑而居外，法坎宫阳内阴外之象，因以制壮火之食气耳。（《伤寒来苏集·伤寒论注·卷四·黄连阿胶汤证》）

纳胶烊尽少冷，纳鸡子黄搅令相得，温服七合，日三服，此少阴之泻心汤也。凡泻心必借芩、连，而导引有阴阳之别。病在三阳，胃中不和而心下痞硬者，虚则加参、甘补之，实则加大黄下之。病在少阴而心中烦不得卧者，既不得用参、甘以助阳，亦不得用大黄以伤胃矣。用黄连以直折心火，佐芍药以收敛神明，所以扶阴而益阳也。然以但欲寐之病情，而至于不得卧，以微细之病脉，而反见心烦，非得气血之属以交合心肾，甘平之味以滋阴和阳，不能使水升而火降。阴火不归其部，则少阴之热不除。鸡子黄禀南方之火色，入通于心，可以补离宫之火。用生者搅和，取其流动之义也。黑驴皮禀北方之水色，且咸先入肾，可以补坎宫之精，内合于心，而性急趋下。则阿井有水精凝聚之要也，与之相溶而成胶，用以配鸡子之黄，合芩、连、芍药，是降火归原之剂矣。《经》曰："火位之下，阴精承之。阴平阳秘，精神乃治。"斯方之谓欤！

黄连阿胶汤

黄连四两　黄芩二两　芍药二两　鸡子黄二枚　阿胶三两（或云三挺）。

上五味，以水六升，先煮三物，取二升，去滓；内胶烊尽，小冷，内鸡子黄，搅令相得，温服七合，日三服。

〇少阴病，得之二三日以上，心中烦，不得卧，黄连阿胶汤主之。（《伤寒论·辨少阴病脉证并治》）

❀ 猪苓汤 ❀

【组·成】

猪苓　茯苓　泽泻　滑石　阿胶。（《伤寒来苏集·伤寒附翼·卷下·少阴方总论》）

【应·用】

若脉浮发热，渴欲饮水，小便不利者，猪苓汤主之。（《伤寒来苏集·伤寒论注·卷三·栀子豉汤证》）

此条又根上文饮水来。连用五"若"字，见仲景说法御病之详。栀豉汤所不及者，白虎汤继之；白虎汤不及者，猪苓汤继之，此阳明起手之三法。所以然者，总为胃家惜津液，既不肯令胃燥，亦不肯令水渍入胃耳。余义见猪苓汤证。（《伤寒来苏集·伤寒论注·卷三·栀子豉汤证》）

少阴病，下利六七日，咳而呕渴，心烦不得眠者，猪苓汤主之。（《伤寒来苏集·伤寒论注·卷四·猪苓汤证》）

阳明病，若脉浮，发热，渴欲饮水，小便不利者，猪苓汤主之。（《伤寒来苏集·伤寒论注·卷四·猪苓汤证》）

阳明病，汗多而渴者，不可与猪苓汤。以汗多，胃中燥，猪苓汤复利其小便故也。（《伤寒来苏集·伤寒论注·卷四·猪苓汤证》）

【方·论】

少阴病，得之二三日，心烦不得卧，是上焦实热，宜黄连阿胶汤清之。少阴病，欲吐不吐，心烦但欲寐，至五六日自利而渴者，是下焦虚寒，宜白通汤以温之。此少阴初病而下利，似为虚寒，至六七日反见咳而呕渴，心烦不得卧者，此岂上焦实热乎？是因下多亡阴，精虚不能化气，其阳不藏，致上焦之虚阳扰攘，而致变症见也。下焦阴虚而不寒，非姜、附所宜，上焦虚而非实热，非苓、连之任，故制此方。二苓不根不苗，成于太空元气，用以交合心肾，通虚无氤氲之气也。阿胶味厚，乃气血之属，是精不足者，补之以味也。泽泻气味轻清，能引水气上升，滑石体质重坠，能引火气下降，水升火降，得既济之理矣。且猪苓、阿胶，黑色通肾，理少阴之本；茯苓、滑石，白色通肺，滋少阴之源；泽泻、阿胶，咸先入肾，培少阴之体；二苓、滑石，淡渗膀胱，利少阴之用。五味皆甘淡，得土中冲和之气，是水位之下，土气承之也。五物皆润下，皆滋阴益气之品，是君火之下，阴精承之也。以此滋阴利水而升津，诸症自平矣。

【鉴·别】

少阴病，但欲寐，心烦而反不得卧，是黄连阿胶证也。然二三日心烦是实热，六七日心烦是虚烦矣。且下利而热渴，是下焦虚，不能制水之故，非苓、连、芍药所宜。咳呕烦渴者，是肾水不升；下利不眠者，是心火不降耳。凡利水之剂，必先上升而后下降，故用猪苓汤主之，以滋阴利水而升津液。斯上焦如雾而咳渴除，中焦如沤而烦呕静，下焦如渎而利自止矣。（《伤寒来苏集·伤寒论注·卷四·猪苓汤证》）

阳明病，若脉浮，发热，渴欲饮水，小便不利者，猪苓汤主之。

脉证全同五苓。彼以太阳寒水利于发汗，汗出则膀胱气化而小便行，故利水之中，仍兼发汗之味；此阳明燥土最忌发汗，汗之则胃亡津液，而小便更不利，所以利水之中，仍用滋阴之品。二方同为利水：太阳用五苓者，因寒水在心下，故有水逆之证，桂枝以散寒，白术以培土也；阳明用猪苓者，因热邪在胃中，故有自汗证，滑石以滋土，阿胶以生津也。散以散寒，汤以润燥，用意微矣。

二方皆是散饮之剂：太阳转属阳明者，其渴尚在上焦，故仍用五苓入心而生津。阳明自病而渴者，本于中焦，故又借猪苓入胃而通津液。（《伤寒来苏集·伤寒论注·卷四·猪苓汤证》）

阳明病，重在亡津液。饮水多而汗不多，小便不利者，可与猪苓汤利之。若

柯琴用经方

汗出多，以大便燥，饮水多，即无小便，不可利之。不知猪苓汤本为阳明饮多而用，不为阳明利水而用也。不可与猪苓汤，即属腑者不令溲数之意。以此见阳明之用猪苓，亦仲景不得已之意矣。汗多而渴，当白虎汤；胃中燥，当承气汤，具在言外。(《伤寒来苏集·伤寒论注·卷四·猪苓汤证》)

【仲景原文】

猪苓汤

猪苓去皮　茯苓　泽泻　阿胶　滑石碎各一两。

上五味，以水四升，先煮四味，取二升，去滓，内阿胶烊消，温服七合，日三服。

○若（脉浮，发热）渴欲饮水，小便不利者，猪苓汤主之。(《伤寒论·辨阳明病脉证并治》)

○阳明病，汗出多而渴者，不可与猪苓汤，以汗多胃中燥，猪苓汤复利其小便故也。(《伤寒论·辨阳明病脉证并治》)

○少阴病，下利六七日，咳而呕、渴，心烦不得眠者，猪苓汤主之。(《伤寒论·辨少阴病脉证并治》)

○夫诸病在脏欲攻之，当随其所得而攻之，如渴者，与猪苓汤，余皆仿此。(《金匮要略·脏腑经络先后病》)

○脉浮发热，渴欲饮水，小便不利者，猪苓汤主之。(《金匮要略·消渴小便不利淋病》)

❀ 四逆散 ❀

【组·成】

甘草炙　枳实　柴胡　芍药。

上四味，各十分，捣筛，白饮和服方寸匕，日三服。(《伤寒来苏集·伤寒论注·卷四·四逆汤证》)

柴胡　枳实　芍药　甘草。(《伤寒来苏集·伤寒附翼·卷下·少阴方总论》)

【应·用】

少阴病，四逆，泄利下重，其人或咳，或悸，或小便不利，或腹中痛者，四逆散主之。(《伤寒来苏集·伤寒论注·卷四·四逆汤证》)

【方·论】

少阴病，四逆，泄利下重，其人或咳或悸，或小便不利，或腹中痛者，此方主之。少阴为水火同处之藏，水火不和，则阴阳不相顺接。四肢为阴阳之会，故厥冷四逆，有寒热之分。胃阳不敷于四肢为寒厥，阳邪内扰于阴分为热厥。然四肢不温，故厥者必利，先审泻利之寒热，而四逆之寒热判矣。下利清谷为寒，当用姜、附壮元阳之本；泄泻下重为热，故用白芍、枳实酸苦涌泄之品以清之。不用芩、连者，以病于阴而热在下焦也。更用柴胡之苦平者，以升散之，令阴火得以四达。佐甘草之甘凉以缓其下重。合而为散，散其实热也。用白饮和服，中气和而四肢之阴阳自接，三焦之热自平矣。此症以泄利下重，知少阴之阳邪内扰于阴，四逆即非寒症矣。四逆皆少阴枢机无主，升降不利所致，只宜治下重，不须兼治诸症也。仲景因有四逆症，欲以别于四逆汤，故以四逆散名之。本方有咳者，加五味、干姜；悸者，加桂枝；腹痛，加附子；泄利下重，加薤白，俱非泄利下重所宜。且五味、姜、桂加五分，于附子加一枚，薤白三升，何多寡不同若是？且以散只服方寸匕，恐不济此症，此后人附会可知也。

四肢为诸阳之本，阳气不达于四肢，因而厥逆，故四逆多属于阴。此则泄利下重，是阳邪下陷入阴中，阳内而阴反外，以致阴阳脉气不相顺接也。可知以手足厥冷为热厥，四肢厥寒有寒厥者，亦凿矣。条中无主证，而皆是或然证，四逆下必有阙文。今以泄利下重四字，移至"四逆"下，则本方乃有纲目。或咳、或利、或小便不利，同小青龙证；厥而心悸，同茯苓甘草证；或咳、或利、或腹中痛、或小便不利，又同真武证。种种是水气为患，不发汗利水者，泄利下重故也。泄利下重，又不用白头翁汤者，四逆故也。此少阴枢机无主，故多或然之证。因取四物以散四逆之热邪，随症加味以治或然证。此少阴气分之下剂也，所谓厥应下之者，此方是矣。(《伤寒来苏集·伤寒论注·卷四·四逆汤证》)

咳者，加五味子、干姜各五分，并主下利；悸者，加桂枝五分；小便不利者，加茯苓五分；腹中痛者，加附子一枚，炮令坼；泄利下重者，先以水五升，纳薤白三升，煮取三升，去滓，以散三方寸匕，纳汤中，煮取一升半，分温再服。

此仿大柴胡之下法也。以少阴为阴枢，故去黄芩之苦寒，姜、夏之辛散，加甘草以易大枣，良有深意。然服方寸匕，恐不济事。少阳心下悸者加茯苓，此加桂枝。少阳腹中痛者加芍药，此加附子，其法虽有阴阳之别，恐非泄利下重者宜加也。薤白性滑，能泄下焦阴阳气滞，然辛温太甚，荤气逼人，顿用三升，而入散三匕，只闻薤气而不知药味矣。且加味俱用五分，而附子一枚，薤白三升，何多寡不同若是，不能不致疑于叔和编集之误耳。（《伤寒来苏集·伤寒论注·卷四·四逆汤证》）

太阴主里，故提纲皆属里证。然太阴主开，不全主里也。脉浮者，病在表，可发汗，太阴亦然也。尺寸俱沉者，太阴受病也。沉为在里，当见腹痛吐利等证；此浮为在表，当见四肢烦疼等证。里有寒邪，当温之，宜四逆辈；表有风热，可发汗，宜桂枝汤。太阳脉沉者，因于寒，寒为阴邪，沉为阴脉；太阴有脉浮者，因乎风，风为阳邪，浮为阳脉也。谓脉在三阴则俱沉，阴经不当发汗者，非也。但浮脉是麻黄脉，沉脉不是桂枝证，而反用桂枝汤者，以太阴是里之表证，桂枝是表之里药也。

太阴中风，四肢烦疼，阳微阴涩而长者，为欲愈。

风为阳邪，四肢为诸阳之本。脾主四肢，阴气衰少，则两阳相搏，故烦疼。脉涩与长，不是并见，涩本病脉，涩而转长，病始愈耳。风脉本浮，今而微，知风邪当去。涩则少气少血，今而长则气治，故愈。

四肢烦疼，是中风未愈前证；微涩而长，是中风将愈之脉。宜作两截看。

太阳以恶风、恶寒别风寒；阳明以能食、不能食别风寒；太阴以四肢烦、温别风寒，是最宜着眼。少阳为半表半里，又属风藏，故伤寒、中风互称。少阴厥阴，则但有欲愈脉，无未愈证，惜哉！

上论太阴中风脉证。

太阴病欲解时，从亥至丑上。

《经》曰："夜半后而阴隆为重阴。"又曰："合夜至鸡鸣，天之阴，阴中之阴也。"脾为阴中之至阴，故主亥、子、丑时。（《伤寒来苏集·伤寒论注·卷四·太阴脉证》）

伤寒脉浮而缓，手足自温者，系在太阴。太阴当发身黄，若小便自利者，不能发黄。至七八日，虽暴烦，下利日十余行，必自止，以脾家实，腐秽当去故也。

前条是太阴寒湿，脉当沉细；此条是太阴湿热，故脉浮缓。首揭伤寒，知有恶寒证。浮而缓，是桂枝脉。然不发热而手足温，是太阴伤寒，非太阳中风矣。

然亦暗对不发热言耳,非太阴伤寒必手足温也。夫病在三阳,尚有手足冷者,何况太阴?陶氏分太阴手足温、少阴手足寒、厥阴手足厥冷,是大背太阴四肢烦疼,少阴一身手足尽热之义。第可言手足为诸阳之本,尚自温,不可谓脾主四肢故当温也。凡伤寒则病热,太阴为阴中之阴,阴寒相合,故不发热。太阴主肌肉,寒湿伤于肌肉,而不得越于皮肤,故身当发黄。若水道通调,则湿气下输膀胱,便不发黄矣。然寒湿之伤于表者,因小便而出;湿热之蓄于内者,必从大便而出也。发于阴者六日愈,至七八日阳气来复,因而暴烦下利。虽日十余行,不须治之,以脾家积秽臭塞于中,尽自止矣。手足自温,是表阳犹在;暴烦,是里阳陡发。此阴中有阳,与前藏寒不同。能使小便利,则利自止,不须温,亦不须下也。(《伤寒来苏集·伤寒论注·卷四·太阴脉证》)

伤寒四五日,腹中痛,若转气下趋少腹者,此欲自利也。

上条明自利之因,此条言自利之兆。四五日是太阴发病之期。(《伤寒来苏集·伤寒论注·卷四·太阴脉证》)

【鉴·别】

自利不渴者属太阴,以其藏有寒故也,当温之,宜四逆辈。(《伤寒来苏集·伤寒论注·卷四·太阴脉证》)

伤寒下利,日十余行,脉反实者死。

脾气虚而邪气盛,故脉反实也。

太阴病,脉弱,其人续自便利。设当行大黄、芍药者,宜减之,以其胃气弱,易动故也。

太阴脉本弱,胃弱则脾病,此内因也。若因于外感,其脉或但浮,或浮缓,是阴病见阳脉矣。下利为太阴本证。自利因脾实者,腐秽尽则愈;自利因藏寒者,四逆辈温之则愈。若自利因太阳误下者,则腹满时痛,当加芍药;而大实痛者,当加大黄矣。此下后脉弱,胃气亦弱矣,小其制而与之,动其易动,合乎通因通用之法。

大黄泻胃,是阳明血分下药;芍药泻脾,是太阴气分下药。下利腹痛,热邪为患,宜芍药下之。下利腹痛为阴寒者,非芍药所宜矣。仲景于此,芍药与大黄并提,勿草草看过。(《伤寒来苏集·伤寒论注·卷四·太阴脉证》)

手足厥逆之症,有寒热表里之各异。四逆散解少阴之里热,当归四逆汤解厥阴之表寒,通脉四逆汤挽少阴真阳之将亡,茯苓四逆汤留太阴真阴之欲脱。四方更有各经轻重浅深之别也。(《伤寒来苏集·伤寒论翼·卷下·制方大法第七》)

柯琴用经方

四逆散

甘草炙　枳实破，水渍，炙干　芍药　柴胡。

上四味，各十分，捣筛，白饮和服方寸匕，日三服。咳者，加五味子、干姜各五分，并主下利，悸者，加桂枝五分；小便不利者，加茯苓五分；腹中痛者，加附子一枚，炮令坼；泄利下重者，先以水五升，煮薤白三升，去滓，以散三方寸匕，内汤中，煮取一升半，分温再服。

〇少阴病，四逆，其人或咳，或悸，或小便不利，或腹中痛，或泄利下重者，四逆散主之。(《伤寒论·辨少阴病脉证并治》)

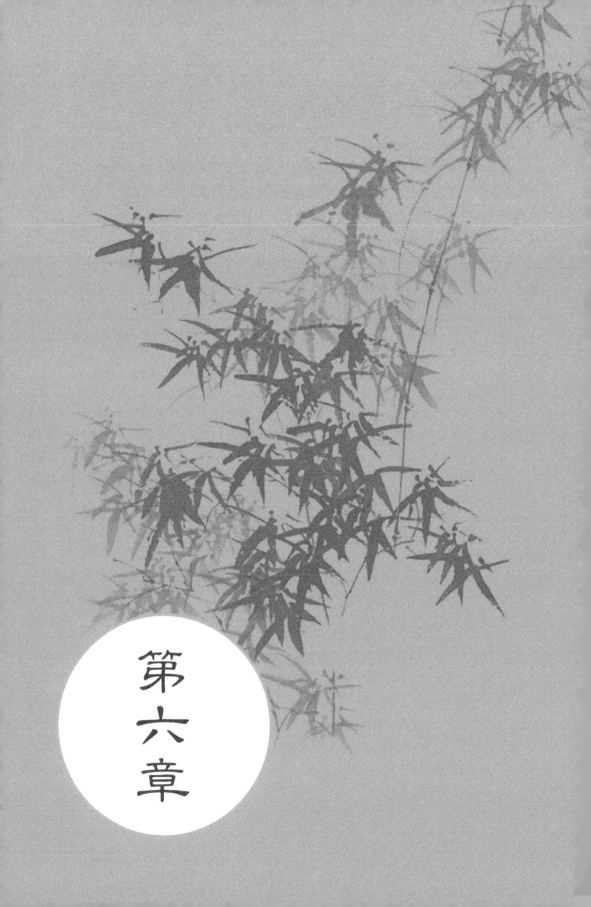

第六章

❧ 当归四逆汤 ❧

【组•成】

当归　桂枝　芍药　细辛各三两　甘草炙　通草各二两　大枣二十五枚—法十二枚。

上七味，以水八升，煮取三升，去滓，温服一升，日三服。（《伤寒来苏集·伤寒论注·卷四·四逆汤证下》）

桂枝　芍药　当归　细辛　通草　甘草　大枣。（《伤寒来苏集·伤寒附翼·卷下·厥阴方总论》）

【应•用】

手足厥冷，脉细欲绝者，当归四逆汤主之。

上篇论外热内寒，兼吐利呕逆烦躁等证。此篇但论厥阴脉证，虽无外卫之微阳，亦未见内寒诸险证也。（《伤寒来苏集·伤寒论注·卷四·四逆汤证下》）

此条证为在里，当是四逆本方加当归，如茯苓四逆之例。若反用桂枝汤攻表，误矣。既名四逆汤，岂得无姜、附。（《伤寒来苏集·伤寒附翼·卷下·厥阴方总论》）

【方•论】

手足厥冷，脉微欲绝，是厥阴伤寒之外症；当归四逆，是厥阴伤寒之表药。（《伤寒来苏集·伤寒论翼·卷下·厥阴病解第六》）

麻黄、桂枝，太阳阳明表之表药；瓜蒂、栀豉，阳明里之表药；小柴胡，少阳半表之表药。太阴表药桂枝汤，少阴表药麻黄附子细辛汤，厥阴表药当归四逆汤。六经之用表药，为六经风寒之出路也。（《伤寒来苏集·伤寒论翼·卷下·制方大法第七》）

【鉴•别】

手足厥逆之症，有寒热表里之各异。四逆散解少阴之里热，当归四逆汤解厥阴之表寒，通脉四逆汤挽少阴真阳之将亡，茯苓四逆汤留太阴真阴之欲脱。四方更有各经轻重浅深之别也。（《伤寒来苏集·伤寒论翼·卷下·制方大法第七》）

当归四逆汤

当归三两　桂枝三两去皮　芍药三两　细辛三两　甘草二两炙　通草二两　大枣二十五枚擘（一法十二枚）。

上七味，以水八升，煮取三升，去滓。温服一升，日三服。

○手足厥寒，脉细欲绝者，当归四逆汤主之。（《伤寒论·辨厥阴病脉证并治》）

○下利，脉大者，虚也，以强下之故也。设脉浮革，因尔肠鸣者，属当归四逆汤。（《伤寒论·辨不可下病脉证并治》）

❀ 当归四逆加吴茱萸生姜汤 ❀

【组·成】

当归三两　桂枝三两去皮　芍药三两　细辛三两　甘草二两炙　通草二两　大枣二十五枚擘（一法十二枚）　吴茱萸一两　生姜半斤切片。

上九味，以水六升，清酒六升，和煮，取五升，去滓，温分五服。（《伤寒来苏集·伤寒论注·卷四·四逆汤证下》）

【应·用】

若其人内有久寒者，宜当归四逆加吴茱萸生姜汤。（《伤寒来苏集·伤寒论注·卷四·四逆汤证下》）

【方·论】

此本是四逆与吴茱萸相合而为偶方也。吴萸配附子，生姜佐干姜，久寒始去。

凡厥者，阴阳气不相顺接，便为厥。厥者，手足逆冷是也。

手足六经之脉，皆自阴传阳，自阳传阴。阴气胜，则阳不达于四肢，故为寒厥。

诸四逆厥者，不可下之，虚家亦然。

热厥者，有可下之理；寒厥为虚，则宜温补。

伤寒五六日，不结胸，腹濡，脉虚，复厥者，不可下。此为亡血，下之死。（《伤寒来苏集·伤寒论注·卷四·四逆汤证下》）

其脉空虚，此无血也。

病者手足厥冷，言我不结胸，小腹满，按之痛者，此冷结在膀胱关元也。

关元在脐下三寸，小肠之募，三阴任脉之会，宜灸之。按此二条，当知结胸证有热厥者。

伤寒脉促，手足厥者，可灸之。

促为阳脉，亦有阳虚而促者，亦有阴盛而促者。要知促与结皆代之互文，皆是虚脉。火气虽微，内攻有力，故灸之。

伤寒六七日，脉微，手足厥冷，烦躁，灸厥阴，厥不还者死。

厥阴肝脉也，应春生之气，故灸其五俞而阳可回也。

上论厥阴脉证。（《伤寒来苏集·伤寒论注·卷四·四逆汤证下》）

前方加吴茱萸　生姜　酒。

此厥阴伤寒发散表邪之剂也。厥阴居两阴之交尽，名曰阴之绝阳。外伤于寒，则阴阳之气不相顺接，故手足厥冷，脉微欲绝。然相火居于厥阴之藏，藏气实热，则寒邪不能侵，只外伤于经，而内不伤藏，故先厥者，后必发热。凡伤寒初起，内无寒症，而外寒极盛者，但当温散其表，勿遽温补其表。此方用桂枝汤以解外，而以当归为君者，因厥阴主肝为血室也。肝苦急，甘以缓之，故倍加大枣，犹小建中加饴糖法。肝欲散，当以辛散之细辛，其辛能通三阴之气血，外达于毫端，比麻黄更猛，可以散在表之严寒。不用生姜，不取其横散也。通草即木通，能通九窍而通关节，用以开厥阴之阖而行气于肝。夫阴寒如此，而仍用芍药者，须防相火之为患也。是方桂枝得归、芍，生血于营；细辛同通草，行气于卫；甘草得枣，气血以和。且缓中以调肝，则营气得至手太阴，而脉自不绝；温表以逐邪，则卫气行四末而手足自温。不须参、术之补，不用姜、桂之燥，此厥阴之四逆，与太、少不同治，而仍不失辛甘发散为阳之理也。若其人内有久寒者，其相火亦不足。加吴萸之辛热，直达厥阴之藏；生姜之辛散，淫气于筋；清酒以温经络。筋脉不沮弛，则气血如故，而四肢自温，脉息自至矣。此又治厥阴内外两伤于寒之剂也，冷结膀胱而少腹满痛，手足厥冷者宜之。

当归四逆加吴茱萸生姜汤

当归三两　桂枝三两去皮　芍药三两　细辛三两　甘草二两炙　通草二两　大枣二十五枚擘　生姜半斤　吴茱萸二升。

上九味，以水六升、清酒六升和，煮取五升，去滓，温分五服，一方，水、酒各四升。

○若其人内有久寒者，宜当归四逆加吴茱萸生姜汤。(《伤寒论·辨厥阴病脉证并治》)

🌸 白头翁汤 🌸

【组·成】

白头翁二两　黄连　黄柏　秦皮各二两。

上四味，以水七升，煮取二升，去滓，温服一升。(《伤寒来苏集·伤寒论注·卷四·白头翁汤证》)

【应·用】

热利下重者，白头翁汤主之。

下利，欲饮水者，以有热故也，白头翁汤主之。

【方·论】

暴注下迫属于热。热利下重，乃湿热之秽气郁遏广肠，故魄门重滞而难出也。《内经》曰："小肠移热于大肠为虚瘕。"即此是也。(《伤寒来苏集·伤寒论注·卷四·白头翁汤证》)

四物皆苦寒除湿胜热之品也。白头翁临风偏静，长于驱风。盖藏府之火，静则治，动则病，动则生风，风生热也，故取其静以镇之；秦皮木小而高，得清阳之气，佐白头以升阳，协连、檗而清火。此热利下重之宜剂。(《伤寒来苏集·伤寒论注·卷四·白头翁汤证》)

下利属胃寒者多。此欲饮水，其内热可知。

下利，脉沉弦者，下重也；脉大者，为未止；脉微弱数者，为欲自止，虽发热不死。

前条论证，此条言脉，互相发明。复出"发热"二字，见热利指内热，不是协热。沉为在里，弦为少阳，此胆气不升，火邪下陷，故下重也。脉大为阳明，两阳相熏灼，大则病进，故为未止；微弱为虚，利后而数亦为虚，故欲自止。发热者，热自里达外，阴出之阳，故不死。

下利，微热而渴，脉弱者，令自愈。

发热而微，表当自解矣；热利脉弱，里当自解矣。可不服白头翁而待其自愈也。乃渴欲饮水之互文。（《伤寒来苏集·伤寒论注·卷四·白头翁汤证》）

下利，脉数，有微热。汗出，令自愈。设脉复紧为未解。

汗出是热从汗解，内从外解之兆。紧即弦之互文。

下利，脉数而渴者，令自愈。设不差，必圊脓血，以有热故也。

脉数有虚有实，渴亦有虚有实。若自愈，则数为虚热，渴为津液未复也。若不差，则数为实热，渴为邪火正炽矣。（《伤寒来苏集·伤寒论注·卷四·白头翁汤证》）

下利，寸脉反浮数，尺中自涩者，必圊脓血。

寸为阳，沉数是阳陷阴中，故圊血。今脉反浮，是阴出之阳，利当自愈矣。涩为少血，因便脓血后见于尺中，亦顺脉也。前条是未圊脓血，因不差而预料之辞；此在脓血已圊后，因寸浮尺涩而揣摩之辞，不得以必字作一例看。

伤寒六七日不利，复发热而利，其人汗出不止者死，有阴无阳故也。

六七日当阴阳自和，复发热而利，正气虚可知。汗出不止，是阳亡而不能卫外也。有阴无阳，指内而言，此为亡阳，与热利之发热不死，汗出自利者天渊矣。（《伤寒来苏集·伤寒论注·卷四·白头翁汤证》）

【仲景原文】

白头翁汤

白头翁二两　黄柏三两　黄连三两　秦皮三两。

上四味，以水七升，煮取二升，去滓，温服一升。不愈，更服一升。

○热利，下重者，白头翁汤主之。（《伤寒论·辨厥阴病脉证并治》）

○下利，欲饮水者，以有热故也，白头翁汤主之。（《伤寒论·辨厥阴病

　　○热利下重者，白头翁汤主之。（《金匮要略·呕吐哕下利》）

❀ 乌梅丸 ❀

【组·成】

　　乌梅二百枚　细辛六两　干姜十两　黄连十六两　当归四两　附子六两炮，去皮
蜀椒四两出汗　桂枝六两去皮　人参六两　黄柏六两。

　　上十味，异捣筛，合治之。以苦酒渍乌梅一宿，去核，蒸之五升米下，饭
熟，捣成泥，和药令相得，纳臼中，与蜜杵三千下，丸如梧桐子大。先食饮服十
丸，日三服，稍加至二十丸。（《伤寒来苏集·伤寒论注·卷四·乌梅丸证》）

【应·用】

　　伤寒脉微而厥，至七八日肤冷，其人躁，无暂安时者，此为藏厥，非蛔厥
也。蛔厥者，其人当吐蛔。今病者静而复时烦，此非藏寒，蛔上入膈，故烦，须
臾复止，得食而呕。又烦者，蛔闻食臭出，其人故吐蛔。吐蛔者，乌梅丸主之，
又主久利。（《伤寒来苏集·伤寒论注·卷四·乌梅丸证》）

【方·论】

　　伤寒脉微厥冷烦躁者，在六七日，急灸厥阴以救之。此至七八日而肤冷，不
烦而躁，是纯阴无阳，因藏寒而厥，不治之证矣。然蛔厥之证，亦有脉微肤冷
者，是内热而外寒，勿遂认为藏厥而不治也。其显证在吐蛔，而细辨在烦躁。藏
寒则躁而不烦；内热则烦而不躁。其人静而时烦，与躁而无暂安者迥殊矣。此与
气上撞心，心中疼热，饥不能食，食即吐蛔者，互文以见意也。夫蛔者，虫也，
因所食生冷之物，与胃中湿热之气，相结而成。今风木为患，相火上攻，故不下
行谷道而上出咽喉，故用药亦寒热相须也。此是胸中烦而吐蛔，不是胃中寒而吐
蛔，故可用连、柏，要知连、柏是寒因热用，不特苦以安蛔。看厥阴诸证，与本
方相符，下之利不止，与又主久利句合，则乌梅丸为厥阴主方，非只为蛔厥之剂
矣。（《伤寒来苏集·伤寒论注·卷四·乌梅丸证》）

伤寒脉微厥冷烦躁者，在六七日，急灸厥阴以救之。此至七八日而肤冷，不烦而躁，是纯阴无阳，因藏寒而厥，不治之证矣。然蛔厥之证，亦有脉微肤冷者，是内热而外寒，勿遂认为藏厥而不治也。其显证在吐蛔，而细辨在烦躁。藏寒则躁而不烦；内热则烦而不躁。其人静而时烦，与躁而无暂安者迥殊矣。此与气上撞心，心中疼热，饥不能食，食即吐蛔者，互文以见意也。夫蛔者，虫也，因所食生冷之物，与胃中湿热之气，相结而成。今风木为患，相火上攻，故不下行谷道而上出咽喉，故用药亦寒热相须也。此是胸中烦而吐蛔，不是胃中寒而吐蛔，故可用连、柏，要知连、柏是寒因热用，不特苦以安蛔。看厥阴诸证，与本方相符，下之利不止，与又主久利句合，则乌梅丸为厥阴主方，非只为蛔厥之剂矣。（《伤寒来苏集·伤寒论注·卷四·乌梅丸证》）

蛔从风化，得酸则静，得辛则伏，得苦则下。故用乌梅、苦酒至酸者为君；姜、椒、辛、附、连、柏，大辛大苦者为臣；佐参、归以调气血；桂枝以散风邪；借米之气以和胃；蜜之味以引蛔。少与之而渐加之，则烦渐止而蛔渐化矣。食生冷则蛔动，得滑物则蛔上入膈，故禁之。（《伤寒来苏集·伤寒论注·卷四·乌梅丸证》）

六经唯厥阴最为难治，其本阴而标热，其体风木，其用相火，以其具合晦朔之理。阴之初尽，即阳之初出，所以一阳为纪，一阴为独，则厥阴病热，是少阳之相火使然也。火旺则水亏，故消渴；气有余便是火，故气上撞心，心中疼热；木甚则克土，故饥不欲食，是为风化；饥则胃中空虚，蛔闻食臭则出，故吐蛔。此厥阴之火症，非厥阴之伤寒也。《内经》曰："必伏其所主，而先其所因。或收或散，或逆或从，随所利而行之，调其中气，使之和平。"是厥阴之治法也。仲景之方，多以辛甘、甘凉为君，独此方用酸收之品者，以厥阴主肝而属木。《洪范》云："木曰曲直，曲直作酸。"《内经》曰："木生酸，酸入肝，以酸泻之，以酸收之。"君乌梅之大酸，是伏其所主也。佐黄连泻心而除痞，黄柏滋肾以除渴，先其所因也。肾者肝之母，椒、附以温肾，则火有所归，而肝得所养，是固其本也。肝欲散，细辛、干姜以散之。肝藏血，桂枝、当归引血归经也。寒热并用，五味兼收，则气味不和，故佐以人参调其中气。以苦酒浸乌梅，同气相求，蒸之米下，资其谷气。加蜜为丸，少与而渐加之，缓以治其本也。仲景此方，本为厥阴诸症之法，叔和编于吐蛔条下，令人不知有厥阴之主方。观其用药，与诸症符合，岂只吐蛔一症耶？蛔，昆虫也，为生冷之物与湿热之气相成，故寒热互用以治之。且胸中烦而吐蛔，则连、柏是寒因热用。蛔得酸则静，得辛则伏，得苦则下。杀虫之方，无更出其右者。久利则虚，调其寒热，扶其正气，酸以收之，其

利自止。愚按：厥利发热诸症，诸条不立方治，当知治法不出此方矣。（《伤寒来苏集·伤寒附翼·卷下·厥阴方总论》）

【注意事项与禁忌】

禁生冷、滑物、臭食等。（《伤寒来苏集·伤寒论注·卷四·乌梅丸证》）

【仲景原文】

乌梅丸

乌梅三百枚　细辛六两　干姜十两　黄连十六两　附子六两炮，去皮　当归四两　蜀椒四两出汗　桂枝六两去皮　人参六两　黄柏六两。

上十味，异捣筛，合治之。以苦酒即酸醋渍乌梅一宿，去核，蒸之五斗米下，饭熟，捣成泥，和药令相得，内白中，与蜜杵二千下，丸如梧桐子大，先食，饮服十丸，日三服，稍加至二十丸。禁生冷、滑物、臭食等。

○伤寒，脉微而厥，至七八日肤冷，其人躁无暂安时者，此为藏厥，非蛔厥也。蛔厥者，其人当吐蛔，今病者静，而复时烦者，此为藏寒。蛔上入其膈，故烦，须臾复止；得食而呕，又烦，烦者，蛔闻食臭出，其人常自吐蛔。蛔厥者，乌梅丸主之，又主久利。（《伤寒论·辨厥阴病脉证并治》）

○蛔厥者，乌梅丸主之。（《金匮要略·趺蹶手指臂肿转筋阴狐疝蛔虫》）

❀ 麻黄升麻汤 ❀

【组·成】

麻黄二两半去节　升麻一两一钱　当归一两一钱　黄芩　葳蕤各六铢　芍药　知母十八株　天冬去心　桂枝去皮　干姜　甘草炙　石膏碎绵裹　白术　茯苓各六钱。

上十四味，以水一斗，先煮麻黄一二沸，去上沫，纳诸药，煮取三升，去滓，分温三服。相去如炊三斗米顷，令尽，汗出愈。（《伤寒来苏集·伤寒论注·卷四·四逆汤证上》）

麻黄　升麻　黄芩　知母　石膏　芍药　天冬　干姜　桂枝　当归　茯苓

白术　玉竹　甘草。(《伤寒来苏集·伤寒附翼·卷下·六经方余论》)

【应·用】

寸脉沉迟，气口脉平矣；下部脉不至，根本已绝矣。六府气绝于外者，手足寒；五藏气绝于内者，利下不禁；咽喉不利，水谷之道绝矣。汁液不化而成脓血，下濡而上逆。此为下厥上竭，阴阳离决之候，生气将绝于内也。旧本有麻黄升麻汤，其方味数多而分两轻，重汗散而畏温补，乃后世粗工之伎，必非仲景方也。此证此脉，急用参、附以回阳，尚恐不救，以治阳实之品，治亡阳之证，是操戈下石矣，敢望其汗出而愈哉？绝汗出而死，是为可必，仍附其方，以俟识者。(《伤寒来苏集·伤寒论注·卷四·四逆汤证上》)

【方·论】

六经方中，有不出于仲景者。合于仲景，则亦仲景而已矣。若此汤其大谬者也。伤寒六七日，大下后，寸脉沉而迟。夫寸为阳，主上焦，沉而迟，是无阳矣。沉为在里，则不当发汗；迟为藏寒，则不当清火。且下部脉不至，手足厥冷，泄利不止，是下焦之元阳已脱。又咽喉不利吐脓血，是上焦之虚阳无依而将亡，故扰乱也。如用参、附以回阳，而阳不可回，故曰难治，则仲景不立方治也明矣。此用麻黄、升麻、桂枝以散之，汇集知母、天冬、黄芩、芍药、石膏等大寒之品以清之，以治阳实之法，治亡阳之症，是速其阳之毙也。安可望其汗出而愈哉！用干姜一味之温，等、术、甘、归之补，取玉竹以代人参，是犹攻金城高垒，而用老弱之师也。且用药至十四味，犹广罗原野，冀获一兔。与防风通圣等方，同为粗工侥幸之符也。谓东垣用药多多益善者，是不论脉病之合否，而殆为妄谈欤！

【仲景原文】

麻黄升麻汤

　　麻黄二两半去节　升麻一两一分　当归一两一分　知母十八铢　黄芩十八铢　葳蕤十八铢一作菖蒲　芍药六铢　天门冬六铢去心　桂枝六铢去皮　茯苓六铢　甘草六铢炙　石膏六铢碎，绵裹　白术六铢　干姜六铢。

　　上十四味，以水一斗，先煮麻黄一两沸，去上沫，内诸药，煮取三升，去滓，分温三服。相去如炊三斗米顷，令尽，汗出愈。

○伤寒六七日，大下后，寸脉沉而迟，手足厥逆，下部脉不至，喉咽不利，唾脓血，泄利不止者，为难治，麻黄升麻汤主之。（《伤寒论·辨厥阴病脉证并治》）

○伤寒六七日，大下后，寸脉沉而迟，手足厥逆，下部脉不至，喉咽不利，唾脓血，泄利不止者，为难治，麻黄升麻汤主之。（《伤寒论·辨发汗吐下后病脉证并治》）

柯琴用经方